GESUNDHEITSSYSTEMFORSCHUNG

Herausgegeben von W. van Eimeren und B. Horisberger

Reiner Leidl

Die fallbezogene Spezifikation des Krankenhausprodukts

Ein methodischer und empirischer Beitrag

Mit 6 Abbildungen und 26 Tabellen

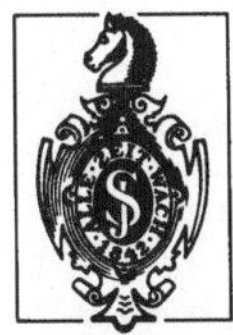

Springer-Verlag Berlin Heidelberg New York
London Paris Tokyo

Dr. Reiner Leidl

GSF-Gesellschaft für Strahlen- und
Umweltforschung mbH München
MEDIS-Institut für Medizinische
Informatik und Systemforschung
Ingolstädter Landstraße 1
D-8042 Neuherberg

ISBN-13:978-3-540-18377-8   e-ISBN-13:978-3-642-83229-1
DOI: 10.1007/978-3-642-83229-1

CIP-Kurztitelaufnahme der Deutschen Bibliothek
Leidl, Reiner: Die fallbezogene Spezifikation des Krankenhausprodukts : e. method. u. empir.
Beitr. / Reiner Leidl. – Berlin ; Heidelberg ; New York ; London ; Paris ; Tokyo : Springer, 1987.
(Gesundheitssystemforschung)
ISBN-13:978-3-540-18377-8

Vorbemerkung

Um eine empirische gesundheitsökonomische Arbeit mit patientenbezogenen Daten aus dem Krankenhausbereich, im internationalen Vergleich mit den USA, durchführen zu können, mußten vielfältige Voraussetzungen erfüllt werden. Vor allem aber bedurfte es der Unterstützung von Vielen, denen ich hiermit danken möchte.

Die vorliegende Arbeit wurde an der Volkswirtschaftlichen Fakultät der Ludwig – Maximilians Universität München als Dissertation angenommen. An erster Stelle möchte ich Herrn Prof. Dr. F. E. Münnich, dem Betreuer meiner Dissertation, danken. Immer, wenn es notwendig war, hat er mir den Weg für die Arbeit geebnet. Herr Prof. Dr. K. Oettle hat freundlicherweise das Koreferat übernommen.

Herr Prof. Dr. W. van Eimeren und Herr Prof. Dr. D. Schwefel haben die Durchführung meiner Arbeiten am Institut für Medizinische Informatik und Systemforschung (MEDIS) der Gesellschaft für Strahlen- und Umweltforschung ermöglicht.

Herr Prof. Dr. F. A. Sloan eröffnete mir die Möglichkeit zu Auswertungen des amerikanischen Datenmaterials.

Stellvertretend für meine Kollegen am MEDIS-Institut möchte ich Herrn Dr. J. John und Herrn Dr. P. Potthoff nennen, die mir wertvolle Anregungen gaben. Zusätzliche Einblicke in die Literatur erhielt ich von Herrn Dr. R. Rausch.

Einige Korrekturen und Tabellen wurden von Frau A. Schermbacher und Herrn D. Santo geschrieben. Einige der Grafiken produzierte Herr B. Vogel. Beim Korrekturlesen halfen meine Eltern, Herr Dr. T. Klein und Herr W. Satzinger. Die gesamte Übertragung der Textdateien in die vorliegende Buchfassung lag in den Händen von Frau U. Weber.

Allen danke ich für Ihre Unterstützung, die den vorliegenden Beitrag möglich machte.

Inhalt

Teil I:
Einleitung

1. Problemstellung und Überblick

Diagnosis Related Groups:
The Product of the Hospital
R. B. Fetter (1984)

Das System der Krankenhausfinanzierung in der Bundesrepublik Deutschland, das gerade wieder gesetzgeberisch neu gestaltet wurde, war während der letzten Jahre Gegenstand einer ausführlichen und vielfach auch wissenschaftlich unterstützten Reformdiskussion. Als einer der Hauptkritikpunkte wurde immer wieder der für alle Patienten gleiche 'pauschale Pflegesatz' genannt. Die vorerst vergebliche Suche nach einer leistungsadäquateren Abrechnungseinheit zur Finanzierung der Krankenhäuser machte deutlich, daß eine über den Pflegetag hinausreichende Differenzierung dessen, was das Krankenhaus eigentlich 'produziert', d. h. welche Fälle im einzelnen versorgt werden, für die Bundesrepublik gar nicht vorliegt.

Im Gegensatz dazu gibt es in den USA eine Reihe von Patientenklassifikationen, die als fallbezogene Definition des Krankenhausprodukts angesehen werden können. Der bekannteste und inzwischen in vielen Ländern diskutierte Ansatz sind die Diagnose-bezogenen Gruppen (Diagnosis Related Groups, DRGs). In den USA wird er seit einigen Jahren in großem Maßstab zur Krankenhausfinanzierung eingesetzt. Er hat auch in der Bundesrepublik großes Interesse entfacht.

Vor diesem aktuellen Hintergrund will sich die vorliegende Arbeit mit den Grundfragen einer Produktdefinition – ein Problem, das generell keineswegs auf das Krankenhaus oder den Finanzierungsbereich beschränkt ist – beschäftigen, die Lösungsvorschläge zur Spezifikation des Krankenhausprodukts in der Literatur vorwiegend methodisch und empirisch diskutieren sowie, orientiert an den Erfordernissen und Möglichkeiten in der Bundesrepublik, einen empirischen Beitrag zur Spezifikation des Krankenhausprodukts leisten.

Die Anwendungsmöglichkeiten einer patientenbezogen ausdifferenzierten Produktspezifikation reichen weit über den Gebrauch als Abrechnungseinheit in der Krankenhausfinanzierung hinaus: Gesundheitsökonomisch sind die Produkte als neue Definition der Mengeneinheit von Bedeutung, so beispielsweise für Kosten- oder Produktivitätsanalysen, für Analysen des Krankenhausverhaltens im Produktions- wie im Finanzierungsbereich oder für Untersuchungen der Nachfrage nach Krankenhausleistungen. In der Praxis können spezifizierte Produkte als Bezugspunkte für Wirtschaftlichkeitskontrollen zwischen Krankenhäusern wie für die innerbetriebliche Steuerung von Krankenhäusern dienen. Weiterhin können sie Grundlagen für die Krankenhausplanung oder für Abstimmungen mit anderen Versorgungsbereichen (z. B. beim Einsatz medizinischer Großgeräte) bilden. Medizinisch könnten sie als Ansatzpunkte für Qualitäts- und Effektivitätsstudien betrachtet werden. Kurzum, die Spezifikation des Krankenhausprodukts besitzt potentielle praktische Relevanz für das ökonomische, medizinische und gesundheitspolitische Management des Krankenhaussystems und der angrenzenden Versorgungsbereiche ebenso wie sie die Basis für eine analytische Präzisierung der Forschungsansätze in den genannten Bereichen bieten kann.

Zwei Datenquellen boten über theoretische und methodische Überlegungen hinaus die Möglichkeit zur empirischen Bearbeitung des Themas:

- Ein Datensatz von 206 027 amerikanischen Krankenhauspatienten, der auch die Zuordnung zu den DRGs enthält, gestattete Untersuchungen dieser bekanntesten Spezifikation des Krankenhausprodukts und, partiell, auch Vergleiche mit anderen Spezifikationen.

- Ein mehrere Jahre umfassender Datensatz von insgesamt 15 039 Krankenhauspatienten aus der Bundesrepublik, der in der zur Verfügung stehenden Form allerdings eine Übertragung der DRGs nicht ermöglichte, bot die Grundlage für einen eigenen Ansatz zur Produktspezifikation und entsprechende Analysen, die durch eine Übertragung des Ansatzes auf die Daten der amerikanischen Patienten den Vergleich mit den DRGs einschließen.

Methodisch geht der Beitrag sowohl deduktiv wie induktiv vor: deduktiv bei der Ableitung der Problemstellung und den Lösungsansätzen und ihrer Beurteilung, induktiv mit dem Herausgreifen von empirischen Beispielen zur detaillierten und illustrierenden Analyse. Diskutiert werden Problemstellung, Entwicklungskriterien und -verfahren, Beurteilungskriterien der Spezifikationsverfahren und -ergebnisse sowie Anwendungsbeispiele empirischer Produktspezifikationen. Dabei ist zu berücksichtigen, daß Forschungsansätze zur empirischen Produktspezifikation im Krankenhaus erst wenige Jahre jung sind, also im Anfangsstadium ihrer Entwicklung stehen. Zudem sind patientenbezogene Produktspezifikationen im Krankenhaus in engem Zusammenhang mit der Entwicklung der Daten- und Informationsverarbeitung zu sehen, da die Verbreitung der entsprechenden Technologien eine wesentliche Voraussetzung für die Möglichkeiten zur Entwicklung wie für den praktischen Einsatz der empirischen Spezifikationen ist.

Im einzelnen umfaßt der Beitrag folgende Teile:

Zunächst werden grundsätzliche Überlegungen zur ökonomischen Problematik der Produktspezifikation angestellt (Punkt 2). Teil II enthält eine Einführung in die theoretischen Grundlagen der empirischen Produktspezifikation im Krankenhaus (Punkt 3), eine Kurzbeschreibung bestehender Lösungsansätze (Punkt 4), Evaluationen der Spezifikationsmethodik und der Spezifikationsergebnisse (Punkt 5 und 6) und Aspekte der Wirkungsanalyse (Punkt 7). Teil III beschreibt die Entwicklung eines eigenen Verfahrens zur Produktspezifikation (Punkt 8), die Evaluation des Ansatzes auch im Vergleich mit dem DRG-Verfahren, seine Anwendbarkeit und die Relevanz eines auf die Krankenhausverweildauer abzielenden Ansatzes aus der Sicht von Krankenhausärzten (Punkt 9). Teil IV faßt schließlich die Ergebnisse zusammen und zieht gesundheitspolitische Schlußfolgerungen (Punkt 10).

Im Anhang zum Textteil finden sich die technischen Details der Datenverarbeitung mit Programmbeispielen, der Tabellenanhang, ein Übertragungsschlüssel für Diagnosen sowie verschiedene Verzeichnisse.

2. Produktdefinitionen: Problem, Lösungsansatz, Anwendungsanforderungen

In diesem Abschnitt wird als erstes, ohne auschließliche Beschränkung auf den Krankenhausbereich, die Bedeutung der Produktdefinition für die theoretische ökonomische Analyse wie für reale Allokations- und Distributionsvorgänge aufgezeigt. Die empirische Bestimmung einer Produktdefinition wird hier als Produktspezifikation bezeichnet. Einige Ansatzpunkte für eine Produktspezifikation sowie, auch mit Blick auf die potentiellen Einsatzbereiche, einige wesentliche Entwicklungskriterien bei der Spezifikation werden behandelt.

2.1 Die Produktdefinition als Problem der ökonomischen Analyse

Für die Formulierung vieler ökonomischer Fragestellungen, insbesondere in der Mikroökonomie, können zwei Bestandteile als elementar gelten: Die Mengenkomponente, die einer Messung des Ressourcenverbrauchs dient und die gewöhnlich als 'Gut' bezeichnet wird, und die Preiskomponente, die den Ressourcenverbrauch monetär oder in Einheiten anderer Güter bewertet. Beide Kategorien, Menge und Preis, sind konstitutive Parameter des ökonomischen Kalküls und seiner analytischen Erfassung.

Die Definition und Abgrenzung dieser Parameter kann daher einen entscheidenden Einfluß auf das Ergebnis des ökonomischen Kalküls haben; man denke beispielsweise an die Frage einer Einbeziehung von Externalitäten bei der Bestimmung der Mengenkomponente oder an die Wahl des Zinssatzes bei der Bestimmung der Bewertungskomponente in einer intertemporalen Kalkulation. Im Zentrum der vorliegenden Untersuchung steht die Erfassung der Mengenkomponente. Unter einer *Produktdefinition* wird dabei eine spezifische, zweckgebundene Mengenabgrenzung austauschbarer Güter und Dienstleistungen verstanden. Somit wird etwa die mengenmäßige Größe, die in einem Finanzierungsverfahren bezahlt wird, als Produkt bezeichnet.[1]

Unterschiede oder fehlende Genauigkeit in der Bestimmung eines Gutes oder Produkts gehen also direkt ein in die Ermittlung von Kosten, in branchenspezifische wie betriebliche Wirtschaftlichkeitsanalysen oder als Bezugsgröße in Finanzierungskalküle. Ein Urteil über die Wirtschaftlichkeit eines Betriebs oder die Be-

---

[1] Im Unterschied zum 'Produkt' ist die Bezeichnung 'Output' – womit dieses Spezifikationsproblem im Krankenhausbereich häufig angesprochen wird – als eine umfassender definierte, aber nicht unbedingt marktlich einsetzbare Größe zu verstehen

stimmung des Ausmaßes an Vergütung sind in unmittelbarer Abhängigkeit von der Produktdefinition und deren Differenzierungsgrad zu sehen. Im Extremfall einer völlig fehlenden Produktdefinition, d. h. ohne Mengenkomponente, erscheinen die genannten ökonomischen Untersuchungen nicht möglich.

Damit aber führen Definitions- und Abgrenzungsprobleme der Menge bei einer 'Güterart', die im Gesundheitswesen eine herausragende Rolle spielt, nämlich bei den *Dienstleistungen*,[2] zu schwerwiegenden analytischen Problemen. Schon einzelne Dienstleistungen können, im Unterschied zu physisch faßbaren Gütern, oft nur schwer operationalisiert und gemessen werden; man denke etwa an eine einzelne ärztliche oder juristische Beratung. Eine breitere, mehrere Leistungen umfassende Dienstleistung, etwa die rechtliche Vertretung in einem Streitfall oder eben auch die Versorgung eines Krankenhauspatienten, macht eine Standardisierung und somit differenzierte Untersuchung von Produkt, Produktqualität und Ineffizienz äußerst kompliziert. Als weitere erschwerende Bedingung kommt noch hinzu, daß bei den oben genannten Beispielen der volle Umfang der Dienstleistungen vor Leistungsbeginn nicht nur nicht absehbar ist, sondern auch in extremem Maße durch sich selbst bedingt werden kann; etwa in den genannten Beispielen durch einen Berufungsantrag oder durch eine diagnostische Maßnahme. Die unzureichende empirische Definition von Dienstleistungen und deren Folgewirkung für das ökonomische Kalkül erscheint als eine Gütereigenschaft, die, speziell auch im Gesundheitsbereich, bisher zu wenig problematisiert wurde und trotz der offensichtlich zentralen Bedeutung einer operationalen Definition der Mengenkomponente zu wenig Beachtung gefunden hat. Eine mangelnde Spezifikation der Mengenkomponente, oder gar eine fehlende Definition der Bezugsgröße, kann auch als ein Grund für das Fehlen oder schlechte Funktionieren der Preissteuerung angesehen werden.

Darüber hinaus läßt sich verallgemeinernd die These ableiten, daß nur ein Teil aller Ressourcen mit allgemein anerkannten, für eine empirische Analyse operationalen Definitionen der Ressourceneinheiten versehen ist. Der oft proklamierte hohe Anteil von Dienstleistungen in fortgeschrittenen Industriegesellschaften legt außerdem die Vermutung nahe, daß den mengenmäßig nicht genau erfaßten Ressourcenbündeln und damit deren Produktdefinition eine nicht unbeträchtliche ökonomische Bedeutung zukommt. Die vorliegende Diskussion zur Operationalisierung des 'Krankenhausprodukts' kann auch als ein empirischer Beitrag zur allgemeineren Problemstellung 'Methoden und Implikationen der Produktdefinition bei Dienstleistungsbündeln' verstanden werden.

2.2 Die Produktdefinition als ökonomisches Gut

Die Existenz und die Folgewirkungen von nicht operational definierten Ressourcenbündeln führen unter anderem zu dem Schluß, daß bei unklarer Produktabgrenzung Macht und Recht zur Produktdefinition mit nennenswerten Erträgen –

---

[2] vgl. die Forderung einer eigenen Dienstleistungsökonomik bei Herder-Dorneich (1981), S. 29-33

8

und Kosten – verbunden sein kann. Produktdefinitionen sind damit im Sinne der
Property Rights Theorie, die ja mit dem Einbezug der Nutzungs- und Verfügungsrechte über Ressourcen den Kosmos der ökonomisch relevanten Ressourcen beträchtlich erweitert hat,[3] selbst als ein ökonomisches Gut und als Gegenstand ökonomischen Handelns zu betrachten. Als Anschauungsbeispiele für diese These
können unter anderem die Aktivitäten der Marketing- und Produktmanagement-
bereiche vieler Markenartikelunternehmen dienen. Die ökonomische Relevanz
von Produktdefinitionen im Krankenhaus läßt sich an folgendem Beispiel aus dem
Finanzierungsbereich zeigen:

Es sei angenommen, in einem Gesundheitssystem mit zwei Krankenversicherungen mit den Ver-
sicherten n_1 und n_2 werde die Krankenhausversorgung nach einem selbstkostendeckenden, tages-
gleichen Pflegesatz bezahlt; Mengeneinheit ist also der pauschale Pflegetag. Der Pflegesatz errechnet sich aus den Gesamtkosten durch die Summe der Pflegetage. Beide Versicherungen weisen
eine unterschiedliche Risiko- und damit Fallstruktur ihrer Mitglieder auf, wobei es nur zwei nach
Art und Schwere der Erkrankung unterschiedlichen stationär zu versorgenden Falltypen j gibt.
Die 'wahren' Behandlungskosten K_j beider Falltypen seien unterschiedlich, aber fix und bekannt.
Die Verweildauer VD_j unterscheide sich nach dem Falltyp, werde für die Zwecke dieser Überlegung nur aus medizinischen Gründen bestimmt und sei ebenfalls fix.

Nun stehe eine fallbezogene Pauschale zur Finanzierung der Krankenhausleistungen an, die genau die Höhe der fallbezogenen Selbstkosten aufweise. Zur Abrechnung definiertes Produkt und
Mengeneinheit ist nun nicht mehr der pauschale Pflegetag, sondern der krankheitsspezifisch
definierte Krankenhausfall. Damit ergibt sich für die Versicherung mit den Mitgliedern n_1 beim
Wechsel der Mengeneinheit die *Ausgabendifferenz* D nach Gleichung (1) als summierte Differenz
zwischen den wahren Fallkosten K und den Ausgaben nach dem pauschalen Pflegesatz PS:

$$D = \Sigma\, n_{1j}\ (K_j - PS\ VD_j) \tag{1}$$

Die Ausgabendifferenz D kann auch als Umverteilungsfaktor interpretiert werden. Die Differenz
entfällt nur, wenn der Ausdruck in der Klammer zu 0 wird, d. h. wenn für jeden einzelnen Falltyp i
die durchschnittliche Verweildauer dem Verhältnis der wahren Kosten mit dem Pflegesatz (also
den relativen Fallkosten) entspricht. Der Sonderfall einer identischen Fallstruktur, bei dem sich
die Differenz einer Fallgruppe mit der anderen innerhalb jeder Versicherung zu 0 aufaddiert, wurde ja per Annahme ausgeschlossen. Eine Übereinstimmung von wahren relativen Kosten und dem
Produkt aus Verweildauer und Pflegesatz wurde zwar auch schon für bestimmte Fallgruppen im
bundesdeutschen System hypothetisiert;[4] eine Gültigkeit über alle Fallgruppen muß jedoch als
gewagte Hypothese erscheinen, da sie ärztlicherseits die Kenntnis der wahren Kosten und eine
entsprechende Anpassung der Verweildauer nach ökonomischen Gesichtspunkten voraussetzen und
zudem zur Frage führen würde, warum eine ökonomisch determinierte Verweildauer nicht über
das Fallkostenäquivalent hinaus verlängert würde.

Geht man nun z. B. für die Versicherung 1 mit der schlechteren Risikostruktur von einem positiven
(zu zahlenden) Differenzwert D aus, werden die finanziellen Implikationen eines Wechsel der Produktdefinition im Finanzierungsverfahren deutlich: Die zuvor bestehende krankenhausinterne
Versicherungsfunktion schwerer erkrankter Patienten durch die leichteren Fälle über den pau-

---

[3]   Überblicke bei Gäfgen (1983), Schüller (1983), Hutter (1979) oder Furobotn und Pejovich (1972)

[4]   so z. B. ein Kostenvergleich von Rüschmann (1986), S. 1760- 1762; s. a. Prahl (1986), S. 1334

schalen Pflegesatz[5] würde aufgehoben. Zwischen den beiden Versicherungen fände eine Umverteilung in Höhe von D statt, welche die jeweiligen Ausgaben mit dem tatsächlichen Ressourcenverbrauch in Übereinstimmung brächte. Die Subventionierung der Versicherung mit der schlechteren Risikostruktur durch die andere wäre aufgehoben. Das Ergebnis, darauf sei nochmals hingewiesen, resultiert aus dem Wechsel der Definition der Mengeneinheit, auf die sich das Finanzierungsverfahren bezieht. Analog ließen sich auch die finanziellen Implikationen beim Übergang zwischen zwei anderen Mengendefinitionen, z. B. zwei unterschiedlich stark differenzierten Fallklassifikationen ableiten.

Dennoch muß eine positive Differenz nicht bedeuten, daß eine Änderung der Produktdefinition und des Finanzierungsverfahrens für die im obigen Nullsummenspiel zuzahlende Versicherung[6] nachteilig sein muß und daher abgelehnt wird: Eine mögliche Effizienzsteigerung durch die Änderung der Steuerungsanreize mit den Fallpauschalen oder verbesserte Möglichkeiten der Wirtschaftlichkeitsprüfung einzelner Krankenhäuser könnte einen bedeutsamen Einfluß auf die hier konstant gehaltenenen Fallkosten, Verweildauern und Fallzahlen haben und damit trotzdem zu einem positiven Nettoeffekt führen.

Das Beispiel zeigt, wie eine Präzisierung der Produktdifferenzierung in Richtung des tatsächlichen Ressourcenverbrauchs – auch bei einer Vollkostenkalkulation für alle Produkte – bei einer unterschiedlichen Risikostruktur zweier Versicherungen in einer Ausgabenumverteilung resultierte. Es besteht also ein ökonomisches Interesse an der Definition der Mengenkomponente, die im Beispiel Bezugsgröße der Finanzierung war. Sie könnte aber – unabhängig davon – auch lediglich als eine Bezugsgröße bei Wirtschaftlichkeitsprüfungen verwendet werden. Dann wäre das ökonomische Interesse an einer differenzierten Produktspezifikation in der Verbesserung der Informationsgrundlagen für die Effizienzkontrolle begründet. Aus der Perspektive der zuzahlenden Versicherung könnte man dann von einem trade-off zwischen Informations- und Subventionsgewinn bei unterschiedlich ausdifferenzierten Produktdefinitionen sprechen (wobei noch die Kosten der Produktdefinition selbst und die laufenden Informationskosten bei der Anwendung zu berücksichtigen sind). Der ausgabenoptimale Punkt wäre unter der Beschränkung des potentiellen Umverteilungsbudgets zu ermitteln.

Das Beispiel illustrierte die finanziellen Umverteilungseffekte beim Wechsel der Produktdefinition, eine Wirkungsdimension, die gerne übersehen wird. Als erstes Argument für eine leistungsbezogene Produktdefinition werden meist allokative Wirkungen angeführt. Unter den entsprechenden Rahmenbedingungen kann eine differenziertere Produktdefinition zur effizienteren Produktion und somit zu einer sparsameren Ressourcenverwendung beitragen.

Kostendämpfungspolitische Zielsetzungen der U. S.-amerikanischen Medicare-Versicherung sind auch bei den schon erwähnten DRGs, einem Beispiel einer differenzierteren Produktdefinition zur fallbezogenen Finanzierung und Effizienzkon-

---

5 vgl. zur Versicherungsthese Eichhorn (1974), S. 195, Bölke (1979), S. 11

6 Es darf angenommen werden, daß "das Bestreben der Beteiligten, Kostenbestandteile von dem eigenen Finanzierungsbereich auf die Finanzverantwortung der anderen Beteiligten abzuwälzen", so Bölke (1981), S. 21, auch auf die Produktdefinition als Abrechnungseinheit der Krankenhausfinanzierung zutrifft

trolle, als wichtiger Faktor ihrer breiten Durchsetzung anzusehen.[7] Analoge Überlegungen zu den Wirkungen eines Wechsels der Abrechnungseinheit bei der Krankenhausfinanzierung lassen sich selbstverständlich nicht nur wie gezeigt für die Finanzierungsträger, sondern auch für andere Marktteilnehmer, d. h. für Patientengruppen oder Leistungsanbieter anstellen.

Noch vor Einführung der DRGs wurden entsprechende Schätzungen vom U. S.-amerikanischen Congressional Budget Office für die Krankenhäuser vorgenommen. Für über 60 Prozent der Häuser prognostizierten sie aus dem Übergang vom kostenbasierten zum prospektiven fallbezogenen Finanzierungssystem Erlöszuwächse; für ein Drittel sollten diese über 25 Prozent des vorherigen Erlöses betragen. Bevorzugt werden sollten nach diesen Schätzungen in hohem Maße (d. h. jeweils zwischen 70 und 80 Prozent aller Anbieter) kleine und öffentliche Krankenhäuser sowie solche ohne Lehrstatus.[8] Diese geschätzte, gewaltige Umverteilung dürfte unter anderem durch die Konstruktion einer Einführungsphase (vgl. Punkt 7.1) zumindest zunächst wesentlich abgeschwächt worden sein.

2.3 Wege zu einer empirischen Produktspezifikation

Nach welchen Kriterien lassen sich nun Ressourcenbündel zu einem Produkt zusammenfassen und gegenüber anderen Produkten als gleich oder unterschiedlich definieren?

In der *ökonomischen Theorie* tauchten Fragestellungen dieser Art in Zusammenhang mit einer Analyse der Produktdifferenzierung, d. h. mehr bei der Markt- als bei der Produktabgrenzung, auf. Mit der Behandlung heterogener Güter verstand sich die Theorie der monopolistischen Konkurrenz[9] als eine Weiterentwicklung der Ökonomie des vollkomenen Marktes, dessen Annahme sachlich, zeitlich und räumlich völlig homogener Güter theoretisch unbefriedigend erschien. In einer rückblickenden Arbeit zum 'Produkt als einer ökonomischen Variablen' schreibt dazu Chamberlin: "In view of the generally sanctioned procedure of studying price-quantity relationships for given products it is of the utmost importance at the outset to realize that there is literally no such thing as a given product. Products are actually the most volatile things in the economic systems – much more so than prices."[10] Als besonders markantes Beispiel einer vollständigen und unbegrenzten Produktvariabilität werden ebendort auch die Dienstleistungen genannt.[11]

---

[7]   Ginsburg (1985), S. 72; neben ökonomischen Erklärungen des Auftretens neuer Produktdefinitionen findet sich in der Literatur als Begründung für Patientenklassifikationen auch das menschliche Bedürfnis nach einer natürlichen Ordnung der Dinge, das bis in die Anfänge der Wissenschaft selbst zurückreicht, Bay, Leatt, Stinson (1982), S. 469

[8]   Ginsburg (1985), S. 87 f

[9]   die grundlegenden Werke stammen von Robinson (1933) und Chamberlin (1933)

[10]   Chamberlin (1953), S. 8

[11]   ebd., S. 9, wo Chamberlin auch, auf der (vergeblichen) Suche nach überhaupt irgendeinem 'given product' auf den Vorschlag eines Studenten, dieses wäre ein Ei, einige Variationen zum Produkt Ei durchspielt und den Vorschlag als vorwissenschaftlich kommentiert; Produktdefinitionen sind also auch wissensstandabhängig

Allerdings resultierte aus diesen Überlegungen, wie später zu Chamberlin kritisch bemerkt wurde,[12] keine explizit-formale oder operationale Integration der spezifizierenden Erweiterungen wie der Produktqualität neben den Parametern Menge und Preis in das ökonomische Kalkül. Erwähnenswert erscheint jedoch die Entwicklung von Maßstäben einer marktlichen Zusammengehörigkeit von Produkten. So wurde zunächst die Substituierbarkeit der Produkte, später auch die Ähnlichkeit der Produktionsprozesse als Abgrenzungskriterien von 'Industrien' oder 'Gruppen' verwendet. Ein operationales Maß für das erste Kriterium wäre etwa eine Substitutionselastizität.[13]

Besonders problematisch erscheint, wie bereits bei Chamberlin angedeutet wurde, eine operationale Produktabgrenzung aber dann, wenn eine entsprechende Produktdefinition überhaupt fehlt. Wenn ökonomische Interessen an einer differenzierten Produktdefinition bestehen, zugleich aber, da eine nähere entsprechende Produktspezifikation fehlt, auf einem Markt über andere Mechanismen, etwa eine undifferenzierte Pauschalierung der Menge (z. B. anstelle differenzierter Krankenhausfälle mit dem pauschalen Pflegetag) getauscht werden muß, dann ist ein *Spezifikationsverfahren* erforderlich. Für eine Produktspezifikation sind zunächst die Variablen oder Beobachtungseinheiten festzulegen, die als 'Produktelemente', d. h. als beschreibende Produktbestandteile oder erklärende Produktdeterminanten,[14] das Produkt ausmachen. Kommen, wie bei umfassenden Dienstleistungen, mehrere solcher Elemente zusammen, fehlen physische Abgrenzungen der Güter, oder fehlen sogar allgemein akzeptierte Definitionen der Produktelemente, wie bezüglich der Bestandteile der Versorgung eines Krankenhauspatienten, so muß eine nähere Bestimmung des Produkts und seiner Bestandteile normativ und gegebenenfalls auch gestützt durch eine empirische Produktspezifikation erfolgen. Da somit vielfältige Produktspezifikationen möglich sind, wird die Spezifikation eigentlich erst durch eine tatsächliche Akzeptanz und Verwendung bei den Marktpartnern zu einer Produktdefinition.

Für eine empirische Bestimmung, welche auch die Spezifikation transparent machen kann, erscheint die Erfüllung von zwei Eigenschaften wesentlich: Die Produkte sollten ökonomisch homogen sein und sie sollten durch Zuordnungskriterien eindeutig definiert sein.

Die *Homogenitätseigenschaft* ließe sich etwa, wie oben angeführt, mit Substitutionselastizitäten prüfen. Falls aber eine marktliche Ähnlichkeit nicht zu ermitteln ist, wie dies für den Krankenhausbereich wegen fehlender Preise und der geringen Preisreagibilität bei einer umfassenden Krankenversicherung zutrifft, muß ein anderes Kriterium der ökonomischen Homogenität gefunden werden. Ein solches Kriterium ist die Bestimmung der ökonomischen Ähnlichkeit anhand der Homo-

---

[12] Napoleoni (1972), S. 51

[13] bei letzteren ist die Kreuz-Preis-Elastizität der Nachfrage gemeint; für einen kurzen Überblick zu den Abgrenzungskriterien Koutsoyiannis (1979), S. 8-11; zum Substitutionskriterium s. a. Ott (1974), S. 45 f

[14] ein solches Spezifikationselement wäre z. B. das Alter bei der 'Versorgung eines über 70-jährigen Patienten'

genität des Ressourcenverbrauchs, gemessen an Mengeneinheiten, die den Ressourcenverbrauch vollständig erfassen, oder die ihn, als Indikatoren, abbilden sollen. Eine solche Meßgröße oder ein Indikator des Ressourcenverbrauchs wird hier auch als 'Homogenisierungs- oder Homogenitätsvariable' bezeichnet. Bedeutsam für die Operationalisierung der Homogenitätsvariablen ist außerdem, ob ein tatsächlicher Ressourcenverbrauch oder ein (z. B. von Experten festgelegter) Ressourcenbedarf bestimmt wird.[15]

Der zweite Schritt der empirischen Produktspezifikation, die *Zuordnung* von Beobachtungseinheiten nicht definierter Produkte und Ressourcenverbrauchsgrößen, erfordert die Identifikation der wesentlichen Determinanten des Ressourcenverbrauchs, d. h. die Definition der konstitutiven Produktelemente sowie ein Zuordnungsverfahren dieser Elemente zur Ressourcenverbrauchsgröße. Eine eindeutige Zuordnung, d. h. eine nachvollziehbare Produktspezifikation erscheint für die Akzeptanz bei den Marktpartnern wichtig. Die Definition der Produktelemente und das Zuordnungsverfahren machen auch Aussagen über das Zustandekommen des Ressourcenverbrauchs, die sich jedoch im Unterschied zu einer Produktionsfunktion nicht unbedingt aus den technologischen Relationen des Produktionsprozesses ableiten, sondern aus Indikatoren, die für den Ressourcenbedarf oder -verbrauch wesentlich sind.

Die *Bestimmung* der Produktelemente und des Zuordnungsverfahrens kann auf verschiedene Weise erfolgen: Durch theoretische Ableitung, durch Expertenurteile, durch empirische Verfahren und durch Kombinationen dieser Möglichkeiten. Aus der theoretischen Bestimmung dessen, was produziert wird, können sich Implikationen für die Spezifikation ergeben. In welchen Stadien eines Versorgungsprozesses die Produktdefinition im Krankenhaus erfolgen kann, und auf welcher Ebene der Güter- oder Leistungszusammensetzung Produkte definiert werden, behandelt Punkt 3. Der Einfluß von Expertenurteilen taucht bei der Definition der Krankenhausprodukte häufig als Nebenbedingung, nämlich als Forderung nach einem medizinischem Bedeutungsgehalt der spezifizierten Produkte auf. Die empirischen Verfahren ermöglichen schließlich den Einsatz informationsverdichtender statistischer Techniken zur Prüfung anderweitig abgeleiteter Spezifikationen wie auch – im explorativen, hypothesengenerierenden Einsatz – die Entwicklung neuer Spezifikationen. Dabei sind deskriptive Ansätze, bei denen vielfältige Merkmale von Produktelementen oder Ressourcenverbrauchsvariablen etwa mit Hilfe von Cluster- oder Faktorenanalysen verdichtet werden, von erklärenden, z. B. varianz- oder regressionsanalytischen Ansätzen zu unterscheiden. Die Beziehung zwischen Produktelementen und der Homogenisierungsvariablen wird bei letzteren zumindest implizit als Hypothese eines funktionalen Zusammenhangs formuliert. Es ist dann von einem Erklärungs- oder auch einem Prognosemodell zu sprechen, in dem die Homogenisierungsvariable die abhängige Variable, die Produktelemente die unabhängigen Variablen bilden. Mit einer Kostengröße als Homogenisierungsvariable wird die Spezifikation zu einer speziellen Kostenfunktionsschätzung.

---

[15] Gertman und Lowenstein (1984), S. 80

2.4 Anforderungen an eine Produktdefinition

Die beiden bislang diskutierten Aspekte einer Produktspezifikation, ökonomische Homogenität und Eindeutigkeit der Zuordnung, beschreiben lediglich den theoretischen Kern einer marktlich einsetzbaren Spezifikation, d. h. einer Produktdefinition. In einem anwendungsbezogenen Forschungsprozeß sind jedoch eine Reihe weiterer Gesichtspunkte zu berücksichtigen, die im wesentlichen drei Bereiche betreffen:

- die Einsatzzwecke und die sich daraus ergebenden Anforderungen an die Produktdefinition,
- die methodischen Anforderungen an die Eigenschaften der Produktdefinition
- und schließlich die Aspekte des Managements von Aufbau und Einsatz einer Produktdefinition in einem bestimmten (Gesundheits-) System.

Da im Vordergrund des Beitrags die theoretischen und methodischen Aspekte einer Produktspezifikation stehen, und nicht ihre Umsetzungsaspekte, werden die allgemeinen Anforderungen an eine Produktdefinition hier nur überblickartig und exemplarisch für den Krankenhausbereich dargestellt. Freilich werden diese Anforderungen an konkreten Beispielen, so etwa bei Fragen der Datenverfügbarkeit, später immer wieder angesprochen.

Aus den *Zielsetzungen* der Anwendung einer Produktdefinition bei der Finanzierung, bei Wirtschaftlichkeitsanalysen oder für andere Einsatzgebiete können sich vielfältige Kriterien, aber auch Zielkonflikte für die Produktspezifikation ergeben:

Kostendämpfungsansätze mit einer pauschalen Finanzierung nach Krankenhausfällen können beispielsweise auch eine relativ grobe Spezifizierung verwenden, die nicht alle Krankenhauspatienten umfassen muß (ein Teil könnte in anderer Form abgerechnet werden).[16] Für eine geringe Ausdifferenzierung der Produkte spräche neben dem einfacheren Spezifikationsverfahren auch die Verringerung von Substitutionsmöglichkeiten gegenüber feiner ausdifferenzierten Falldefinitionen. Andererseits würden dann bei der monetären Bewertung der einzelnen Produkte (mit den jeweiligen Knappheitspreisen) stärkere allokative Verzerrungen gegenüber der feiner ausdifferenzierten Form durch größere Abweichungen des Fallpreises von den jeweiligen 'wahren' Kosten der Patienten auftreten.

Detailliertere Spezifikationen wären erforderlich, wenn bei der Finanzierung strukturelle Steuerungspotentiale genutzt werden sollen, wie dies etwa mit der Förderung von Hausbesuchen oder einer höheren Bewertung von arztarbeitsintensiven Leistungen im Bereich der niedergelassenen Praxisärzte in der Bundesrepublik versucht wurde. Auch eine Verwendung bei der Krankenhausplanung würde eine stärkere Disaggregation erfordern, wenn – beispielsweise im Großgerätebereich – gerade selten auftretende, aber nur mit Spezialeinrichtungen zu diagnostizierende oder zu behandelnde Patienten betroffen sind. Eine stärkere Differenzie-

---

[16] zur Anreizwirkung von Fallpauschalen s. a. Punkt 7.3

14

rung erfordern auch Wirtschaftlichkeitsprüfungen einzelner Krankenhäuser. Mit
Sicherheit gilt dies ferner für Qualitäts- und Effektivitätsstudien.

Über die unmittelbare Produktspezifikation hinaus reichen die Fragen nach den
Anwendungsalgorithmen für die einzelnen Verwendungsarten der Produktspezifikation. Bei den monetären Bewertungen von mengenmäßig definierten Krankenhausprodukten kann dies z. B. die Bestimmung der relativen Preise, des Preisniveaus, der zusätzlichen Einflußgrößen oder der Steigerungsraten sowie der entsprechenden Festlegungsverfahren umfassen, aber auch die Bestimmung der Regeln, wann Produkte aus Spezifikationsverfahren mit Schätzfehlern im Rahmen
von Wirtschaftlichkeitsprüfungen als unwirtschaftlich erstellt gelten, oder welche
Produkte wie häufig erstellt werden müssen, um den Einsatz eines medizinischen
Großgeräts effizient und qualitativ hochwertig zu ermöglichen.

Generell sind die einzelnen Einsatzgebiete von Produktspezifikationen bei einem
theoretischen Vorgehen oder zu Beginn einer primären Datenerhebung in Form
einer Zielanalyse des Spezifikationsverfahrens einzubeziehen. In sekundäranaly-
tischen Untersuchungen von Spezifikationen sind Fragen der Eignung für bestimmte Verwendungsarten empirisch zu prüfen.

Bei den *methodischen Prüfkritierien* einer Produktspezifikation lassen sich eine
Reihe von Erfahrungen aus der Test- und Meßtheorie übertragen. Zu den klassi-
schen methodischen Gütekriterien eines empirischen Ansatzes gehören die Objektivität, die Reliabilität und die Validität einer Messung.[17] Diese Gütekriterien
sind unmittelbar auf das Problem einer Produktspezifikation anwendbar; dabei ist
im einzelnen zu unterscheiden, ob sich die Kriterien auf die Spezifikation eines
einzelnen Produkts oder auf die Gesamtspezifikation einer Patientenpopulation
beziehen.

Das Kriterium der *Objektivität* besagt, daß ein Meßvorgang unbeeinflußt vom individuellen Untersucher bzw. der Person, die Einstufungen vornimmt, stattfinden soll. Bei der Produktspezifikation
im Krankenhaus betrifft dies beispielsweise diejenigen Ansätze, bei denen subjektive Einschätzungen der Patienten oder des Ressourcenbedarfs vorgenommen werden, z. B. bei der Diagnosenstellung. Lienert[18] präzisiert als erstes Kriterium die Durchführungsobjektivität, die durch
weitreichende Algorithmisierung und durch geringe soziale Interaktion zwischen Untersucher und
Proband gefördert werden kann. Dies dürfte beispielsweise bei Einschätzungen der Pflegebedürftigkeit durch Krankenhauspflegepersonal problematischer sein als bei der ärztlichen Diagnosenstellung. Ein zweites Objektivitätskriterium ist die Anwendungsobjektivität, die auf den ersten
Blick bei vollständig computerisierten Klassifikationsverfahren automatisch gegeben scheint –
wenn keine 'Vorprogramme' verwendet werden. Das dritte ist die Interpretationsobjektivität, die
z. B. durch das Aufstellen von Regeln, wann ein Produkt(spektrum) als unwirtschaftlich erstellt
gewertet wird, gestützt werden kann.

---

[17] vgl. hierzu und zu den weiteren Ausführungen über die Gütekriterien Lienert (1967), S. 12 ff
   und Lück (1976), S. 79 ff; methodisch ähnliche Kriterien werden auch in der sozialwissen-
   schaftlichen Indikatorenforschung postuliert; so verweist Galtung (1967), S. 241, zusätzlich
   noch auf die Einfachheit eines Konstrukts als Qualitätsmerkmal
[18] Lienert (1967), S. 12

Das *Reliabilitätskriterium* bezieht sich auf die Genauigkeit oder Zuverlässigkeit der Zuordnung einer Beobachtungseinheit zu einem Produkt. Auf Produktspezifikationen sind von den Reliabilitätskriterien folgende Prüfverfahren übertragbar: Im Fall subjektiver Einschätzungen oder Einstufungen durch die wiederholte Durchführung einer Zuordnung (Retest-Reliabilität) und durch zwei Zuordnungen mit streng vergleichbaren Methoden (Paralleltest-Reliabilität).[19] Beide Reliabilitätskriterien stehen auch in engem Zusammenhang mit der regionalen und zeitlichen Stabilität von Produktspezifikationen: Schwankungen der Anteile der Produkte am Gesamtaufkommen oder Unterschiede in ihrer Homogenität im Quer- oder im Längsschnitt können sowohl auf Reliabilitätsprobleme als auch auf tatsächliche Veränderungen zurückgehen; dies ist im Einzelfall zu prüfen. Nur für die gesamte Produktspezifikation scheint die Prüfung einer dritten Reliabilitätsdimension sinnvoll, nämlich der Konsistenz des Konstrukts, welche die Aussagefähigkeit von Teilen des Konstrukts vergleicht.[20]

Das dritte Gütekriterium ist die *Validität*, d. h. die Gültigkeit, mit der eine vorgegebene Meßgröße erfaßt wird. Für die Produktspezifikation ist die unmittelbare Verwandtschaft dieses Kriteriums mit der Forderung nach Homogenität evident. Bei dieser Form von Validität spricht man auch von der prädiktiven Gültigkeit. Ihre operationalen Maße werden im empirischen Teil diskutiert. Eine andere Validitätsdimension ist die Konstruktvalidität, etwa die Erfassung der Fallmischung durch die Produktspezifikation;[21] weiterhin die 'face-validity' und die – ganz ähnliche – inhaltliche Gültigkeit, beider Kriterien, die z. B. durch die Prüfung der medizinischen Sinnhaftigkeit der Produkte untersucht werden können.

Zusätzlich zu den erwähnten Gütekriterien nennt Lienert[22] noch die Normierbarkeit, die Vergleichbarkeit, die 'Ökonomie' und die Nützlichkeit. Ergänzt werden kann die Sensitivität,[23] mit der Unterschiede zwischen Produkten durch die Spezifikation erfasst werden. Alle diese Kriterien können als relevant für Produktspezifikationen angesehen werden. Sie werden großenteils später an konkreten Beispielen diskutiert.

Schließlich gibt es über die inhaltlichen und methodischen Aspekte einer Produktdefinition hinaus eine ganze Reihe von *Managementaspekten*, die für eine praktische Umsetzung einer empirischen Produktspezifikation von Bedeutung sind. Sie können durch folgende Fragen skizziert werden:[24] Mit welchen Implementationsproblemen ist zu rechnen – etwa bezüglich der Koordination verschiedener Nutzerinteressen einer Produktspezifikation oder des Erreichens einer allgemeinen Ak-

---

[19] Lienert (1967), S. 14 f; das Retest-Verfahren wurde beispielsweise bei der Kontrolle der Entwicklung einer DRG-Hauptgruppe eingesetzt, s. Health Care Financing Administration (1983), S. 67; das Paralleltest-Verfahren z. B. beim Severity-Index, s. Horn und Horn (1986); die beiden Spezifikationsverfahren werden später detailliert behandelt

[20] bei der Konsistenzprüfung eines einzelnen Produkts würden nach einer Aufteilung der Spezifikationselemente bei einer additiven Erklärungskraft einzelne Elemente zur Bestimmung nicht ausreichen; andernfalls aber wäre dies ein Hinweis auf redundante Information im Zuordnungsverfahren

[21] einen statistischen (F-)Test, der z. B. zur Prüfung der Konstruktvalidität für zusätzliche Konstrukte aus Dummy-Variablen in Regressionsanalysen eingesetzt werden kann – in dieser Form können beispielweise gruppierte Spezifikationen in Kostenschätzgleichungen eingehen – diskutieren Polissar und Diehr (1982), S. 961 ff; s. a. Belsley, Kuh und Welsch (1980), S. 34

[22] Lienert (1967), S. 18

[23] Health Research Educational Trust (1984), S. 5

[24] vgl. zu einem analogen Managementproblem in der Krankenhausbedarfsplanung Leidl, John, Potthoff (1986), S. 175-181

zeptanz auf einem Markt? Sind Anpassungen an spezifische Gegebenheiten eines Gesundheitssystems notwendig – z. B. spezielle Ressourcenverbrauchsdefinitionen bei ausgegliederten Arztkosten aufgrund von Privatliquidationsrechten? Welche Anforderungen stellt das Definitionskonzept an die Informationstechnologie im Krankenhaus,[25] welche Daten nach Art, Quantität und Qualität fordert es? Wieweit ist das Konzept mit den Bestimmungen des Datenschutzes[26] vereinbar? Welche Kosten fallen an, von wem werden sie finanziert?

Wie sich aus den vorgehenden Fragen ergibt, sind bei der Produktdefinition verschiedene Zielsetzungen zu berücksichtigen. Für die Realisierung einer Produktspezifikation sind neben den ökonomischen Interessen der Marktpartner an der Definition und neben den Rechten zur Definition auch die Erfüllung theoretisch-konzeptioneller, finanzieller, technischer, politischer, juristischer und ethischer Voraussetzungen notwendig. Eine Produktspezifikation wird damit selbst zu einem vieldimensionalen Optimierungsproblem.

Bezüglich der unterschiedlichen Einsatzzwecke, der methodischen Evaluationskriterien und der Implementationskriterien können sich für verschiedene Lösungen verschiedene partielle Optima ergeben. Angesicht der oben angeführten Zielkonflikte kann eine global optimale Lösung als unwahrscheinlich gelten. Bei der Entscheidung über eine Produktdefinition sind daher von den Marktpartnern, bzw. im Regulierungsfall vom Staat, Aufwand und Zielerreichungsgrad unter den verschiedenen Lösungsansätzen und gegenüber der Situation ohne Produktspezifikation abzuwägen.

---

[25] einen Überblick über die verfügbare Software für fallbezogene Krankenhausinformationssysteme, speziell für die DRGs, geben Flanagan und Sourapas (1984)

[26] z. B. Gevers (1983), der sich grundsätzlich mit den Zugangs- und Datenschutzproblemen der Informationssysteme in der modernen Gesundheitsversorgung auseinandersetzt

**Teil II:
Beschreibung und Analyse
fallbezogener
Produktspezifikationen im
Krankenhausbereich**

3. Theoretische Grundlagen der Produktspezifikation im Krankenhaus und angrenzende Fragestellungen

Zunächst ist eine wesentliche Abgrenzung der Produkte vorzunehmen, mit denen sich der vorliegende Beitrag in erster Linie beschäftigt: Das Hauptgewicht liegt auf dem Output des Krankenhauses, der die direkte Versorgung der Patienten betrifft. "Im Mittelpunkt der betrieblichen Betätigung im Krankenhaus steht die stationäre Vollversorgung...".[1] Darüber hinaus werden von Krankenhäusern noch weitere Produkte erstellt. Hier sind aber nicht die selbsterstellten Vorleistungen im Rahmen der Patientenversorgung, wie beispielsweise die eigene Arzneimittelherstellung oder die eigene Wäscherei, gemeint, sondern über die direkte, vollstationäre Patientenversorgung hinausführende Krankenhausprodukte wie die medizinische Forschung und Lehre, Ausbildung von Krankenhauspflegepersonal, Vorhaltung von Versorgungskapazitäten für Notfälle, ambulante Versorgung von Patienten und Betreiben des Rettungsdienstes.[2] Diese Teile im Produktspektrum des Mehrproduktunternehmens Krankenhaus dürfen bezüglich der Versorgungsfunktion des Krankenhauses wie des daraus entstehenden Ressourcenverbrauchs nicht übersehen werden.[3] Sie stehen aber nicht im Zentrum der Versorgung der eigentlichen Krankenhausfälle und werden daher für die Zwecke dieser Untersuchung weitgehend vernachlässigt. Zum Teil können sie, wie das Beispiel einer unterschiedlichen Bewertungen von Produkten in Universitätskliniken und Häusern ohne Lehraufgaben zeigt, später ohne grundsätzliche Veränderung der Produktspezifikation mit eingebaut werden. Eine Differenzierung der verschiedenen Typen von Patientenversorgung nach Fällen mit gleichen, charakteristischen Merkmalen der Versorgung wird als *fallbezogene Produktspezifikation* verstanden. Sie ist das Thema der weiteren Abhandlungen.

Im folgenden Abschnitt sollen ein Einblick in die konkreten Anwendungsgebiete einer fallbezogenen Produktspezifikation, wie etwa bei der Krankenhausfinanzierung, gegeben und die theoretischen Grundlagen für eine empirische Produktspezifikation im Krankenhausbereich erarbeitet werden. So wird die Beziehung zwischen Krankenhausversorgung und Gesundheit diskutiert und ein erster Überblick zu den Konzepten und Lösungsansätzen eines Einbezugs der Fallmischung

---

1   Eichhorn (1982), S. 219

2   zum Leistungsspektrum im Krankenhaus vgl. z. B. Oettle (1984), S. 322 f

3   Fragen nach der Zugehörigkeit von Produkten zum regulären Krankenhausbetrieb sind wegen der daraus erwachsenden unterschiedlichen Finanzierungsverpflichtungen im Rahmen der deutschen Krankenhausfinanzierung immer wieder rechtlich umstritten; vgl. z. B. zu Ausbildungsstätten, Personalwohnheimen und Kindertagesstätten Behrends (1981)

gegeben. Die speziell ressourcenorientierten Fallklassifikationen werden im darauffolgenden Punkt 4 behandelt.

3.1 Einsatzgebiete einer Spezifikation des Krankenhausprodukts

Spezifikationen von Krankenhausprodukten können in vielen verschiedenen Zusammenhängen eingesetzt werden. Für eine nähere Beschreibung werden drei Bereiche herausgegriffen: Der Krankenhausfinanzierungsbereich wegen seiner umfassenden Bedeutung sowie, als Anwendungsgebiete von mehr analytischem Interesse, aber teilweise auch in engem Zusammenhang mit Finanzierungsfragen, die beiden Bereiche Schätzungen von Krankenhauskostenfunktion und Hypothesen über das 'Krankenhausverhalten'. In der Folge wird die Funktion der Mengenkomponente dargestellt und auf die Einsatzmöglichkeit der Produktspezifikation eingegangen. Eine Reihe weiterer Anwendungsgebiete, bei denen fallbezogene Produktspezifikationen nützlich oder gar notwendig sind, wird nur beispielhaft aufgeführt:

- Im betrieblichen Management der Krankenhäuser können spezifizierte Fälle als Bezugspunkt für Kostenträgerrechnungen dienen, als ein Instrument der innerbetrieblichen Wirtschaftlichkeitskontrolle, aber auch der Mittelallokation oder, längerfristig gesehen, des Produktmanagements, d. h. Planung und Beeinflussung der Fallmischung sowie der Durchführung der entsprechenden Behandlung.[4]
- Im zwischenbetrieblichen Wirtschaftlichkeitsvergleich[5] ermöglicht die fallbezogene Produktspezifikation den fallstandardisierten Krankenhausbetriebsvergleich.
- Fallbezogene Daten können zur Analyse von Marktstrukturen verwendet werden. Dazu gehören Untersuchungen über die Wettbewerbslage eines Krankenhauses,[6] aber auch Auswertungen der Informationen im Rahmen von Krankenhausbedarfsplanungen, z. B. bei fallbezogenen Nutzungsvergleichen[7] oder Aufschlüsselungen der regionalen Krankenhausnachfrage.[8]

---

4 die Orientierung der Krankenhausführung in Richtung eines industriellen Managements, insbesondere auch mit der Einbeziehung der Ärzteschaft, wurde bei der Einführung des fallbezogenen DRG-Systems (s. Punkt 4.1) in New Jersey als einer der wesentlichen Effekte angesehen; May und Wassermann (1984), S. 553; als Beispiele eines Produkt-Management Ansatzes, der sich auf die diagnostischen Kategorien der behandelten Patienten bezieht, s. Benz und Burnham (1985)

5 für eine beispielhafte Diskussion von Wirtschaftlichkeitsindikatoren im Krankenhaus s. Siebig (1980), S. 69 f

6 vgl. Reif, Bickett und Halberstadt (1985), die eine fallbezogene Analyse eines Krankenhausmarktes mit sechs Wettbewerbern als Grundlage für ein strategisches Planungsmodell für das Krankenhausmanagement vorstellen

7 s. Thompson (1982), S. 55 ff, der die Verwendung einer fallbezogener Nutzungsanalyse für Qualitätskontrollzwecke beschreibt

8 zur Methodik regionaler Analyse der Krankenhausnachfrage, allerdings ohne Falldifferenzierungen s. Zwerenz (1982)

– Schließlich bieten die fallorientierten Spezifikationen differenzierte Ansatzpunkte für Analysen und Vergleiche der Produktivität (d. h. der Faktoreinsatz/
Produktoutput Relationen) und deren Veränderung, oder auch der Faktoreinsatzverhältnisse selbst.[9]

Unter den Einsatzgebieten ragt die *Krankenhausfinanzierung* besonders heraus.
Aufgrund der potentiellen kostendämpfungspolitischen, gesundheitspolitischen,
aber auch der betriebsinternen Implikationen unterschiedlicher Spezifikationen
des zu finanzierenden Krankenhausprodukts kann die Krankenhausfinanzierung
als das Anwendungsgebiet mit der größten praktischen Relevanz angesehen werden. Die Krankenhausfinanzierung läßt sich vereinfachend mit einem System aus
vier institutionellen Akteuren, welche die entscheidenden ökonomischen Funktionen wahrnehmen, beschreiben:[10] Krankenhäuser erbringen Leistungen an Patienten, diese Leistungen werden von den Krankenversicherungen, die sich wiederum
über Mitgliederbeiträge finanzieren, entgolten. Gegebenenfalls kontrolliert eine
Regulierungsinstanz den eigentlichen Finanzierungsprozeß, der sich aus den beiden Komponenten Menge (der Abrechnungseinheit) und 'Preis' (der monetären Bewertung, die sich freilich in den meisten Fällen auf die Kosten bezieht) zusammensetzt. Diese abstrahierende Beschreibung, die sich auch auf das Finanzierungssystem der Bundesrepublik anwenden läßt,[11] macht deutlich, daß eine Produktspezifikation neben dem Bewertungselement die zweite instrumentelle Determinante für den Erlös ist, und dementsprechend über die Mengenkomponente bzw.
ihre Definition ebenso wie über die Bewertung Steuerungsfunktionen ausgeübt
werden können. Zu den komparativen Anreizwirkungen verschiedener Definitionen der Mengenkomponente liegen systematisierte Überblicke vor.[12]

Für eine vollständige Ableitung der Wirkungen eines Finanzierungssystems, auch der Differentialeffekte eines Übergangs von einer anderen Mengenkomponente zu fallbezogenen Produktspezifikationen, muß jedoch die konkrete Ausgestaltung des Finanzierungsverfahrens, das in der
abstrahierenden Beschreibung ausgespart wurde, berücksichtigt werden So dürften sich die Wirkungen der Einführung einer fallbezogenen Finanzierung danach unterscheiden, ob z. B. regional
einheitliche Fallpauschalen administrativ festgelegt werden oder ob Krankenversicherungen mit
einzelnen Krankenhäusern über die Fallpreise verhandeln. Eine Beurteilung des effektiven Wirkungspotentials einer Definition der Mengenkomponente kann daher letztlich nur unter der Berücksichtigung der Bewertungs- und Verfahrensaspekte erfolgen. Generalisierend läßt sich aber
feststellen, daß fallbezogene Produktspezifikationen, die als Abrechnungseinheit im Krankenhausfinanzierungssystem eingesetzt werden, auch als (temporäre) Vereinbarungen über Mengen-

---

9   vgl. beispielsweise zur Hypothese geringerer Kapitalintensitäten bei gewinnorientierten
    Krankenhäusern Schweitzer und Rafferty (1976); allerdings muß bei Produktivitätsuntersuchungen besonders auf die gleiche Versorgungsqualität geachtet werden; die Problematik
    dieser Operationalisierung wird unterstrichen durch den Hinweis von Sloan und Steinwald
    (1980), S. 19, daß Leistungsintensität pro Fall, d. h. der reziproke Wert der Produktivität, gerne
    als Qualitätsindikator verwendet wurde
10 vgl. Leidl (1983), S. 136 f
11 ebd., S. 137 ff
12 für den Krankenhausbereich s. z. B. die modelltheoretisch fundierten Analysen von Sloan und
    Steinwald (1980), Kapitel 2, ferner Cleverly (1979) und Dowling (1974); für den ambulanten
    Bereich die ausführliche, auch formale Darstellung von Schulenburg (1980)

einheiten aufgefasst werden können und die Bestimmung wie die Verwendung(-sregeln) von Produktdefinitionen als finanzielle Steuerungspotentiale, die über die Festlegung einer Erlöskomponente zur Wirkung kommen, anzusehen sind.

Bezüglich der konkreten Bedeutung fallbezogener (und anderer) Krankenhausfinanzierungssysteme für die Bundesrepublik gibt es eine breite Diskussion, auf die hier nur verwiesen wird.[13] Im Vergleich zu der systemgestaltenden Bedeutung der Verfahrensaspekte und der institutionellen Funktionszuordnung in der Krankenhausfinanzierung besitzt die Definition der Abrechnungseinheit einen eher instrumentellen, gleichwohl nicht zu unterschätzenden Charakter. Dennoch soll an dieser Stelle keine theoretische Analyse der potentiellen allokativen, distributiven oder ausgabenwachstumsbezogenen Wirkungen einer fallorientierten Produktspezifikation vorgenommen werden; es war lediglich die Relevanz fallbezogener Produktspezifikationen für die Krankenhausfinanzierung aufzuzeigen.

Ein zweiter Bereich betrifft den Einsatz der Produktspezifikationen als Maß der Outputstandardisierung bei der Schätzung von *Krankenhauskostenfunktionen*. Die Kontrolle vergleichbarer Outputs kann als ein zentraler Punkt der Kostenschätzfunktionen erachtet werden. Kostenfunktionsschätzungen und ihre Verbesserungsmöglichkeiten durch eine Produktstandardisierung sind als ein Hilfsmittel des Krankenhausbetriebsvergleichs, d. h. für Wirtschaftlichkeitsanalysen, von Bedeutung,[14] können aber auch zur Ermittlung von (Durchschnitts-)Kostennormen, die wiederum Finanzierungszwecken dienen, eingesetzt werden.[15] Außerdem wurden Kostenfunktionsschätzungen zur Prüfung von Skalenerträgen (d. h. zur Ermittlung der optimalen Krankenhausgröße)[16] sowie zur Analyse der Kostenwirkungen kurzfristiger Auslastungsschwankungen (also dem Verhältnis von Grenz- und Durchschnittskosten)[17] verwendet. Die ökonomische Diskussion hat unter den Bestimmungsfaktoren der Krankenhauskosten auch eine Reihe von Fallklassifikationen, mit einbezogen.[18]

---

[13] vgl. die Beiträge in dem Sammelband der Studienstiftung der Verwaltungsleiter deutscher Krankenanstalten (1984), den Zwischenbericht der Kommission Krankenhausfinanzierung der Robert Bosch Stiftung (1984) oder den zusammenfassenden Überblick von Neubauer und Unterhuber (1985)

[14] vgl. zu diesem Thema die wenigen deutschen empirischen Beiträge von Henning und Paffrath (1978), Siebig (1980) sowie die kritische Stellungsnahme von Goetzke (1980); die Praxis des Krankenhausbetriebsvergleichs in der Bundesrepublik, die sich freilich nicht auf Kostenschätzungen, sondern auf Gruppenvergleiche der Selbstkostenblätter stützt, beleuchten aus Sicht der Krankenkassen Gerdelmann (1976) und (1979), seitens der Krankenhausverbände Müller (1981)

[15] s. dazu den theoretischen Beitrag von Breyer (1985), der sich auch speziell mit der Fallzusammensetzung befaßt

[16] zu diesem beliebten, ungelösten Thema s. die Überblicke von Schellhaas (1971), S. 54-56, Migue und Belanger (1974), S. 31-39, Cullis und West (1979), S. 144-163 oder Feldstein (1983), S. 205-213

[17] Breyer (1986), S. 263, der eine Reihe von Arbeiten aufzählt und in einem Anhang auch einen Ansatz zur Schätzung der Grenzkosten einer Verweildauerausdehnung bzw. eines zusätzlichen Behandlungsfalles anführt

[18] s. dazu die Überblicke von Breyer (1986), S. 267-272, oder Barer (1982), S. 57-65

Grundsätzlich lassen sich folgende Vorgehensweisen unterscheiden, wie eine fallbezogene Produktspezifikation eingesetzt werden kann:[19] Die Kostenschätzung kann jeweils nur für einen bestimmten Produkttyp erfolgen, oder sie kann als eine 'Stückkostenschätzung' mit einer mit einem Fallmischungsindex gewichteten abhängigen Variablen, also den zu schätzenden Kosten, durchgeführt werden. In beiden Fällen dient die Produktspezifikation als Standardisierungsgröße. Bei einer weiteren Möglichkeit werden die Produkte als Konstrukt zu den unabhängigen, erklärenden Variablen aufgenommen, d. h. als Kostendeterminante verwendet. Fast alle Arbeiten zur Kostenschätzung folgten dem letzten Ansatz. Einige empirische Beispiele von Kostenschätzstudien werden später unter Punkt 3, der sich mit Konzeptionen der Produktspezifikation beschäftigt, berücksichtigt.

In einem dritten Bereich können fallbezogene Produktspezifikationen bei empirischen Prüfungen von Hypothesen des *Krankenhausverhaltens* als differenzierte Operationalisierungen für den Handlungsparameter oder (je nach Art der Modellformulierung) die Nachfragerestriktion 'Krankenhausfälle eines bestimmten Typs' eingesetzt werden. Die auf ihre Wirkungen zu untersuchenden Restriktionen können dabei aus dem Bereich der Krankenhausfinanzierung stammen (vgl. das Beispiel in Punkt 7), müssen es aber nicht. Ein anderes Beispiel wäre die Veränderung der Nachfragerestriktion des Krankenhauses durch eine gesundheitspolitische Maßnahme, beispielsweise zur Substitution stationärer durch ambulante Versorgung,[20] wie sie auch im Bayern-Vertrag intendiert war.[21]

Die Vermutungen über die Wirkungen der Restriktionsänderung sind bezüglich des Krankenhausverhaltens als Hypothesen zu formulieren. Am deutlichsten zum Ausdruck kommen die dabei gemachten Annahmen wie die abgeleiteten Ergebnisse in einem formalen Modell des Krankenhausverhaltens.[22] Zur damit erforderlichen Ausgestaltung des Verhaltensmodells gibt es eine langjährige Diskussion, die davon beherrscht war, wer als ökonomische Handlungseinheit des Krankenhauses anzusehen ist und welche Zielfunktionen unterstellt werden können.[23] Die einzelnen Falltypen und die Analyse der Verweildauer als Verhaltensparameter spielen jedoch in diesen Modellen im allgemeinen eine ebenso untergeordnete Rolle wie die empirische Prüfung der Erklärungskraft der Modelle oder gar der zugrunde gelegten Annahmen über die Entscheidungsabläufe im

---

19 vgl. zur Fallstandardisierung von Kostenschätzfunktionen Barer (1982), S. 57

20 vgl. zu diesem Thema z. B. Davis und Russel (1972), Elnicki (1976) oder Luft (1981)

21 der Bayern-Vertrag bezeichnet eine mit gesundheits- und kostendämpfungspolitischen Zielsetzungen verknüpfte Honorarvereinbarung zwischen den Selbstverwaltungskörperschaften der Krankenkassen und der niedergelassenen Ärzte aus dem Jahr 1979; zu seiner umfassenden Evaluation s. Schwefel, van Eimeren und Satzinger (1986)

22 Sloan und Steinwald (1980), S. 34

23 Beispielhaft seien die vielzitierten Beiträge von Harris (1977), der das Krankenhaus als Organisationseinheit zweier verschiedener Firmen (nämlich der Ärzteschaft und der Verwaltung) interpretiert, und von Pauly und Redish (1973), die das Krankenhaus als Unternehmensrahmen einer Ärztekooperative auffassen, genannt; einen (älteren) Überblick zu den unterschiedlichen Zielfunktionen des Krankenhauses geben Davis (1972), neuere Überblicke zu den Krankenhausverhaltensmodellen McGuire (1985), Hornbrook und Goldfarb (1983) oder Sloan und Steinwald (1980), S. 12-18

Krankenhaus.[24] Im Rahmen gesundheitsökonomischer Politikeva̲luationen, die eine Vielzahl von Variablen (seien es verschiedene Zielsetzungen oder multiple Restriktionen mit wechselseitigen Abhängigkeiten) zu beachten haben, kann es aber hilfreich und notwendig sein, auf die formale Ableitung aus einem mikroökonomischen Verhaltensmodell zu verzichten, da die Berücksichtigung von zu vielen Variablen kaum mehr eine Interpretation der formal abgeleiteten Terme zuläßt.[25] Die Ableitung eines Hypothesengeflechts kann dann in vereinfachter Form, etwa einer theoretischen Fundierung der Wirkungen der gesundheitspolitischen Maßnahme auf ein repräsentatives Krankenhaus unter der Berücksichtigung der Verhaltensparameter Fallzahlen und Fallmischung sowie der Verweildauer zu erfolgen.[26] Zur empirischen Prüfung ist entsprechend eine fallbezogene Definition der Patientenschaft notwendig.

Die Nützlichkeit von fallbezogenen Produktspezifikationen wurde anhand verschiedener Einsatzgebiete aufgezeigt. Dabei wurden verschiedene wichtige Funktionen der Produktspezifikation unterschieden:
- als Definition der Mengenkomponente aus Fallcharakteristiken in der Finanzierung oder bei produktbezogenen Kostenschätzungen
- als Kostendeterminante, d. h. Unabhängige in Kostenschätzfunktionen
- als Operationalisierung des Verhaltensparameters 'Fälle eines Typs' oder als Nachfragerestriktion in Krankenhausverhaltensmodellen.

Die nächsten beiden Unterpunkte behandeln die Fragen, was aus dem Prozeß der Produktion von Gesundheit als Produkt spezifiziert wird und mit welchen Konzepten an die Fallmischung herangegangen werden kann.

3.2 Gesundheit, Gesundheitsleistungen und Krankenhausversorgung

Die erste und intuitiv naheliegendste Spezifikation dessen, was im Krankenhaus eigentlich produziert wird, ist zweifellos die Gesundheit. Ein entsprechender Ansatz würde die Messung des Gesundheitszustandes eines Patienten vor Beginn der diagnostischen und therapeutischen Maßnahmen, der Veränderung dieses Zustandes und der Identifikation des Anteils, der auf die Krankenhausleistungen zurückzuführen ist, erfordern. Angesichts dieser Aufgabenstellung mag ein solches Unterfangen utopisch erscheinen. Gewöhnlich führt dies zu dem Schluß, als Endpro-

---

[24] Ausnahme bilden zum ersten Punkt z. B. der Beitrag von Gäfgen (1982), der in einer eigentumsrechtlichen Analyse die Verhaltensparameter Verweildauer und Qualität der Versorgung berücksichtigt, oder das Modell von Hornbrook und Goldfarb (1983), die Fallmischungspolitik und Verweildauerpolitik des Krankenhauses berücksichtigen und ihr Modell auch empirisch testen, oder das LISREL-Modell von Hornung und Massagli (1980); zur Notwendigkeit einer empirischen Fundierung der Modellannahmen s. Schwefel (1986 a)

[25] auf die Notwendigkeit, sich in den formalen Analysen auf ganz wenige Variablen zu beschränken, verweisen z. B. Sloan und Steinwald (1980), S. 19 oder U. Reinhardt in seinem Diskussionsbeitrag zu Gäfgen (1982), S. 167

[26] für ein solches Hypothesengeflecht bei der empirischen Prüfung, allerdings ohne Daten zur Fallmischung, s. z. B. Leidl (1986), S. 269 ff; zu einem (rudimentären) diagnosebezogenen Ansatz der Analyse des Krankenhausverhaltens mit Hilfe der Krankheitsartenprofilblätter, s. Tischmann (1983)

dukt der Gesundheitsversorgung nicht die zurechenbare Änderung des Gesundheitszustandes selbst, sondern die dafür erbrachten Leistungen, also Zwischenprodukte im Produktionsprozeß von Gesundheit, anzusehen. Mit dem Abrücken von Gesundheit als Spezifikationsziel wächst tendentiell auch die Operationalisierbarkeit und Meßbarkeit der Konzepte, freilich auf Kosten der Interpretierbarkeit des Beitrags zum Gesundheitsversorgungsprozeß.[27]

Die pragmatische Nützlichkeit einer Verwendung von *Gesundheitsleistungen* als Produkte bei empirischen Analysen der Angebotsseite, etwa für Kostenfunktionsschätzungen oder Untersuchungen des Anbieterverhaltens, ist evident. In der Konsumtheorie findet die Verwendung von Gesundheitsleistungen als Output ihre theoretische Begründung in der Übertragung des Beckerschen[28] Ansatzes – der Güter ähnlich Vorprodukten erst zusammen mit eigenen Inputs des Konsumenten, insbesondere der zum Verbrauch notwendigen eigenen Zeitverwendung, als nutzenstiftend ansieht – auf die Nachfrage nach Gesundheit durch Grossmann.[29] Die Gesundheitsleistungen, bei den Krankenhausleistungen beispielsweise Operationen, verabreichte Medikamente, Pflege- und Hotelleistungen, gehen dabei als Vor- oder Zwischenprodukt neben Inputs des Patienten, wie etwa einer gesunden Lebensweise oder der Befolgung ärztlicher Ratschläge, in die individuelle Gesundheitsproduktionsfunktion ein. Dieser Ansatz hat sich bei der Erklärung der Nachfrage nach Gesundheitsleistungen theoretisch und empirisch als fruchtbar erwiesen.[30]

Nachteilig bei der Verwendung von Gesundheitsleistungen als Output der Versorgung ist jedoch, daß zwar die Effizienz der Leistungserstellung, nicht aber ohne weiteres die Effizienz dieser Art von Gesundheitsversorgung überprüft werden kann. Gesundheitsleistungen als Indikatoren der unterschiedlichen, zu versorgenden Fälle vermengen die beiden, für analytische Zwecke strikt zu trennenden Komponenten exogen vorgegebene morbiditätsbedingte Fallmischung und Zusammensetzung der für die Versorgung eingesetzten Leistungsmischung im Krankenhaus.[31] Typischerweise führt die Verwendung leistungsbezogener Outputspezifikationen in der Finanzierung zu einer (sich selbst legitimierenden) Leistungsexpansion und besitzt außerdem den grundlegenden Nachteil, daß kostensparende Leistungssubstitutionen bei der Versorgung von Krankenhausfällen nicht finanziell honoriert werden und somit keine Anreize für fallbezogene Produktivitätsfortschritte gesetzt werden. Bei Kostenschätzungen lassen Vorleistungen als Output letztlich "die Schätzgleichung zu einer Beziehung zwischen Kosten und Inputmengen degenerieren".[32] Dieses Argument läßt Spezifikationsansätze, die Gesundheitsleistungen zur Erklärung einer kostenbezogenen Ressourcenverbrauchsvariablen verwenden, in einem besonders kritischen Licht erscheinen.

---

27 Münnich (1984), S. 23

28 Becker (1965)

29 Grossmann (1972)

30 für einen 10-Jahres-Rückblick auf seine Theorie s. Grossman (1982), zur Verallgemeinerung Muurinen (1982)

31 vor allem bei Kostenschätzungen wurden die Leistungsmischung auch als Fallmischungsindikator eingesetzt; vgl. zu den beiden Komponenten und zu Beiträgen mit den verschiedenen Konzepten Barer (1982), S. 55 ff oder Zaretzsky (1977)

32 Breyer (1986), S. 270

Die Anwendung leistungsbezogener Konzepte für eine Produktspezifikation implizieren ferner – wenn man die Verbesserung, Erhaltung oder Förderung des Gesundheitszustandes als das eigentliche Ziel der Gesundheitsversorgung nicht völlig aus den Augen verlieren will – zumindest eine gleichbleibende *Qualität* dieser 'Outputs'. Diese qualitative Dimension der Gesundheitsleistungen kann mit Hilfe der Konzepte der medizinischen Effektivitätsmessung, Qualitätsbeurteilung und Qualitätssicherung präzisiert werden: Nach einem inzwischen schon klassisch gewordenen Konzept teilt Donabedian[33] die Gesundheitsversorgung ein in die Strukturkomponente (in die der quantitative und qualitative Faktoraufwand eingeht), in die Prozeßkomponente (der Durchführung der eigentlichen Versorgungsleistungen) und in die Ergebnis- oder Outcomekomponente (welche die Änderung des Gesundheitszustands des Patienten betrifft). Diese analytische Trennung der Gesundheitsversorgung macht deutlich, daß ein reiner Prozeßvergleich von leistungsbezogen spezifizierten Zwischenprodukten zumindest implizit von einer gleichen Ergebniswirkung auf den Gesundheitszustand des Patienten, d. h. einer identischen Qualität der Leistungen, ausgehen muß bzw. bei Vorliegen von über ein festzusetzendes Maß hinaus unterschiedlichen Leistungsqualitäten eine Vergleichbarkeit der Zwischenprodukte nicht mehr vorgenommen werden kann und eine identische Spezifikation unvergleichbare (End-)Produkte nebeneinanderstellen würde. Letztlich sind in der empirischen Untersuchung der Versorgung von Patienten somit Prozeß- und Ergebniskomponente, Gesundheitsvorleistungen und Gesundheitsproduktion nicht mehr vollständig zu trennen. Standardisierungen von Versorgungsleistungen zu Vergleichzwecken, wie es Produktspezifikationen unter anderem sein können, bedürfen damit potentiell immmer einer Kontrolle der Vergleichbarkeit ihres 'outcomes'. Dies verdeutlicht die analytische Verwandtschaft medizinischer Qualitätsuntersuchungen und ökonomischer Effizienzanalysen.

Die sachliche und, wie gezeigt wurde, ökonomische Interdependenz von Gesundheitsleistungen und Gesundheit läßt es sinnvoll und notwendig erscheinen, sich vor den Produktspezifikationen kurz mit dem Stand und den Möglichkeiten der Messung und Bewertung von *Gesundheit* auseinanderzusetzen. Wenn man auch nicht von einem generell akzeptierten Konzept der Messung des Gesundheitsstatus sprechen kann, so hat doch die Gesundheitsindikatorenforschung in den letzten eineinhalb bis zwei Jahrzehnten beträchtliche Fortschritte in Richtung der vorhin als utopisch bezeichneten Aufgabenstellung gemacht. Die Gesundheitsstatusmessung geht über die rein diagnostische Identifizierung von Krankheiten, die aus ärztlicher Perspektive an erster Stelle einer Patienteneinordnung stehen,[34] hinaus auf die Dimensionen der physischen und sozialen Funktionseinschränkungen und der subjektiven Befindlichkeiten ein.[35] Gesundheitsstatusmessung kann damit als Verallgemeinerung und als Komplement zu den herkömmlichen, ausschließlich diagnostischen Definitionen von Krankheit angesehen werden. Die Gesundheitsindikatorenforschung begreift Gesundheit als eine vieldimensionale

---

33 Donabedian (1966); zur Bedeutung des Konzepts in der Qualitätssicherungsdiskussion s. den Überblick in Bundesminister für Arbeit und Sozialordnung (1981)

34 s. Schröder (1983), S. 29, der in seinem Beitrag unterschiedliche Prioritäten im Krankheitskonzept aus der Sicht von Patienten, der medizinischen Wissenschaft und der Präventiven Medizin beleuchtet

35 eine neuere Zusammenfassung zur Gesundheitsindikatorenforschung gibt der Sammelband von Culyer (1983) mit einer ausführlichen Bibliographie (ausgewählte Werke sind kurz kommentiert); eine gute Einführung gibt Siegmann (1977); einen Überblick zu Konzepten, Maßen und ihren Anwendungsmöglichkeiten Holland, Ipsen und Kortewski (1979); zum Konzept von Krankheit und Gesundheit aus der Perspektive verschiedener Fachdisziplinen s. Caplan, Engelhardt und McCartney (1981); ein Kurz-Survey bei Bergner (1985)

Größe,[36] die mit einer Vielzahl von Meßinstrumenten erfaßt und für mannigfache Ziele eingesetzt werden kann, darunter auch zu Finanzierungszwecken.[37] Die potentielle Bedeutung dieser Ansätze für die Produktspezifikation im Krankenhausbereich liegt besonders dort, wo Falldefinitionen über Diagnosen hinaus führen sollen. Dabei spielt, wie spätere Beispiele einer versuchten Integration von Schweregradskonzepten in die Produktspezifikation im Krankenhaus zeigen werden, fast ausschließlich die Dimension der Funktionseinschränkungen eine Rolle, während bislang keine Ansätze einer expliziten Integration der eben nicht objektivierbaren Befindlichkeiten bekannt sind. Die operationalen Konzepte der Gesundheitsstatusmessung, insbesondere der Funktionseinschränkungen, sind daher auch für patientenbezogene Spezifikationen im Krankenhausbereich von Bedeutung.

Neben der bloßen Messung der vielen Dimensionen von Gesundheit liegt das zweite große Problem in der Bewertung der verschiedenenen Zustände beziehungsweise ihrer Veränderung. Torrance[38] unterscheidet dabei Ansätze einer ad-hoc Bewertung einzelner Meßwerte mit numerischen Skalen, die monetäre Bewertung mit der maximalen Zahlungsbereitschaft und die von ihm favorisierte Bewertung mit Nutzwerten ('utilities'), welche die qualitativen Aspekte des Gesundheitsstatus kardinal bewerten, sich in der eindimensionalen Vergleichsgröße der sogenannten 'Quality Adjusted Life Years' verrechnen lassen und somit ein direktes Maß der gesundheitlichen Effekte einer Maßnahme bieten. Auch wenn solchermaßen präzisierte Konzepte noch weit von einer praktische Verwendbarkeit in der allgemeinen Krankenhausversorgung entfernt sein mögen, liegen über die rein theoretischen Konzepte hinaus für eine ganze Reihe von Krankheiten auch Operationalisierungen, Messungen und entsprechende Anwendungen vor. Bewertete Gesundheit als Output wurde hauptsächlich, je nach dem Typ der Bewertungsdimension, in Kosten-Effektivitäts-, Kosten-Nutzen- und Kosten-Nutzwert-Analysen gesundheitlicher Maßnahmen und Programme verwendet.[39]

Ein Einsatz von Gesundheitsstatusvariablen bei der Produktspezifikation im Krankenhaus macht, soweit sie nur zur Beschreibung eines zu versorgenden Falles, nicht aber zur Bemessung des tatsächlichen Beitrags zur Gesundung dient, keine weiteren Probleme. Nahezu unlösbar erscheint aber der Ansatz, die eigentliche *Produktionsfunktion* von Gesundheit für ein Krankenhaus, d. h. die ursächlich den Krankenhausleistungen zurechenbare Gesundheitsverbesserung zu ermitteln: So fehlt zum einen in den allermeisten Fällen die medizinisch-theoretische Fundierung der "technologischen Beziehung zwischen medizinischen (und sozialmedizinischen) Maßnahmen einerseits und ihren gesundheitlichen Folgen andererseits".[40] Zum anderen wird der Gesundungsprozeß von einer Vielzahl weiterer, teilweise schwer oder gar nicht faßbaren Faktoren wie den Lebensbedingungen,

---

36 vgl. auch zur Vieldimensionalität die lexikographisch geordnete Zusammenfassung von sieben Gesundheitsdimensionen bei Münnich (1984), S. 20
37 Culyer (1983), S. 18
38 Torrance (1986)
39 Als eine Pionierarbeit auf diesem Gebiet kann der Beitrag von Fanshel und Bush (1970) gelten; eine der wenigen empirischen deutschen Arbeiten stammt von Kriedel (1980) zur Effizienzanalyse von Epilepsieambulanzen. Weitere Beiträge finden sich in dem genannten Überblicksartikel von Torrance (1986)
40 Münnich (1984), S. 22

dem Lebenstil oder der psychischen Disposition des Patienten mitbestimmt.[41] Ein
weiteres Hindernis in der Identifikation technologischer Relationen liegt darin,
daß die Versorgungsaufgabe häufig selbst erst in einem Suchprozeß festgestellt
werden muß, d. h. das Produkt von sich selbst nicht unabhängig ist, und der Suchprozeß – und eine genaue Produktbestimmung – in manchen Fällen auch im nachhinein ungeklärt bleibt.

Auf der Ebene des Gesundheitssystems hat McKeown[42] beeindruckende Beispiele über den
ausbleibenden Einfluß des Auftretens neuer medizinischer Produktionstechnologien, speziell der
Chemotherapie, auf die Mortalitätsentwicklung bei Infektionskrankheiten gezeigt. Bezüglich des
Einflusses der Lebensbedingungen auf die Gesundheit liegen z. B. zum Zusammenhang von
Arbeitslosigkeit und Gesundheit mikro- wie makroökonomisch ausgerichtete Studien mit signifi-
kanten Ergebnissen vor.[43]

Somit lassen sich über die technologische Relation von Krankenhausleistungen
und Gesundheit schwerlich umfassende Aussagen machen. Der Ansatz einer Produktspezifikation über die Identifikation der Produktionsfunktion für Gesundheit
wird noch weiter problematisiert, wenn an Stelle einer theoretisch begründbaren
technologischen Relation aus Patientenvariablen und Krankenhausleistungscha-
rakteristiken das Produkt 'Beitrag des Krankenhauses zum Gesundheitsstatus'
aus der Analyse *real beobachtbarer Produktionsprozesse* ermittelt werden soll: Einmal kann nicht von einer Beobachtung effizienter Produktion ausgegangen werden,[44] und zweitens unterliegen die Beobachtungen zusätzlich den Restriktionen
des Versorgungssystems. Produktionsrechte (z. B. für die Vorhaltung einer Fach-
richtung gemäß der Krankenhausplanung, oder, funktionell gesehen, Möglichkeiten zur Nachsorge von Krankenhauspatienten), Finanzierungsbeschränkungen
und Zeitrestriktionen (etwa bei privatversicherten Selbständigen), aber auch alle
Aspekte des substitutiven Angebots, insbesondere im ambulanten Bereich und bei
der Pflegeversorgung, gehen in die Ausgestaltung der Produktionsprozesse mit
ein. Da die Krankenhausversorgung innerhalb der Gesundheitsversorgung selbst
nicht exakt technologisch abgrenzbar ist, wirkt sich unter den Nebenbedingungen
des Gesundheitssystems die Ausgestaltung des substitutiven Angebots auf die beobachtbaren (nicht die technologischen) Relationen von Faktoreinsatz und Ge-
sundheitseffekten besonders stark aus. Bei einer unterschiedlichen Rolle des
Krankenhauses in der Gesundheitsversorgung werden gleiche Patienten unter der
Annahme technologisch identischer Produktionsfunktionen zumindest an verschiedenen Stellen einer über den Krankenhausbereich hinaus definierten Gesundheitsproduktionsfunktion versorgt.

---

[41] ebd.

[42] McKeown (1976)

[43] einen umfassenden Überblick über die Studien auf diesem Gebiet gibt Schwefel (1986 b)

[44] im Zusammenhang mit dem gleichen Phänomen bei empirischen Kostenfunktionsschätzungen, die keine Minimalkostenkombination beobachten, hat Evans (1971) die Bezeichnung "behavioral cost function" geprägt; konsequenter Weise fehlt diesem Funktionstyp auch die Eigen-
schaft der Dualität zur technisch effizienten Produktionsfunktion, vgl. Grannemann, Brown
und Pauly (1986), S. 109 f

Ein Beispiel macht die Auswirkungen einer (Nicht-)Berücksichtigung der systembedingten Einflüsse auf die Gesundheitsproduktionsfunktion deutlich: Gibt es in einer Region I eine Unterversorgung mit Plätzen in Pflegeeinrichtungen, so kann dies – zur Sicherung eines Gesundheitszustandes, welcher einer im Pflegebereich voll versorgten Region II vergleichbar ist – für eine Fallgruppe mit ausschließlich pflegebedürftigen Krankenhauspatienten zu einer Ausweitung der Akutkrankenhausversorgung über die medizinisch notwendige Verweildauer führen. Eine Produktspezifikation nach der Produktionsfunktion vom Typ (der Region) II führt bei technologisch effizienter Produktion in der Region I zur Schlechterstellung der pflegebedürftigen Krankenhauspatienten, nach dem Typ I in der Region II möglicherweise zu Förderung ineffizienter Belegung.

Aus diesen Überlegungen stellt sich einer empirischen Produktspezifikation, sei sie allgemein fallbezogen oder direkt auf den Gesundheitsstatus gerichtet, die zentrale Frage, welche Elemente der schwerlich identifizierbaren technologischen Relation von Krankenhausleistungen und Gesundheit, aber auch welche institutionelle und welche systembedingten Elemente der realen Ausgestaltung des Versorgungsprozesses in der Produktspezifikation berücksicht werden.

Abb. 1 illustriert die Unterschiede der beobachtbaren Produktionsprozesse am Beispiel der markanten Unterschiede in der *Verweildauer deutscher und amerikanischer Patienten* in Akutkrankenhäusern.[45] Deutlicher noch als Mittelwertunterschiede (bundesrepublikanische Patienten: 15,1 Tage; amerikanische Patienten: 6,9 Tage) zeigt die prozentuale Häufigkeitsverteilung, daß der Großteil der amerikanischen Patienten signifikant weniger lang im Krankenhaus versorgt wird (und nicht einige Langzeitfälle den Mittelwert der deutschen Patienten bestimmen). Über die Hälfte (53.4 Prozent) der amerikanischen Patienten blieb weniger als fünf Tage im Krankenhaus. Der entsprechende Anteil für die bundesrepublikanischen Patienten beträgt etwa ein Siebtel (13.8 Prozent). Auf die möglichen Ursachen dieser Unterschiede braucht an dieser Stelle nicht weiter eingegangen zu werden; sie mögen in der unterschiedlichen Abgrenzung zum ambulanten Bereich,[46] in anderen Finanzierungs- und Versicherungsbedingungen oder in einem unterschiedlichen Angebot an Nachsorge- und Pflegeeinrichtungen zu suchen sein. Ausschließlich in Morbiditätsunterschieden sind sie sicherlich nicht begründet.[47] Schon wegen der unterschiedlichen Aufenthaltsdauer dürften sich jedoch die Faktorintensitäten im Krankenhaus unterscheiden. Die Akutkrankenhausversorgung, so läßt sich folgern, spielt in den USA eine andere Rolle bei der Gesundung der Patienten als in der Bundesrepublik. Eine entsprechende Vorsicht bei der Übertragung von Produktspezifikationen, die anhand des beobachteten Produktionsprozesses empirisch entwickelt wurden, scheint angebracht. Fetter et al. fanden im Vergleich französischer und amerikanischer Daten, daß die Verweildauer der französischen Krankenhauspatienten generell 1.5 fach über den amerikanischen Vergleichswerten lag, daß die (DRG-)Spezifikationsstruktur bezüglich der Operationen und Diagnosen ähnlich war, sich aber die Alters- und Multimorbiditätseffekte auf die Verweildauer zwischen beiden Ländern unterschieden.[48]

Faßt man die bisherige Diskussion zum Output des Krankenhauses zusammen, so erscheint weder eine Verwendung der durch die Krankenhausleistungen erbrachten, zusätzlichen Gesundheit möglich, da selbst nach einer generell akzeptierten

---

45   die beiden Datensätze werden später noch detailliert besprochen; vgl. Punkt 6.1 und 8.2

46   die Verbindung zwischen ambulantem und stationären Sektor in den USA ist dem bundesrepublikanischen Belegarztsystem vergleichbar, s. Münnich (1983), S.67

47   vgl. dazu Tabelle A1 (im Anhang), in der diagnosespezifische Verweildauern mit analogen hohen Unterschieden ausgewiesen werden

48   Fetter, Freeman, Mullin, Elia und Newbold (1983)

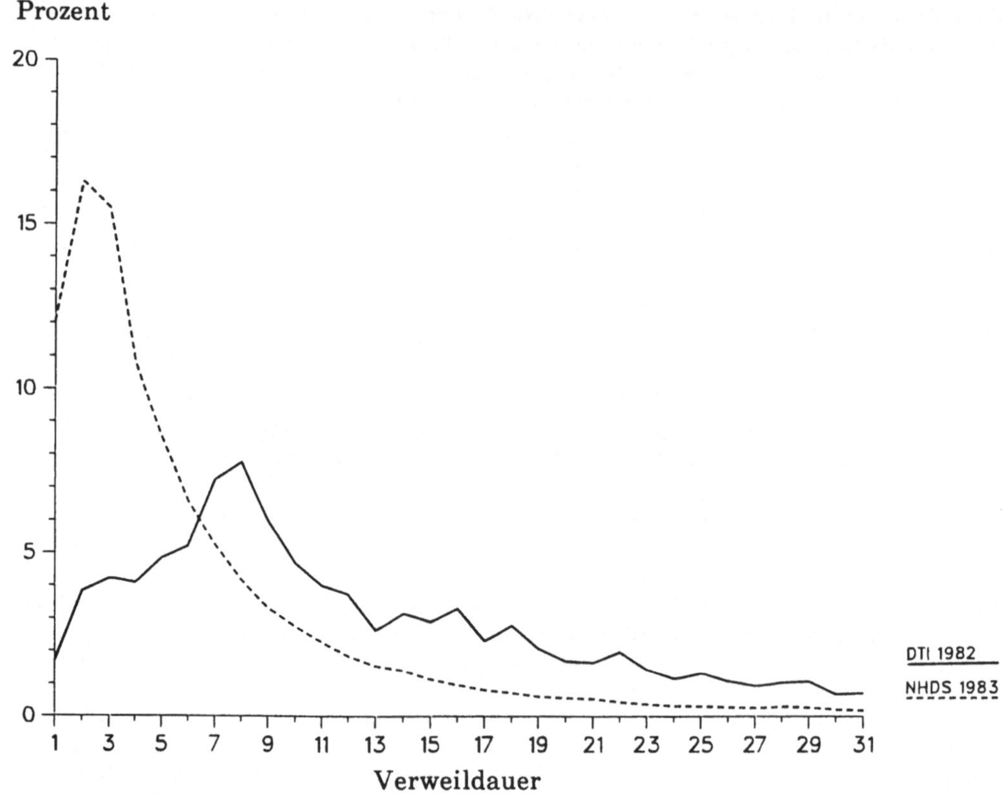

Abb. 1. Prozentuale Verteilung der Verweildauer deutscher (1982) und amerikanischer (1983) Krankenhauspatienten

Datenquellen: Diagnose- und Therapie-Index (DTI) von Infratest Gesundheitsforschung, 1982
National Hospital Discharge Survey (NHDS) des US. National Center for Health Statistics, 1983
Anmerkung: jeweils ungewichtete Berechnung aus den nationalen Stichproben (d. h. nicht Landesrepräsentativ); DTI: 6 082 Fälle, Datenbeschreibung s. Punkt 8.2; NHDS: 206 027 Fälle, Datenbeschreibung s. Punkt 6.1.

Lösung einer Messung und Bewertung des Gesundheitsstatus die Problematik der Zurechenbarkeit verbleibt, noch stellt die Verwendung von Krankenhausleistungsvariablen aus den oben angeführten Gründen eine Lösung der Outputspezifikation dar. Als Alternative zu diesen Vorgehensweisen bietet sich die Spezifikation des Produkts durch *die patientenbezogene Versorgungsaufgabe*, d. h. als eine vom Aufgabenumfang, nicht vom Ergebnis her definierte personenbezogene Dienstleistung an. Theoretisch läßt sich diese Spezifikation der Krankenhausprodukte interpretieren als Spezifikation von Fällen, in denen gleiche Eigenschaftsbündel, die aber technologisch durchaus aus unterschiedlichen Leistungsbündeln hervorgehen können, zu produzieren sind.[49] Medizinisch mehr oder weniger ähnliche Fälle, in deren Definition im übrigen durchaus verschiedene Elemente des Gesundheitsstatus als Problem-, nicht als Outputdefinition mit eingehen können, werden bei einem ähnlichen ('homogenen') Ressourcenverbrauch als Produkte, als Fälle eines Typs von Versorgungsaufgaben spezifiziert. Wegen der impliziten Annahme eines qualitativ gleichen Beitrags der für die Versorgungsaufgabe erbrachten Leistungen zum 'outcome' muß diese Definition eines Krankenhausprodukts freilich ebenfalls als ein Hilfskonstrukt gelten. In der praktischen Anwendung macht dies zusätzlich zur Prüfung, ob gleich spezifizierte Produkte wirklich homogen sind, eine Qualitätskontrolle der Versorgungsleistung erforderlich.

Da in die Versorgung der Fälle neben den unmittelbar patientenbezogenen Merkmalen auch unterschiedliche Versorgungsbedingungen in den Untersuchungsgebieten mit eingehen, sind auch diese als *potentielle Elemente der Spezifikation* oder ihrer späteren Bewertung anzusehen, obwohl sie nicht zu den technologischen Relationen einer Produktionsfunktion zu rechnen sind. Übersicht 1 zeigt, ohne Anspruch auf Vollständigkeit, eine Zusammenfassung von wichtigen potentiellen Spezifikationsvariablen.

Die Entscheidung, welche der Determinanten der Versorgung bzw. der Ressourcenverbrauchsvariablen mit in die Spezifikation eingehen, ist auch eine Entscheidung darüber, welche Determinanten als berücksichtigungsfähig (d. h. bei einer

Übersicht 1. Verschiedene Variablentypen zur Beschreibung eines Versorgungsfalles

---

1. Patientenvariablen

Alter, Geschlecht, sozioökonomische Variable, Diagnosen, Multimorbidität (Diagnosenzahl, Begleiterkrankungen, Komplikationen), Funktionseinschränkungen, Befindlichkeit, Pflegebedürftigkeit, Veränderungen des Gesundheitsstatus, Stand der Vorbehandlungen, Krankheitsepisode

2. Krankenhausvariablen

Versorgungsstufe, Personal- und Sachausstattungsindikatoren, Lehrstatus, Belegarzt-, Beteiligungs-, Ermächtigungsstatus

3. Systemvariablen

Angebot an substitutiven Versorgungseinrichtungen (z. B. Dichte von Pflegebetten, Anteil der Belegärzte etc.)

---

49 Gleiche Eigenschaften sind im Sinn einer gleichen 'outcome'-Qualität zu verstehen; vgl. zum Eigenschaftsansatz ('characteristics') Lancaster (1979), Kapitel 2; der Lancaster-Ansatz wurde auch in der ökonomischen Diskussion zur Produktqualität aufgegriffen; s. White (1977) oder Leland (1977); in einem Integrationsversuch der ökonomischen und medizinischen Qualitätsdiskussion verwenden ihn Doessel und Marshall (1985) als konzeptionelle Basis einer – leider nur theoretischen gezeigten – ergebnisorientierten Qualitätsmessung von Gesundheitsversorgung

produktbezogenen Finanzierung als erstattungsfähig) gelten, und welche Determinanten demgegenüber als nicht integrierte Versorgungsrisiken neben der Spezifikation verbleiben.[50] Die nicht berücksichtigten Einflußfaktoren des Ressourcenverbrauchs können z. B. bei fallpauschalierter Finanzierung Anbieter wie Nachfrager treffen, wie folgende Überlegung verdeutlichen soll:

Durch die prä- und poststationäre Betreuung sei bei einem bestimmten Falltyp eine Verkürzung der Krankenhausverweildauer bei belegärztlicher Behandlung möglich. Liegt in diesem Falltyp der Anteil belegärztlicher Fälle hoch genug, um auch die als Norm verwendete durchschnittliche Verweildauer zu senken, führt eine Nichtberücksichtigung der Belegarzttätigkeit zu finanziellen Anreizen, die nicht belegärztlich versorgten Fälle qualitativ schlechter zu versorgen bzw. bei dennoch gleicher Versorgungsqualität zu Defiziten für das Krankenhaus.

Das Beispiel zeigt nochmals die generelle ökonomische Bedeutung unterschiedlicher Lösungen der bereits bei der Gesundheitsproduktion erwähnten Zurechenbarkeitsproblematik von Systemrestriktionen bei der Spezifikation von Produkten auf. Die Bestimmung der Ressourcenverbrauchsdeterminanten, die bei einer Produktspezifikation berücksichtigt werden, ist daher letztlich auch als eine gesundheits- und kostendämpfungspolitische Frage anzusehen.

3.3 Ansätze zum Einbezug der Fallmischung im Krankenhaus

Die vorangegangenen Überlegungen gingen bereits von einer fallbezogenen Produktspezifikation im Krankenhaus aus, ohne daß im einzelnen die möglichen Konzeptionen eines Einbezugs der *Fallmischung* näher geprüft wurden. Im folgenden wird das fallbezogene Konzept der Fallmischung seinen konzeptionellen Alternativen in systematisierender und methodisch präzisierender Weise gegenübergestellt. Eine über den pauschalen Pflegetag hinaus differenzierende Erfassung der Struktur der zu versorgende Patientenschaft des Krankenhauses (in der amerikanischen Literatur auch als 'case mix' bezeichnet) muß nämlich nicht grundsätzlich in einer mehrdimensionalen Größe, d. h. vektoriell, erfolgen und sich auch, abhängig von der jeweiligen Fragestellung, nicht zwangsläufig auf einzelne Patienten beziehen.[51] So wurden in der Literatur neben den eigentlichen Patientenklassifikationsverfahren auch eine Reihe von anderen Größen als Indikatoren der Fallmischung verwendet. Teilweise verarbeiten die Maße auch die in Patientenklassifikationen erstellte Information weiter und können als 'Instrumente zweiter Ordnung' bezeichnet werden.

Übersicht 2 verdeutlicht die verschiedenen konzeptionellen Ansatzmöglichkeiten, die im weiteren anhand von Beispielen aus der Literatur erläutert werden. Dabei

---

50 auf diesen Risikoaspekt weist auch – im Zusammenhang mit dem Honorierungssystem im ambulanten Bereich – Schulenburg (1980), S. 266 hin

51 zur Unterscheidung patienten- und institutionenbezogener Maße der Fallmischung vgl. Office of Technology Assessment (1983), S. 13 oder Breyer (1986), S. 267 f, der auch noch 'leistungsbezogene' Maße unterscheidet; letztlich müssen aber auch diese wieder auf die Beobachtungseinheiten Patient oder Krankenhaus bezogen werden

Übersicht 2. Konzeptionelle Dimensionen des Einbezugs der Fallmischung

Bezugspunkt	Typ des Fallmischungsmaßes/ -indikators	
	vektoriell[a]	skalar[b]
Institutionen	Krankenhaus Gruppierungsverfahren (I)	informations- theoretische Maße (II)
Patienten	Patientenklassifikations- verfahren (III)	patientenbezogene Indizes (IV)

[a] im Fall mehrdimensionaler und hierarchisch untergliederter Maße wäre exakter von Matrizen-Typen zu sprechen

[b] hierunter sind metrische und ordinal skalierte Maße einzuordnen   .

ist zu beachten, daß bei der Einteilung Institutionen bzw. Patienten die Bezugspunkte, d. h. die letztlich verwendeten Beobachtungseinheiten, darstellen und nicht die im Maß verwendeten Variablentypen. So können etwa Krankenhausgruppierungsverfahren sowohl auf institutionellen Indikatoren der Fallmischung (z. B. dem Vorhandensein der Personal- und Sachkapazitäten für Operationen am offenen Herzen) als auch auf institutionell aggregierten Patientenvariablen (z. B. Diagnosen) beruhen. Nicht alle Maße bzw. einzelne Indikatoren sind auch direkt und für sich genommen zur Produktspezifikation, etwa zu Finanzierungszwecken, einsetzbar. Sie können aber als Standardisierungsverfahren der Fallmischung in die Spezifikation des zu produzierenden Outputs oder in seine Bewertung mit eingehen.

ad (I):

Zu den *vektoriellen, institutionenbezogenen Maßen* sind im weitesten Sinne alle krankenhausspezifischen Variablen zu zählen, die Hinweise auf die tatsächlich versorgte oder zumindest die potentiell versorgbare Fallmischung geben, etwa die quantitative Struktur der Fachabteilungen (nach ihrer Bettengröße oder der behandelten Fallzahl) oder Charakterisierungen durch einzelne Ausstattungsmerkmale, wie das Vorhandensein bestimmter medizinisch-technischer Großgeräte oder Personalqualifikationen, aber letztlich auch Bettengröße des Krankenhauses insgesamt, Versorgungsstufe (die, wie die Versorgungsstufen I bis III der bayerischen Krankenhausbedarfsplanung,[52] gegebenenfalls auch als ordinal skalierte Maße unter der Kategorie (*II*) einzuordnen wären), der Lehrstatus des Krankenhauses und ähnliche Variablen. Die Grenzen für die Beispiele möglicher Fallmischungsindikatoren, die in manchen Studien auch ohne ausdrücklichen Bezug auf ihre Funktion als Indikatoren unterschiedlicher Produktspektren verwendet werden, sind hier sehr weit gezogen, um diesen Ansatztyp zu verdeutlichen. Exemplarisch wird daher auf den meistverwendeten Indikator, nämlich die Fachabteilungsstruktur, eingegangen.

---

52 Bayerisches Staatsministerium für Arbeit und Sozialordnung (1986), S. 8

Die Quantifizierung der Fachabteilungsstruktur ist, ohne weitere, aufwendige Verfahren in Anspruch zu nehmen, eine naheliegende, oft verwendete und auch heute noch gebräuchliche Form der Operationalisierung der Fallmischung im Krankenhaus. Mit das bekannteste Beispiel sind die ersten Kostenschätzungen Feldsteins.[53] Diese Methode wurde aber auch in den jüngsten amerikanischen Beiträgen zur Kostenschätzung[54] sowie bei Schätzungen von Krankenhauskostenfunktionen in der Bundesrepublik verwendet und in Arbeiten zur Krankenhausbedarfsplanung[55] als Hilfsgröße für einen Einbezug von Morbidität eingesetzt. Freilich ist die Fachabteilungsstruktur nur ein sehr grober Indikator, vor allem im Längsschnitt und auf der Aggregationsebene des gesamten Krankenhaussystems, da qualitätsverbessernde Spezialisierungen im Zeitablauf, wie beispielsweise die Eröffnung weiterer Intensivabteilungen, als Morbiditätsverschlechterung gedeutet werden könnten. Letztere Überlegung verdeutlicht auch generell Einschränkungen der Nützlichkeit von leistungsbezogenen Maßen als Fallmischungsindikatoren.

Am Rande erwähnt seien noch Ansätze, die aus mehreren institutionenbezogenen Indikatoren eigene Taxonomien der Krankenhäuser entwickelt haben, um über die Erfassung der Zusammensetzung des Leistungspotentiales auf die Fallmischungskomplexität zu schließen. So ermittelte Berry eine hierarchische Krankenhausgruppierung mit fünf Kategorien. Spätere Wiederholungen dieses clusteranalytischen Ansatzes konnten die von Berry gefundene Gruppierung jedoch nicht mehr bestätigen.[56]

Zu den Krankenhausgruppierungsverfahren ist ferner noch die 'Grade of Membership Analysis' zu zählen, ein nicht-parametrischer Ansatz zur Beschreibung der stochastischen Zugehörigkeit von Krankenhäusern zu (mit dem Ansatz ebenfalls ermittelten, und sich gegenseitig auch überlappenden) Idealtypen. Der Ansatz verwendet medizinische wie soziale, patientenbezogene Klassifikationsvariablen und hat sich eine einzelkrankenhausspezifisch Anpassung des Preisniveaus bei der monetären Bewertung von klassifizierten Fällen zum Ziel gesetzt.[57]

ad (II):

Exemplarisch für den zweiten Ansatz, den *skalaren institutionenbezogenen Fallmischungsmaßen*, werden zwei Größen, die jedoch beide patientenbezogene Diagnosedaten benötigen, diskutiert: ein informationstheoretisches Maß und ein Ressourcenbedarfs-Index.

Das informationstheoretische Fallmischungsmaß wird auch als ein Entropiemaß bezeichnet und geht auf eine Entwicklung von Theil[58] zurück. Es wurde von Evans und Walker[59] erstmalig im Krankenhausbereich eingesetzt. Das Maß wurde zu Kostenschätzungen eingesetzt und basiert auf der vereinfacht formulierten Annahme, daß besonders schwere und ausgefallene Krankenhausfälle in nur wenigen Krankenhäusern konzentriert sind und, im Umkehrschluß, die Konzentration der Fälle über die Krankenhäuser selbst als Indikator für die Schwere der institutionellen Fallmischung verwendet werden kann. Die Validität dieses Instruments steht und fällt mit der Gültigkeit

53   Feldstein (1967)

54   Grannemann, Brown und Pauly (1986)

55   Schäfer und Wachtel (1986) und (1985)

56   Berry (1973) sowie Klastorin und Watts (1982)

57   Vertrees und Manton (1986) sowie Manton und Vertrees (1984)

58   Theil (1971), S. 636 ff

59   Evans und Walker (1972); zur technischen Beschreibung s.a. Horn und Schumacher (1979) sowie Klastorin und Watts (1980)

seiner Annahmen.[60] Krankenhäuser mit starker Spezialisierung müssen aber nicht notwendiger-
weise auch besonders ressourcenaufwendige Fälle behandeln. Es liegen auch Arbeiten vor, die
ressourcenorientierte Patientenklassifikationen anstelle einfacher Diagnosen verwendeten.[61]

Ein zweiter skalarer Index ist der Resource-Need-Index (RNI), der von der amerikanischen Commission on Professional and Hospital Activities entwickelt wurde.[62] Der RNI könnte teilweise auch
zu den Patientenklassifikationssystemen gerechnet werden, da er auf einem solchen Verfahren
aufbaut. Er hat jedoch einen institutionenbezogenen Index zum Ziel. Der RNI basiert auf einer
Klassifikation nach 351 diagnostischen Kategorien, fünf Altersgruppen und dem (Nicht-)Vorlie-
gen einer Operation; er resultiert in 3490 Kategorien. Für jede der einzelnen Kategorien wurde ein
standardisierter Ressourcenverbrauchsbedarf empirisch ermittelt. Dabei wurden allerdings keine
Kosten, sondern 'charges', d. h. Entgelte, die von den Krankenhäusern für Versorgungsleistungen
berechnet werden und in die ihre unternehmerische Politik mit eingeht, verwendet. Dies wird als
ein entscheidender Mangel im Verfahren der Ressourcenbedarfsbestimmung angesehen.[63] Der RNI
ist mit anderen monetär bewerteten Maßen hoch korreliert[64] und wurde als Fallmischungsindex
bei Analysen der Verweildauer und bei Kostenschätzungen eingesetzt.[65]

ad (III):

Zu den *Patientenklassifikationen* gehören einmal alle rein medizinisch orientierten
Taxonomien, also krankheitsarten-bezogenen Klassifikationen, mit der International Codification of Diseases als dem bekanntesten Klassifikationssystem, die
vor allem für Mortalitätsstatistiken konzipiert waren.[66] Patientenklassifizierende
Ansätze reichen von Verfahren, die auf anderen Krankheitsdefinitionen beruhen
(vgl. Punkt 3.2), oder solchen, die speziell auf Qualitätssicherungsaspekte ausgerichtet sind, bis zu den ressourcenorientierten Fallklassifikationen, in denen Pa-
tientencharakteristika als Ressourcendeterminanten nach einer Ressourcenverbrauchsvariable in Klassen zusammengefaßt werden. Die einzelnen Krankheits-
klassen sind dann die spezifizierten Produkte. Diese Verfahren werden im Detail
in Punkt 4 behandelt.

Ansätze, die unmittelbar diagnostische Variablen z. B. für Kostenschätzungen verwenden, haben
sich häufig mit Problemen wie einer zu geringen Anzahl von Freiheitsgraden oder starker Kollinearität (Korrelationen unter den unabhängigen Variablen) zu befassen. In Kostenschätzstudien
wurden daher auch multivariate statistische Methoden, speziell die Faktorenanalyse zu einer Vor-
abverdichtung der diagnostischen Information eingesetzt. Dieses Vorgehen hat jedoch den Nachteil, zu inhaltlich schwer interpretierbaren Spezifikationen zu führen: beispielsweise enthält ein

---

60 Office of Technology Assessment (1983), S. 14
61 zur Kostenschätzung z. B. Barer (1982); zur Kombination mit den DRGs Horn und Schumacher
   (1979)
62 zur Beschreibung des RNI z. B. Sloan und Becker (1981), S. 230 sowie Office of Technology
   Assessment (1983), S. 14
63 Office of Technology Assessment (1983), S. 14
64 vgl. Watts und Klastorin (1980) zur nahezu vollständigen Korrelation mit dem alten DRG-System (vgl. Punkt 4.1)
65 Sloan und Valvona (1986); Becker und Sloan (1983); Sloan und Becker (1981)
66 zur Geschichte der Morbiditätsklassifikation s. Statistisches Bundesamt (1968), Einleitung

diagnostischer Faktor aus der Arbeit von Goodisman und Trompeter die Diagnosen Normale Entbindung, Diabetes und Magengeschwür.[67]

ad (IV):

Bei den Patientenklassifikationen dienten die Patientencharakteristiken der Zuordnung zu einer Gruppe (mit dem Mittelwert als Norm-Maß). Stetige Ressourcenverbrauchsdeterminanten wie etwa das Alter brauchen jedoch in einem funktional-erklärenden Spezifikationsmodell nicht klassifiziert zu werden. In diesem Fall wird anstelle von diskreten Klassen eine kontinuierliche Folge von Produkten spezifiziert und für jeden Patienten eine eigene Norm, der *patientenbezogene Indexwert* ermittelt. Klassifikationen von stetigen Variablen sind stets mit einem Informationsverlust verbunden; die in einem Datensatz enthaltene Information wird bei einer Klassifikation a priori reduziert. Der später in Punkt 8 entwickelte Ansatz versucht dies zu vermeiden und aus kontinuierlichen Variablen mit unklassifizierten Zuordnungen für einzelne Patienten einen Verweildauerindex zu entwickeln.

---

[67] Goodisman und Trompeter (1979), S. 49; vgl. auch die Zusammenstellung von Kostenschätzungen, die mit faktorenanalytischen Verdichtungen von Diagnosen arbeiten, bei Breyer (1986)

4. Beschreibung einiger ressourcenorientierter Patientenklassifikationsverfahren

Nach einer Phase der Verwendung mehr oder weniger zufriedenstellender Hilfsgrößen für die Fallmischung hat das Problem einer differenzierten, patienten- und ressourcenbezogenen Produktspezifikation im Krankenhaus in den letzten Jahren zu einer breiten Diskussion der verschiedensten Konstrukte und so auch zu einem vielfältigen Angebot von Case-Mix-Instrumenten zur ressourcenorientierten und medizinisch begründeten, patientenbezogenen Erfassung der Fallmischung im Krankenhaus geführt.[1] Der folgende Abschnitt soll zu dieser Diskussion einen kurzen Überblick geben, wobei der Schwerpunkt bei den Ansätzen aus dem Krankenhausbereich liegt, aber ergänzend Ansätze aus den vor- und nachgelagerten Bereichen, also der ambulanten Versorgung und dem Pflegebereich diskutiert werden. Im einzelnen werden die Ansätze bezüglich ihrer Zielsetzung, der verwendeten Variablen, des Konstruktionsverfahrens und der Einsatzmöglichkeiten beleuchtet. Die Evaluation der Verfahren, ihrer Ergebnisse und Anwendungen wird, mit besonderem Gewicht auf dem DRG-Ansatz, anschließend (in Punkt 5 und 6) behandelt.

Der Einschluß eigens konstruierter, *medizinisch orientierter Fallmischungs-Konzepte* führt weit über die zuvor in empirisch-ökonomischen Arbeiten geführte Diskussion hinaus. Manche ursprünglich nach rein medizinischen Kriterien entwickelten Konzepte besitzen, wie die Ansprüche der jeweiligen Initiatoren es behaupten und die Analyse der Konzepte zeigen mag, auch potentielle Relevanz als ein ressourcenbezogenes Case-Mix-Instrument. Zugleich lassen sich manche der verschiedenen (Teil-)Konzepte miteinander verbinden, sei es zur genaueren Erfassung des Ressourcenverbrauchs, sei es zur Herstellung einer größeren klinischen Bedeutsamkeit ökonomisch ausgerichteter Konzepte. Die amerikanischen DRGs sind das bekannteste Beispiel eines Lösungsansatzes zum Problem der Fallmischung. Die kritische Diskussion um diesen Ansatz und die Vielfalt anderer Ansätze deuten darauf hin, daß sich, wenn man an die erst beginnende Anwendung einiger Ansätze für die verschiedenen Einsatzzwecke denkt, die Versuche zur patientenbezogenen, fallorientierten Produktspezifikation im Gesundheitswesen, auch im praktisch am weitesten fortgeschrittenen Krankenhausbereich, erst am Anfang befinden.

---

[1] Überblicke zu den patientenbezogenen Klassifikationsverfahren geben Health Research and Educational Trust (1984), Kapitel I; Office of Technology Assessment (1983) S.13-19; Plomann und Shaffer (1983); Bentley und Butler (1982); ausführlich Plomann (1982) sowie Hornbrook (1982); kurz Jenkins und Sanderson (1985), S. 3 sowie Jencks, Dobson, Willis und Feinstein (1984), S. 1-3; ein deutscher Beitrag zu den wichtigsten Verfahren stammt von Neubauer, Sonnenholzner-Roche und Unterhuber (1986)

Bei den Klassifikationssystemen, die in diesem Punkt beschrieben werden, handelt es sich um ausschließlich amerikanische Verfahren. Ergänzend sei angemerkt, daß auch aus der Bundesrepublik Verfahren zu algorithmisierten Schweregradsbestimmung von Patienten im Rehabilitationsbereich vorliegen, die unter anderem zur Einweisungssteuerung eingesetzt werden können; ebenso gibt es erste Ansätze zur subjektiven Schweregradmessung von Krankenhauspatienten.[2]

4.1 Die Diagnose-bezogenen Gruppen

Unter den fallorientierten Klassifikationsverfahren für Krankenhauspatienten nehmen die Diagnose-bezogenen Gruppen (*Diagnosis Related Groups, DRGs*) eine besonders herausragende Stelle ein, da sie das am weitesten verbreitete und genutzte Verfahren sind.[3] Die Bezeichnung DRGs wird manchmal (nicht ganz korrekt) auch synonym für eine an dieses Verfahren anschließende Krankenhausfinanzierungsmethode verwendet; mit einer Gruppierung der Patienten nach DRGs ist die Finanzierung jedoch noch nicht festgelegt. Die amerikanischen DRGs existieren bislang in zwei Versionen: einem ersten System, das Ende der 70er Jahre entwickelt wurde, und einer erneuerten Version aus dem Jahr 1983.[4] Beide Versionen folgten den gleichen Zielsetzungen, nämlich einer Klassifikation der Patienten anhand routinemäßig erhobener Krankenhausdaten in eine beherrschbare Anzahl von medizinisch bedeutungsvollen Gruppen mit einem innnerhalb der Gruppen homogenen Ressourcenverbrauch. Beide gebrauchten zur empirischen Entwicklung ärztliche Urteile und dasselbe statistische Verfahren, wobei die Priorität zwischen beiden Entscheidungsinstanzen bei der zweiten Version in viel stärkerem Maße den Ärzten eingeräumt wurde.

Das *erste* System unterschied zunächst 83 sogenannte Hauptdiagnosekategorien, die nach anatomischen, physiologischen oder (behandlungs-)prozeduralen Kriterien definiert wurden und das ganze Diagnosenspektrum abdecken. Diese Kategorien wurden dann nach den oben genannten Zielsetzungen weiter unterteilt. Als Ressourcenverbrauchsvariable diente die Verweildauer. Als Elemente der Spezifi-

---

[2] die Verfahren im Rehabilitationsbereich wurden für sechs größere Krankheitsgruppen entwickelt, s. Thurmayr, Potthoff, und Diehl (1986); zur Problemschwere bei Krankenhauspatienten s. das Beispiel in Leidl, John und Potthoff (1986), S. 163-166

[3] seit Ende der 70er Jahre wurde eine erste Version des DRG-Systems in New Jersey verwendet – vgl. May und Wassermann (1984), seit dem 1. Oktober 1983 wird eine zweite bundesweit in den USA bei der Finanzierung der Medicare-Patienten eingesetzt – s. Federal Register (1983), S. 39 752; darüber hinaus berichtet Jenkins (1986) von DRG-Projekten in fünfzehn europäischen Ländern sowie in Kanada und Australien; für die Bundesrepublik s. die Zusammenfassung eines noch nicht veröffentlichten Gutachtens für den Bundesarbeitsminister zu den Übertragungsmöglichkeiten der DRGs auf die Bundesrepublik: Dienst für Gesellschaftpolitik (1986), und zu einem Modellversuch Rüschmann (1986) oder Prahl (1986)

[4] zur Beschreibung der ersten Version s. Fetter, Shin, Freeman, Averill und Thompson (1980), für die zweite s. Health Care Financing Administration (1983), Health Systems International (1985) und als Überblick zu beiden Versionen und der Verwendung bei der Krankenhausfinanzierung Dobson (1984), der auch Forschungskosten für die Entwicklung der zweiten Version von 7-800 000 US-Dollar angibt, ebd. S. 11

kation fungierten patientenbezogene Variablen, nämlich Behandlungsprozeduren, Alter, Geschlecht (das als nicht signifikantes Unterscheidungsmerkmal jedoch später wieder wegfällt) und Diagnosen der Patienten. Die Diagnosen wie die Behandlungsprozeduren waren nach der ICDA-8, einer Version der Internationalen Klassifikation der Krankheiten,[5] verschlüsselt. Datengrundlage für die empirische Entwicklung waren etwa 700 000 Fälle aus knapp 170 Krankenhäusern, die meisten davon aus New Jersey. Jede der Hauptkategorien wurde mit Hilfe der AUTOGRP-Software,[6] einem Algorithmus, der die Variablen zur Spezifikation der Gruppen so anordnet, daß die Streuung einer Zielvariablen innerhalb der Gruppen minimal wird, solange unterteilt, bis weniger als ein Prozent der Gesamtvarianz (der Verweildauer) durch die Teilung erklärt wurde bzw. bis die Zahl der in den Untergruppen verbleibenden Patienten 100 unterschritt. Dieses Verfahren resultierte schließlich 383 DRGs.

Die *zweite* Version der DRGs wurde an einer (U.S.) nationalen Stichprobe von 1,4 Millionen Fällen entwickelt.[7] Mit dem eindeutigen Primat des ärztlichen Urteils bei der Formulierung der Gruppen folgt sie aber anderen Entwicklungsprinzipien: Die Zahl der a priori definierten Hauptdiagnosekategorien wurde auf 23 reduziert. Die Unterteilungen wurde mit den selben Zielsetzungen wie im ersten Verfahren vorgenommen, aber nach Möglichkeit im ersten Schritt bezüglich des Vorliegens einer operativen Behandlung. In einem zweiten Schritt wurden die operativen Fälle nach Gruppen von Operationen, die medizinischen Fälle nach ihren Hauptdiagnosen unterteilt. Bei der Zusammenfassung der Operationen wie der Diagnosen zu Gruppen spielte der AUTOGRP-Algorithmus nur eine unterstützende Rolle: In diesem Verfahren werden die Prozeduren (respektive die Diagnosen) nach ihren Verweildauermittelwerten geordnet[8] und die geordnete Reihe nach dem Varianzminimierungskriterium in Gruppen geteilt. Über die Gruppierung der geordneten Reihe wurde dann aber nach dem medizinischen Urteil neu entschieden, was das Varianzminimierungskriterium für diesen Schritt nahezu unnötig macht. Daran schlossen sich Unterteilungen nach dem Alter und dem Vorliegen weiterer Diagnosen an. Bei Unterteilungen nach dem Alter führte die Bedingung, innerhalb einer Hauptdiagnosekategorie nur gleichlautende Unterteilungen zu verwendet,

---

[5] Die Systematik der 'International Classification of Diseases' (ICD) wird von der Weltgesundheitsorganisation als Grundlage für Mortalitäts- und Morbiditätstatistiken erstellt. Sie existiert seit Beginn dieses Jahrhunderts und wird etwa alle zehn Jahre überarbeitet; die 8. Revision (ICD-8) stammt von 1968; ihr Nachfolger, der ICD-9, von 1979; vgl. Bundesminister für Jugend, Familie und Gesundheit (1979), S. 10-14; ICDA-8 steht für eine für die USA adaptierte Version; Fetter, Shin, Freeman, Averill und Thompson (1980), S. 2 f

[6] Mills, Fetter, Riedel und Averill (1976); zur methodischen Evaluation dieses Verfahrens s. Punkt 5.1

[7] Aus finanziellen und technischen Gründen wurde für die eigentliche Klassifikation aus der Gesamtstichprobe eine Teilstichprobe von 394 814 Fällen nach dem Verfahren von Neymann gezogen, was durch die Gewichtung der a priori vorgegebenen Hauptdiagnosekategorien mit ihrer (Verweildauer-)Varianz die Präzision der Teilstichprobe erhöhte, Health Care Financing Administration (1983), S. 9-11 und zum Stichprobenverfahren Hartung, Elpelt und Klösener (1982), S. 282 ff; inwieweit bei der Entwicklung des ersten Systems, das ebenfalls hohe Fallzahlen aufwies, Reduktionen vorgenommen wurden, ist nicht ausgewiesen

[8] Mills, Fetter, Riedel und Averill (1976), S. 608

zu einer über alle Kategorien identischen Abteilung von Altersklassen ($<18/<70$ Jahre). Anstelle der bloßen Prüfung, ob mehrere Diagnosen pro Fall vorliegen, wurde für die Nebendiagnosen eine Liste erstellt, welche Diagnosen als 'Komorbidität' (die bereits bei der Krankenhausaufnahme besteht) bzw. als Komplikation (die erst während des Aufenthalts auftritt) anerkannt werden. Operationales Kriterium für die Aufnahme von Nebendiagnosen in diese Liste war eine Erhöhung der durchschnittlichen Verweildauer um mindestens 75 Prozent, mindestens jedoch einen Tag. Aus Komorbidität, Komplikation und Altersklassen wurde schließlich eine Kombinationsvariable gebildet, die bei Vorliegen einer oder mehrerer dieser drei Bedingungen den Fall einer anderen Gruppe zuordnet. Die Diagnosen dieser Fälle waren nach dem ICD-9-CM verschlüsselt.[9] Die Entwicklung des zweiten DRG-Systems resulierte in 470 Gruppen.[10] Auch das neue DRG-System wird ständigen Revisionen unterzogen.[11]

4.2 Der Staging-Ansatz

Der *Staging*-Ansatz[12] ist ein medizinisch orientiertes Verfahren. Das grundlegende Konzept wurde zur Untersuchung medizinischer Behandlungseffektivität und -qualität zunächst im onkologischen Bereich entwickelt.[13] Um Patientengruppen mit ähnlichen Behandlungserfordernissen und (vermuteten) -ergebnissen zu spezifizieren, sucht der Staging-Ansatz eine pathophysiologisch und anatomisch fundierte Taxonomie der Patienten[14] zu entwickeln, welche über die Diagnose hinaus einen biologisch definierten Schweregrad der Erkrankung einschließt. Dabei können für eine Erkrankung bis zu vier Stufen unterschieden werden:

(I)   Erkrankungszustände ohne Komplikationen oder Erkrankungen geringster Schwere

---

[9]   der ICD-9-CM, die 'Clinical Modification' des ICD-9 ist die Nachfolgeversion des ICDA-8; der ICD-9-CM ist ein fünfstelliges System mit 10 171 Einzeldiagnosen, das mit dem Ziel einer besonderen klinischen Aussagefähigkeit entwickelt wurde; vgl. Health Care Financing Administration (1980), S. XV und XVIII sowie Health Care Financing Administration (1983), S. 69

[10] Die letzten drei Gruppen sind Residualkategorien: DRG 468 bei unklaren Operationsfällen, DRG 469 bei unklaren Hauptdiagnosen und DRG 470 für Fälle mit Fehlkodierungen

[11] die entsprechenden Änderungen werden jeweils im Federal Register veröffentlicht; sie betreffen sowohl Änderungen in der Zuordnung von Fällen wie bei der Bewertung

[12] der Ansatz wird unter der Bezeichnung 'Staging' oder 'Disease-Staging' in der Literatur diskutiert und könnte mit 'Krankheitseinstufungen' übersetzt werden

[13] Barnes (1985), S. 22; Plomann und Shaffer (1983), S. 441

[14] Gonnella, Louis und McCord (1976), S. 14 sowie Gonnella, Hornbrook und Louis (1984b), S. 638 und (1984a), S. 1090, wo auch mit den deskriptiven Kriterien einer Erkrankung (Organbezug, ätiologisch begründbare, pathophysiologische Veränderung, Schweregradsangabe als Risiko zu Sterben oder als Behinderung) das zugrundeliegende Krankheitsverständnis verdeutlicht wird. Dementsprechend ist es auch vorstellbar, mit einem anderen Krankheitsbegriff zu anderen medizinischen Operationalisierungen der Schwere einer Erkrankung zu gelangen, beispielsweise unter dem Einfluß von psycho-sozialen Faktoren, vgl. Smits, Fetter und McMahon (1984), S. 72

(II) Erkrankungen, die sich auf ein Organ oder ein Organsystem beschränken; deutlich erhöhtes Risiko von Komplikationen

(III) Multiple Erkrankungen; allgemeine Beteiligung des Organsystems; schlechte Prognose des Erkrankungsverlaufs

(IV) Tod.[15]

Innerhalb dieser Kategorien ist für bestimmte Erkrankungen eine weitere Unterteilung der Krankheitsstufen möglich. Die Krankheitsstufen wurden für mittlerweile 400 Diagnosen von einem Ärzteteam nach klinischen Kriterien wie beispielsweise einer zusätzlichen Infektion oder Ruptur entwickelt. Zuordnungsbeispiele aus dem Staging-Konzept weisen für bestimmte Diagnosen eine Beschreibung des Erkrankungszustands, gegebenenfalls eine Erläuterung sowie entsprechende klinische Evidenzen, etwa Laborbefunde oder pathologische Befunde auf.[16]

Entscheidend für eine breite Anwendbarkeit des Konzepts erscheint die Anbindung der Krankheitseinstufung an die Entlassungsdiagnosen, die in den USA zu den routinemäßig und standardisiert erhobenenen Patientendaten gehören. Sobald für einen Patienten neben der Hauptdiagnose weitere Diagnosen dokumentiert sind, erlaubt diese Anbindung ohne Einschalten einer eigenen ärztlichen Schweregradsbeurteilung die inzwischen computerisierte Einordnung des Falles in die entsprechende Krankheitsschwerestufe.[17] Der Staging-Ansatz kann damit auch als medizinische Ergänzung anderer Klassifikationsverfahren eingesetzt werden.

4.3 Das Schweregrad-Konzept

Das Schweregrad-Konzept (der sogenannte '*Severity-Index*') ist ein diagnoseunabhängiges Klassifikationsverfahren,[18] das die Schwere der Erkrankung des Patienten in den Mittelpunkt stellt. Er umfasst vier Schweregradsstufen,[19] die für jeden Patienten von Ärzten, sogenannten 'ratern', aus den Unterlagen der Krankenakte bestimmt werden. Alle 'rater' erhalten ein dreitägiges Ausbildungstraining und werden auch später überprüft.[20]

---

[15] die vierte Kategorie kam erst später hinzu; für eine neuere Formulierung z. B. Barnes (1985), S. 22; manchmal wird noch der Zustand 'keine Erkrankung' als Stufe (0) angeführt, z. B. Office of Technology Assessment (1983), S. 16

[16] z. B. Barnes (1985), S. 23 oder Conklin, Lieberman, Barnes und Louis (1984), S. 15

[17] die computerisierte Version geht nach der Kodierung des ICD-9-CM vor; in drei Ausnahmefällen werden auch Behandlungsverfahren zur Einstufung verwendet, Barnes (1985), S. 26; vgl. auch Punkt 6.3 und Anhang 1 für das Beispiel 'Diabetes mellitus'

[18] zur folgenden Beschreibung vgl. Horn und Horn (1986), S. 161 f; Horn, Bulkey, Sharkey, Chambers, Horn und Schramm (1985), S. 20 f; Horn, Sharkey, Chambers und Horn (1985) S. 1195 f oder Horn (1983), S. 25 f

[19] die ursprünglichen fünf Stufen wurden auf eine gerade Zahl reduziert, um eine Tendenz zur Einstufung in der Mitte zu vermeiden und so die Trennschärfe zu erhöhen; Horn (1985), S. 22

[20] vgl. zu den Reliabilitätstests ebenso wie zur Prüfung anderer Gütekriterien Horn und Horn (1986) sowie Horn, Chachich und Clopton (1983)

Die Schweregradstufen werden nach Merkmalen des Patienten in je vier Stufen von sieben Dimensionen gebildet: nach der je Diagnose definierten Krankheitsstufe der Hauptdiagnose, nach dem Grad der Komplikationen, nach Begleiterkrankungen (Interaktionen genannt), nach dem Grad der Abhängigkeit vom Krankenhauspersonal, nach den nicht-operativen lebenserhaltenden Leistungen, nach der Reaktion des Patienten auf die Behandlung hin und nach der am Schluß der Behandlung verbleibenden Behinderung. In jeder Dimension beschreibt eine höhere Einstufung eine ordinale Vergrößerung des Schweregrads gegenüber der nächst tieferen Stufe. Aus diesen sieben Einstufungen wird schließlich, in den meisten Fällen nach einer 'Modalwertregel', also nach dem häufigsten vorkommenden Wert, ein aggregierter Gesamtschweregrad gebildet.

Der Schweregradindex kann als alleinige Beschreibung eines Fallspektrums von Krankenhauspatienten verwendet werden. Sehr häufig wird er auch als Ergänzungsinformation zu den DRGs angesehen.[21] Als zusätzliche Verfeinerung können die Schweregrade um die Unterscheidung, ob die Patienten keiner, einer kleineren oder einer größeren Operation unterzogen wurden, erweitert werden.

Der Schweregrads-Index ist eine Verbesserung des zuvor entwickelten Verfahrens *AS-SCORE* (*'Age System – Stage Complications Response'*), das aus ähnlichen Elementen einen 4-stufigen Index bestimmte, jedoch die Abhängigkeit des Patienten vom Krankenhauspersonal und die nicht-operativen lebenserhaltenden Leistungen, zwei Dimensionen, die vor allem für das Krankenhaus-interne Management von Bedeutung sind,[22] sowie das explizite 'rater'-Training noch nicht enthielt.[23]

Wie beim Disease-Staging ist auch für das Schweregrads-Konzept eine computerisierte Version vorgesehen, die am ICD-9-CM anknüpft, jedoch nicht, wie beim Staging, aus den Nebendiagnosen abgeleitet wird, sondern die fünfstellige Version um eine sechste Stelle für den jeweiligen Severity-Index erweitern soll.[24]

4.4 Der Patient-Management-Path

Der *Patient-Management-Path*[25] (*PMP*, zuweilen auch *'Generalized Patient Management Path'* genannt) bestimmt, ähnlich den eben besprochenen Schweregraden, den Falltyp eines Patienten normativ, ohne dabei die Entlassungsdiagnose, hinter der sich höchst unterschiedliche Fälle verbergen können, in den Vorder-

---

[21] so die Arbeiten Horn, Horn, Sharkey und Chambers (1986); Horn, Sharkey, Chambers und Horn (1985); Horn, Bulkey, Sharkey, Chambers, Horn und Schramm (1985); Horn, Horn und Sharkey (1984); Horn und Sharkey (1983); Horn, Sharkey und Bertram (1983)

[22] Horn, Sharkey, Chambers und Horn (1985), S. 1196

[23] vgl. Horn (1981), S. 355 f

[24] Horn und Horn (1986), S. 168; Horn, Bulkey, Sharkey, Chambers, Horn und Schramm (1985), S. 23

[25] Zur folgenden Beschreibung vgl. Young (1984), sowie Young, Swinkola und Zorn (1982), S. 506-512

grund zu stellen. Hierzu wurden ohne weitere statistische Vorgaben die symptomatischen, diagnostischen und therapeutischen Aspekte typischer Patientenkarrieren von Ärzte-Panels[26] ausschließlich nach dem medizinischen Fachurteil als Fallkategorien zusammengefaßt. Die PMP-Beschreibungen bestehen im wesentlichen aus den Elementen

- Anlaß der Krankenhausaufnahme, operationalisiert als – oftmals mehrere – Schlüsseldiagnosen eine Krankheitsbildes,
- dafür typische diagnostische Maßnahmen,
- ermittelte Diagnosen,
- charakteristische Leistungsbündel und
- zu erwartende Verweildauer solcher Patienten.[27]

Mit den Fällen wird auf diese Weise auch der jeweilige Leistungsbedarf mitdefiniert. Dementsprechend setzte eine Fallkostenermittlung zur monetären Gewichtung der PMPs an einer krankenhausinternen, betriebswirtschaftlichen Kostenzurechnung zu den normierten Leistungsbündeln an.[28] Das Ergebnis dieses Ansatzes wird von seinen Urhebern als klinisch spezifische Fallklassifikation angesehen, die durch ihr Konstruktionsprinzip automatisch Schweregrads- und Ressourcenaspekte mit einschließt.[29] Innerhalb einer Schlüsseldiagnose eines Patienten ist eine Zuordnung zu mehreren Kategorien gleichzeitig möglich. In diesem Fall wird, da die Unterkategorien von den Ärzte-Panels mit Schweregrads-Gewichten versehen wurden, die Kategorie mit dem höchsten Schweregrad zugeordnet und angenommen, daß die Versorgungselemente der anderen Kategorien sowie deren Kosten miterfaßt sind. Zur Abbildung von Multimorbiditäten sind darüber hinaus für jeden Patienten bis zu fünf Einstufungen in verschiedenen Schlüsselkategorien (die ja unterschiedlich zu den Diagnosen definiert sind) möglich. Zur Kostenzurechnung werden vorerst die Gesamtleistungsbündel aller Kategorien aggregiert, was jedoch auch von den Verfassern des Ansatzes als Problem gesehen wird, da beispielsweise Leistungsaspekte wie Operationen in ihren Kosten durchaus additiv sein können, die Gesamtverweildauer aber nicht unbedingt alle einzelnen Verweildauern additiv erfassen muß.[30] PMP wurde auf der Basis der ICD-9-CM Diagnosenkodierungen auch computerisiert.

---

[26] insgesamt wurden 50 krankheitsspezifische Panels aus 4-6 Ärzten eingesetzt; vgl. Young (1984), S. 25

[27] eine Übersicht am Beispiel 'Neubildungen der Brust' geben Young, Swinkola und Zorn (1982), S. 509

[28] die eigenständige Kostenzurechnung, die hier eingesetzt wurde, hat gegenüber anderen Verfahren, die auf die 'charges' zurückgreifen, den Vorteil, daß die Preispolitik des Krankenhauses einen geringeren Einfluß hat

[29] Young, Swinkola und Zorn (1982), S. 512

[30] Young (1984), S. 30

4.5 Weitere Verfahren zur Klassifikation von Krankenhauspatienten

Neben den beschriebenen Fallklassifikationen werden in der Literatur eine Reihe weiterer Verfahren diskutiert. Zumeist dienen sie der medizinischen Einordnung von Patienten. Manche können als Ansätze für eine weitere Verfeinerung von ressourcenorientierten Verfahren angesehen werden. Unter den rein medizinischen Verfahren sind auch eine Reihe von Diagnosecodierungssystemen zu erwähnen, die auf dem ICD beruhen.[31] Insbesondere die Version des *ICD-9-CM* dient als Routinebestandteil der Krankenhausstatistik in den USA in vielen Klassifikationsverfahren zur Erfassung der Diagnosen bei der Fallspezifikation. Sie kann aber, bei ihrer Vielfalt mit z. B. über zehntausend verschiedene Diagnosen der 5-stelligen Version, aufgrund der Fallzahlprobleme nur schwer ohne weitere Informationsverdichtung für statistische Analysen und die hier angesprochenen Einsatzzwecke verwendet werden. Ähnliches gilt für die Version der *Commission on Professional and Hospital Activities (CPHA)*, die eine weitere Unterscheidung von 398 Hauptgruppen nach dem Vorliegen von Zweitdiagnosen, dem Vorhandensein einer Operation und nach fünf Altersklassen aufwies. Sie wurde zur Verweildauerdokumentation eingesetzt, zählt aber insgesamt auch 7 960 Untergruppen.[32]

Im folgenden werden noch kurz drei primär klinisch orientierte Klassifikationsverfahren, ein für verschiedene Zielsetzungen einsetzbares Verfahren und ein vor allem auf Kosten-Management ausgerichtetes System vorgestellt:

- Das *'Medical Illness Severity Grouping System'(MEDIGRPS)* ist ein medizinisch definiertes Klassifikationsverfahren. Die Patienten werden bei der Krankenhausaufnahme gemäß dem Schweregrad ihrer Erkrankung nach physiologischen und anderen klinischen Schlüsselkriterien aus der Krankenakte der Patienten auf einer 5-Punkte-Skala eingeordnet. Nach festgelegten Zeitabschnitten erfolgen weitere Einstufungen. Das MEDIGRPS-System benötigt Informationen über die Entlassungsdaten hinaus. Es wurde in erster Linie als Qualitäts-Sicherungsinstrument konzipiert.[33]

- Die *'Acute Physiological and Chronical Health Evaluation'* (APACHE) bzw. deren auf Finanzierungszwecke orientierte, vereinfachte Version APACHE II, basiert ebenfalls auf einem medizinischen Konzept. Sie bildet aus 12 (ursprünglich 33) physiologischen Variablen, die kurz nach der Kankenhausaufnahme erhoben werden, keine Gruppen, sondern einen kontinuierliche Schweregradsin-

---

[31] zu den verschiedenen Systemen vgl. Plomann und Shaffer (1983), S. 439, Plomann (1982), S.9 oder Fetter, Shin, Freeman, Averill und Thompson (1980), S. 2 f

[32] die CPHA Systematik baute auf der HICD2 auf, einer 'hospital adapted version' des ICDA-8; vgl. Ament, Dreachslin, Kobrinski und Wood (1982), S. 461 sowie Health Research and Educational Trust (1984), S. 12; sowohl bei CPHA als auch beim ICD-9-CM findet sich zuweilen der Zusatz 'List A', der sich auf den Diagnosenteil bezieht; 'List B' betrifft die Operationen, Plomann (1982), S. 9 f

[33] vgl. Brewster, Jacobs und Bradbury (1984), S. 107; Jencks, Dobson, Willis und Feinstein (1984), S. 3; Jenkins und Sanderson (1985), S. 3

dex. APACHE wurde für Intensiv-Patienten entwickelt und wird als eine zusätzliche Differenzierungsmöglichkeit zu den DRGs angesehen, um die Heterogenität des Ressourcenverbrauchs innerhalb der DRG-Gruppen zu reduzieren. Eine Verallgemeinerung des Ansatzes steht noch aus.[34]

- Das *Physician Discharge Abstract Data Optimal'* System (*MD-DADO*) wurde als Verfeinerung der (alten) DRGs nach klinischen Kriterien konzipiert. Es bezieht sich wie die DRGs auf die Entlassungsdaten der Patienten. Zunächst wurden, ausgehend von den relativ ausdifferenzierteren Hauptgruppen des alten DRG-Systems, von Ärzte-Panels nach medizinischen Kriterien (z. B. zweite Diagnose, Mortalitätswahrscheinlichkeit) Untergruppen definiert, welche anschließend bezüglich ihres Ressourcenverbrauchs (den Kosten oder 'charges' bzw. der Verweildauer) analysiert und gegebenenfalls modifiziert wurden. Die MD-DADO Definitionen umfaßten nur einen Teil des Fallspektrums.[35]

- Die *'Generic Algorithms'* bezeichnen ein flexibles Klassifikationsverfahren, das aufbauend auf den Entlassungsdaten der Patienten zu einer auch medizinisch bedeutsamen Differenzierung bezüglich verschiedener Gesichtspunkte (z. B. von Mortalitätsgruppen, Gruppen mit ähnlichen Verweildauern oder Gruppen mit ähnlich schweren Operationen) eingesetzt werden kann. Ursprüngliches Entwicklungsziel war die Analyse der Bedeutung von Zweitdiagnosen und Mehrfachoperationen für den Ressourcenverbrauch. Die Generic Algorithms wurden auch zur Klassifikation der MD-DADO Gruppen eingesetzt.[36]

- Das *'Multi-Level-Care'* System der Veterans' Administration (*VA-MLC*) wurde als ein Management-Instrument für die (VA) interne Zuweisung von Mitteln zu Krankenhäusern gemäß dem vom Einrichtungspersonal definierten Ressourcenbedarf der Patienten konzipiert. Jeder Patient wird bei der Aufnahme und während des weiteren Behandlungsablaufes von Ärzten bzw. vom Pflegepersonal nach einer vorgegebenen Kriterienliste in eine von vier (für psychiatrische Fälle sechs) Bedarfsstufen eingeordnet. Die Kriterienliste umfaßt eine Reihe von Indikatoren wie die Anzahl der notwendigen Visiten, oder die Pflege- und Behandlungsintensität. In die Stufen fallen somit auch Patienten unterschiedlicher Diagnose. An das Klassifikationsverfahren schließt sich ein fallbezogenes Analyse- und Budgetierungssystem an.[37] Mit den bedarfsorientierten Erhebungskriterien bietet das VA-MLC-Verfahren für die anderweitig vernachlässigte Pflegeintensität Operationalisierungsvorschläge, beruht aber zugleich in starkem Maß auf Leistungsaspekten, was eine Effizienzkontrolle erschwert.

---

[34] vgl. Wagner und Draper (1984); Jencks, Dobson, Willis und Feinstein (1984), S. 2; Jenkins und Sanderson (1985), S. 3

[35] vgl. Horn und Schumacher (1982), S. 491 f; Plomann und Shaffer (1983), S. 442; Plomann (1982), S. 101 f

[36] Plomann und Shaffer (1983), S. 443; Plomann (1982), S. 113-116

[37] Plomann und Shaffer (1983), S. 441 f, Plomann (1982), S. 67-69

4.6 Klassifikationsverfahren im Pflegebereich

Aus der amerikanischen gesundheitsökonomischen Literatur liegen auch zum Pflegebereich, vor allem im Zusammenhang mit Fragen der Finanzierung und der Kostenermittlung, eine Reihe von Beiträgen vor, die ebenfalls Patientenklassifikationen entwickeln oder sie verwenden. Diese Forschungsansätze zur Patientenklassifikation im Pflegebereich erscheinen aus mehreren inhaltlichen wie methodischen Gründen für die Diskussion im Krankenhausbereich bedeutsam.

Der *Pflegebereich* besizt als angrenzendes Versorgungssystem und somit als potentieller Substitutionsbereich zur Akutkrankenhausversorgung unbestrittene gesundheitspolitische und kostendämpfungspolitische Relevanz. Für gesundheitsökonomische Analysen dieser Zielrichtung wäre einer möglichen Identifikation und Klassifikation von Patienten, die in diesen Substitutionsbereich fallen, besondere Aufmerksamkeit zu schenken.[38] Dies gilt speziell für solche Gesundheitssysteme, in denen die jeweiligen Finanzierungssysteme Anreize zur bevorzugten und nicht immer bedarfsadäquaten Wahl eines der beiden Versorgungsbereiche setzen.

Hypothesenbeispiele dazu wären etwa in der Bundesrepublik die Vermutung einer ineffizienten Akutkrankenhausnutzung aufgrund der mangelnden Abdeckung des Pflegefallrisikos gegenüber dem Krankheitsrisiko durch die Sozialversicherung, oder, im Gegensatz dazu als Hypothese aus den USA, die Vermutung einer besonderen Verminderung der Krankenhausverweildauer bei potentiellen Pflegefällen durch die Fallpauschalierung.[39]

Allerdings werden im Akutkrankenhaus- und im Pflegebereich sehr unterschiedliche Spezifikationselemente zur ressourcenorientierten Eingruppierung von Patienten angewandt, was einen direkten Vergleich identisch klassifizierter Patientenpopulationen verhindert. Gerade methodische Unterschiede machen die Ansätze aus dem Pflegebereich wiederum zum Vergleich und zur Ergänzung der Verfahren für Krankenhauspatienten interessant. Dies gilt für die unterschiedlichen Elemente, die im Klassifikationsverfahren eingesetzt werden, wie für die statistischen Verfahren bei der empirischen Zuordnung dieser Elemente.

Die *Zielsetzungen*, für die im Pflegebereich Patientenklassifikationen entwickelt bzw. eingesetzt werden, ähneln denen des Krankenhausbereichs stark. So übertragen die Beiträge von Fries/Cooney und von Cameron nicht nur das DRG-Verfahren auf den Pflegebereich, sondern übernehmen auch die inhaltlichen und methodischen Zielsetzungen der DRGs, d. h. einer bezüglich des Ressourcenverbrauchs homogenen Klassifikation der Pflegepatienten, die medizinisch interpretierbar ist, mit einer kleinen Anzahl von Gruppen auskommt und zu Finanzierungs- wie zu

---

[38] so aus der Sicht des Pflegepersonals auch Henderson und Sullivan (1984), S. 118; mit Hilfe der DRGs ermitteln Meiners und Coffey (1985) eine frühere Entlassung von Pflegepatienten finden, allerdings, wegen des geringen Patientenanteils, ohne größere finanzielle Implikationen für die Krankenhäuser

[39] Kramer, Shaugnessy und Pettigrew (1985), S. 388, Schlenker, Shaugnessy und Yslas (1985), S. 127

Managementzwecken eingesetzt werden kann.[40] Zur Bedeutung der Fallmischung für Kostenschätzungen im Pflegebereich liegen Beiträge von Schlenker et al. sowie von Tamura et al. vor, wobei letztere auch eine Anwendung zu Finanzierungszwecken zeigen.[41] Andere inhaltliche Zielsetzungen umfassen Patientenklassifikationen zur Personalallokation von Pflegekräften,[42] zur Einweisungssteuerung der Patienten[43] oder zum Kosten-Effektivitätsvergleich verschiedener Versorgungsinstitutionen.[44]

Als Kriterium der ökonomischen *Homogenität* im Ressourcenverbrauch dienen Kosten der Pflegeeinrichtung, wobei eine Operationalisierung durch die Pflegetätigkeit – als besonders kostenintensiver Bestandteil der Versorgung – am gebräuchlichsten ist. Die Pflegeversorgung der Patienten wird häufig in verschiedene Intensitätsstufen oder nach dem notwenigen Ausbildungsstatus eingeteilt. Bei der empirischen Ermittlung des patientenindividuellen Ressourcenverbrauchs bereitet aber die Bestimmung des Pflegeaufwands, ähnlich den Versorgungskosten von Krankenhauspatienten, Operationalisierungs- sowie Meßprobleme, zumal die jeweilige Pflegeversorgung kein routinemäßig dokumentiertes Merkmal ist. Die individuelle Zurechnung kann mit subjektiven und objektiven Verfahren erfolgen.[45] Zu ersteren gehören beispielsweise Personal- oder Expertenpanels, die, gegebenenfalls im Delphi-Verfahren, Schätzungen des entsprechenden Ressourcenaufwands abgeben. Zur zweiten Kategorie, deren Objektivität sich auf intersubjektiv nachvollziehbare Verfahrensweisen beruft, zählen die multivariaten statistischen Verfahren.

Im Pflegebereich stehen bei den *Elementen*, die zur Spezifikation eingesetzt werden, die medizinisch-physiologischen Faktoren nicht im Zentrum der Betrachtung der Patienten. Diagnosen gelten vielmehr als ein schlechter Indikator für den Ressourcenverbrauch,[46] und in der Pflegearbeit tritt die diagnostisch-therapeutische Orientierung gegenüber den Kriterien der Hilfsbedürftigkeit zurück. Als Bestimmungsfaktoren des Ressourcenverbrauchs gelten in erster Linie Operationalisierungen der Funktionsfähigkeit des Patienten, insbesondere seiner Fähigkeit, unabhängig von der Unterstützung durch Hilfspersonen die Aktivitäten des täglichen Lebens auszuführen. Bekannt ist unter der Bezeichnung ADL (activities of daily living) der diagnoseunabhängige Index von Katz et al.[47] Er wurde in vielen

---

[40] Fries und Cooney (1985), S. 112; Cameron (1985), S. 301; vgl. a. Cooney und Fries (1985)

[41] Schlenker, Shaugnessy und Yslas (1985); Tamura, Lauer und Sanborn (1985)

[42] Cavaiola und Young (1980) oder Caterinicchio und Davies (1983), die mit Techniken des Allgemeinen Linearen Modells (vgl. Punkt 5.1) aus einer Reihe von Spezifikationselementen, darunter die Verweildauer als erklärende Variable, den patientenspezifischen Verbrauch an Pflegeeinheiten schätzen; die aussagefähigste unabhängige Variable dieser Untersuchung ist die Verweildauer

[43] Bay, Leatt, und Stinson (1982) und (1983)

[44] Kramer, Shaugnessy und Pettigrew (1985)

[45] Bay, Leatt, und Stinson (1982)

[46] Kramer, Shaugnessy und Pettigrew (1985), S. 392; s.a. Smits (1984), S. 53, die vor den Kosten- und Qualitätswirkungen einer Orientierung an klinischen Faktoren und an Leistungsgrößen im Pflegebereich warnt

[47] Katz, Ford, Moskowitz, Jackson, Jaffe (1963)

Untersuchungen eingesetzt und gilt, was auch die Ergebnisse der hier zitierten Beiträge[48] bestätigen, als der Hauptindikator der Pflegebedürftigkeit und folgegemäß auch des Ressourcenverbrauchs, der, wie erwähnt, meist als Arbeitszeit von Pflegekräften definiert wird.

Mit der Verwendung subjektiver Einschätzungen sowohl bei der Bestimmung des Ressourcenverbrauchs, d. h. des jeweiligen Pflegebedarfs, als auch bei der Beurteilung der Determinanten des Ressourcenverbrauchs, hat die Reliabilitätsprüfung im Pflegebereich eine besonders hohe Bedeutung. Entsprechend der Vielfalt der möglichen Einflußfaktoren auf den Pflegebedarf als auch der Notwendigkeit zur Prüfung der subjektiven Zuordnungsverfahren werden im Pflegebereich eine Reihe weiterer statistischer Verfahren bei der empirischen Spezifikation eingesetzt. Ein Beispiel eines mehrstufigen, multivariaten und empirisch-explorativen Klassifikationsverfahrens bieten Bay et. al.,[49] die unter anderem auch diskriminanzanalytische Vergleiche der subjektiven und statistischen Klassifikationen durchführen. Empirische Vergleiche der Verfahren und Ergebnisse verschiedener Klassifikationen finden sich bei Tamura et al.[50]

4.7 Klassifikationsverfahren im ambulanten Bereich

Zwei Ansätze fallbezogener Patientenklassifikationen aus dem ambulanten Bereich, dem anderen wesentlichen angrenzenden Versorgungsbereich des Krankenhauses, sollen das Bild der ressourcenbezogenen Falldefinitionen[51] vervollständigen. Gerade im ambulanten Bereich kann der 'Fall' unterschiedlich definiert werden. Hier werden ein Ansatz, der den Patientenbesuch verwendet, und ein Ansatz, der eine zeitliche Definition verwendet, vorgestellt.[52]

Ähnlich wie im Pflegebereich gibt es auch im ambulanten Bereich einen Beitrag zur Übertragung der DRGs: Er stammt direkt von Fetter et al.[53] und verwendet, mit dem Ziel einer Produktivitätsmessung in der ambulanten Versorgung, die Behandlungszeit durch den Arzt als Homogenisierungsvariable. Das Verfahren geht von 14 organisch definierten Hauptkategorien aus, verwendet dieselbe statistische Methodik wie die DRGs, unterschiedet sich aber grundlegend in den Prioritäten des Vorgehens: Im Spezifikationsverfahren wird vor der Diagnose der Besuchs-

---

[48] dazu gehören, teilweise mit einer Auswahl der ADL-items, z. B. die Beiträge von Fries und Cooney (1985); Cameron (1985); Kramer, Shaugnessy und Pettigrew (1985); Schlenker, Shaugnessy und Yslas (1985) sowie Tamura, Lauer und Sanborn (1985)

[49] Bay, Leatt, und Stinson (1982) und (1983)

[50] Tamura, Lauer und Sanborn (1985)

[51] von diesen Ansätzen sind Beiträge abzugrenzen, die sich ausschließlich Morbiditätsanalysen widmen, wie z. B. Schneeweiss, Rosenblatt, Cherkin, Kirkwood und Hart (1983) Schneider (1979) und van Eimeren (1976); Verbindungen zwischen Morbiditäts- und Kostenanalysen im ambulanten Bereich zeigen Schwefel, John, Potthoff und van Eimeren (1986)

[52] als weitere Alternative verwenden Salkever, Skinner, Steinwachs und Katz (1982) die Krankheitsepisode; allerdings umfaßt ihr Beitrag nur zwei Krankheiten

[53] vgl. auch zur folgenden Beschreibung Fetter, Averill, Lichtenstein und Freeman (1984)

grund des Patienten berücksichtigt, davor aber noch der Besuchstyp (neuer/alter Patient sowie neues/altes Problem) und der Zugang (Überweisung). Damit treten die klinischen Aspekte deutlich in den Hintergrund. Das Verfahren resultiert in 154 'Ambulatory Visit Groups' und wurde für fallstandardisierte Produktivitätsvergleiche, gemessen an der Anzahl der Patientenbesuche pro Stunde, eingesetzt.[54] Die Notwendigkeit einer Annahme gleicher Versorgungsqualität (vgl. Punkt 3.1) dürfte bei dieser Operationalisierung der Produktivität, die den 'Minutenmediziner' als produktivsten Arzt betrachtet, besonders deutlich sein.

Der zweite Ansatz stammt von Rogerson et al.. Auch er sieht sich von seiner Aufgabenstellung her in der Tradition der DRGs.[55] Als Homogenisierungsvariable verwendet der Ansatz den jährlichen Ressourcenverbrauch der Patienten nach diagnostischen Kategorien. Das Prinzip der *zeitlichen Abgrenzung* erinnert an die quartalsweise Falldefinition über die Krankenscheine in der Bundesrepublik. Um homogene Patientengruppen zu spezifizieren, bezieht sich der Ansatz lediglich auf die Diagnosen und die darauf zurechenbaren Leistungsentgelte. Die Patienten werden nach der (gegenüber ihren ambulanten Gesamtausgaben) relativen Kostspieligkeit ihrer verschiedenen Diagnosen unter Berücksichtigung der kostenmäßigen Bedeutung von Multimorbiditäten nach einer eigenen Problem-Nomenklatur in sogenannte Indices eingestuft. Da das Verfahren bei jeder einzelnen Behandlung auf der exakten Zurechnung der erbrachten Leistungen zu den Diagnosen des Patienten durch die Ärzte aufbaut, somit von der Behandlungsauffassung wie der Verbuchungspraxis entscheidend mitbestimmt wird, muß das Konzept der Entwicklung und Prüfung des Verfahrens in einer einzigen Gruppenpraxis als äußerst problematisch angesehen werden.

Im Gegensatz zu den weiter entwickelten und vielfältigeren Klassifikationsverfahren im Pflegebereich scheinen die nutzbringenden Übertragungsmöglichkeiten aus dem ambulanten Bereich auf den Krankenhaussektor geringer. Die 'Ambulatory Visit Groups' sind aber ein weiteres Beispiel der breiten Anwendbarkeit und, gegenüber den formulierbaren Prioritäten, großen Flexibilität der 'DRG'-Spezifikationstechnik.

---

[54] ebd. S. 430-435
[55] Rogerson, Stimson, Simborg und Charles (1985), S. 780 ff

5. Methodische Analyse der fallbezogenen Produktspezifikation

Nach der Darstellung des Problems der Produktspezifikation, der Nützlichkeit und der Notwendigkeit seiner Lösung für bestimmte Fragestellungen sowie der Beschreibung verschiedener Lösungsansätze widmen sich die folgenden beiden Teile der Analyse der Spezifikationskonzepte. Zielsetzung der Arbeit ist dabei jedoch kein umfassender Vergleich aller Verfahren, sondern die detaillierte empirische Untersuchung. In der Hauptsache wird, da hierfür entsprechendes Datenmaterial zur Verfügung steht, exemplarisch der DRG-Ansatz (in der neueren Version) analysiert. Andere Ansätze werden zu Einzelvergleichen herangezogen. Vor der empirischen Analyse der Verfahrensergebnisse steht aber eine Untersuchung der Spezifikationsmethodik, also dem zur Spezifikation verwendetem Instrumentarium, der von den computerisierten Verfahren benötigten Datengrundlagen und der Interpretationsmöglichkeiten von empirischen Produktspezifikationen.

5.1 Evaluation des Spezifikationsverfahrens

Gemäß dem jeweiligen konzeptionellen Ansatz und der Datenverfügbarkeit wurden bei den genannten Klassifikationsansätzen die produktbeschreibenden Elemente der Spezifikation, d. h. in einem ressourcenorientierten Ansatz die Ressourcendeterminanten, ausgewählt. Bei den DRGs waren es in der Hauptsache Operationen und Diagnosen, beim Disease-Staging medizinisch-physiologische Parameter, beim Severity-Index ein Amalgam vieler Dimensionen sogar unter Einschluß von 'outcome'-Elementen und beim Patient-Management-Path die Merkmale der Krankheitsepisode. Das andere konstitutive Element der ressourcenbezogenen Produktspezifikation, die Ressourcenverbrauchsvariable, kam in den meisten Verfahren erst im Nachhinein als eine Bezugsvariable dazu. Unter den genannten, bedeutenderen Patientenklassifikationsverfahren ist der DRG-Ansatz der einzige, der zur Spezifikation selbst, wenn auch in seiner zweiten Fassung mit geringerem Gewicht, ein statistisches Verfahren zur Erklärung der Ressourcenverbrauchsvariablen Verweildauer durch Spezifikationselemente einsetzt.

Um die Vorgehensweise dieses Typs statistischer Klassifikationsverfahren zu verdeutlichen, soll der Erklärungsansatz bezüglich der Ressourcenverbrauchs- bzw. Homogenisierungsvariablen,[1] eingeschränkt auf linearisierbare Modelle, in der Form eines *Allgemeinen Linearen Modells*[2] formuliert werden:

$$R = X\beta + e , \qquad\qquad (2)$$

wobei   R = Vektor(en) des Ressourcenverbrauchs
            X = Matrix (Matritzen) der Spezifikationselemente
             ß = Parametervektor(en) der Elemente
            e = Vektor(en) der Residuen.

Gleichung (2) beschreibt in allgemeiner Form, ohne den Modellansatz als regressions-, varianz- oder kovarianzanalytisch festzulegen, ein lineares Erklärungsmodell des Ressourcenverbrauchsindikators, z. B. der Verweildauer. Als Unabhängige können dabei entweder die Dummyvariablen der Klassen einer Fallgruppierung, beispielsweise der DRGs, aber auch die ursprünglichen Spezifikationselemente, wie z. B. die Zugehörigkeit zu den operativen Fällen, eingesetzt werden. Diesem Ansatz entsprechend müssen sich die Spezifikationselemente nicht auf diskrete (und über Dummies integrierte) Variablen beschränken, sondern können auch als kontinuierliche Variable eingehen, was eine Auflösung der Gruppen und eine patientenindividuelle Spezifikation zur Folge hat. Gleichung (2) enthält noch eine weitere Verallgemeinerung: Die Erklärungsmodelle können sich nach verschiedenen Gruppen, die auch – wie etwa die Hauptdiagnosekategorien der DRGs – medizinisch vorgegeben sein können, unterscheiden. Die Erklärung des gesamten Fallspektrums erfolgt dann durch die gruppierten Modelle, wie es in der pluralen Legende zu (2) angedeutet wird.

Aus dem ärztlich gesteuerten, iterativen Verfahren des DRG-Ansatzes mit einer Kombination der medizinischen und statistischen Entscheidungen soll nun zunächst die *statistische Methodik* auf ihre unterstützenden Entscheidungsbeiträge hin überprüft werden. Der sogenannte CLASSIFY-Algorithmus des AUTOGRP-Systems[3] wählt aus einem Set möglicher Teilungsvariablen diejenige aus, welche die resultierende Innergruppenvarianz bezüglich einer abhängigen Variablen (der Ressourcenverbrauchsvariablen) minimiert bzw. den Anteil der im linearen Ansatz erklärten Varianz maximiert.

---

[1]   ebenfalls als Erklärungs- bzw. Prognosemodelle wurden die Klassifikationsverfahren z. B. von Siegel, Alexander, Lin und Laska (1986), S. 410, die die Lebensdaueranalyse als Ansatz zur Verweildauerprognose verwenden oder von Ament, Dreachslin, Kobrinski, und Wood (1982), die ein Modell der hierarchischen ('nested') Varianzanalyse verwenden, aufgefaßt; auch Berki, Ashcraft und Newbrander (1984) verstehen ihre Analyse innerhalb von Fallgruppen als Erklärungsmodell der Verweildauer

[2]   die Theorie des Allgemeinen Linearen Modells gibt einen zusammenfassenden theoretischen Rahmen für lineare Modellansätze regressions-, varianz- und kovarianzanalytischen Typs ab, d. h. integriert Variablen verschiedener Skalierungstypen und eine Vielzahl sogenannter 'Effekte' (z. B. Wechselwirkungen oder hierarchische Variablenstrukturen) und entsprechende Hypothesentests; zur Theorie s. Borz (1985), S. 578 ff oder Afifi und Azen (1979), S. 198 ff; zu den Zusammenhängen der genannten Ansätze Gaensslen und Schubö (1973), S. 143 ff; zu einer Vielzahl von Tests das Statistikpaket SAS (1985b), S. 431 ff; für eine weitere Verallgemeinerung auf Modelle nicht-normalverteilter Residualvarianzstrukturen s. Cullagh und Nelder (1983)

[3]   Mills, Fetter, Riedel und Averill (1976)

52

Bei klassifizierten Variablen mit mehr als einer Ausprägung, die somit keine natürliche Ordnung der Klassen besitzen, prüft er nicht alle möglichen Kombinationen der Klassen (z. B. der Diagnosen) zur Gruppenbildung, sondern er ordnet zur Reduktion der zu prüfenden Alternativen die einzelnen Klassen nach den jeweiligen Mittelwerten der Homogenisierungsvariablen und sucht dann die Gruppierungen mit der größten Erklärungskraft. Nachteilig an diesem Verfahren ist, daß bei der a priori Ordnung neben den Mittelwerten die Streuungen in den Klassen nicht berücksichtigt werden. Beispielsweise würden zwei Diagnosen mit unterschiedlicher Varianz, aber gleichem Mittelwert nach dem statistischen Verfahren nicht getrennt.[4] Auch bei natürlich geordneten Variablen wie z. B. dem Alter hat das Verfahren darüber hinaus den Nachteil, daß nicht in jedem Fall ein eindeutiges Maximum der aus den alternativen Gruppenbildungen resultierenden erklärten Varianz besteht. So wäre z. B. bei einem gleichen, höchsten Erklärungsanteil einer dichotomen Teilung des Alters zwischen 60 und 70 Jahren die Wahl der Spezifikationsteilung beliebig, nicht aber ohne Folgen für Krankenhäuser mit unterschiedlichen Patientenanteilen innerhalb dieser Altersgruppe. Ferner berücksichtigt das schrittweise Verfahren keine Wechselwirkungen zwischen den Variablen; d. h. zwei Variablen, die erst in ihrer Kombination eine Reduktion der Gesamtstreuung bewirken, werden nicht erkannt.[5] Auch enthält das Verfahren keine Option, wie etwa in der schrittweisen Regression,[6] Variablen, die einmal Eingang in das Modell gefunden haben, wieder auszuschließen. Der CLASSIFY-Algorithmus ist im Gegensatz zu schrittweisen Regressionstechniken, die mit sequentiellen F-Tests arbeiten, deskriptiv.

Er entspricht (mit der Einschränkung seines nichtmultiplen, sequentiellen Vorgehens) einem Verfahren der Maximierung des multiplen Korrelationskoeffizienten aus allen möglichen Regressionen der potentiellen Gruppierungsvariablen auf die Abhängige unter der Nebenbedingung einer Minimalbesetzung der einzelnen Strata der Gruppierungsvariablen über 100 Fälle. Dieser Vergleich verdeutlicht, daß das Verfahren wegen des sequentiellen Vorgehens nicht unbedingt das bezüglich der Erklärungskraft beste Modell findet. Außerdem wird eine bei oft minimalen Erklärungsverlust mögliche Variablenreduktion im multiplen Ansatz nicht berücksichtigt. Dies ist dann ein Nachteil, wenn Sparsamkeit in den Variablen zu geringeren Dokumentationskosten, Fehlerraten, zu einer präziseren Normermittlung, oder, da Variablenreduktion eine geringere Zahl von insgesamt spezifizierten Gruppen gegenüber dem 'vollen Modell' des CLASSIFY-Algorithmus bedeutet, auch zu einer leichteren Erfüllung der Forderung nach einer ausreichenden Fallzahl in den Krankenhäusern zur adäquaten Erfassung der Verteilungen ihrer Patienten in den Produktklassen führt (vgl. dazu Punkt 5.3). Der große und sicherlich auch an den Zielsetzungen gemessen entscheidende Vorteil des Verfahrens ist jedoch die interaktive Einsetzbarkeit, die den Prozeß der iterativen Kombination medizinischer und ärztlicher Entscheidungen überhaupt erst ermöglicht.

Die *ärztlichen* Spezifikationsentscheidungen sind im Rahmen dieser Untersuchung nur bezüglich ihrer Verfahrenskontrolle und ihrer Ergebnisse unter dem Gesichtspunkt der Ressourcenhomogenität, nicht aber bezüglich ihrer inhaltlichen Entscheidungsregeln und ihres medizinischen Gehalts hinterfragbar. Die

---

[4] Williams, Kominski, Dowd und Soper (1984), S. 20 f

[5] ebd., S. 22, geben die Autoren ein Beispiel mit den Variablen Alter und drei Operationsprozeduren, wobei alle Randbesetzungen denselben Verweildauermittelwert aufweisen, im Zusammenwirken der Variablen aber signifikante Differenzen auftreten; die linear additive Spezifikation der Produkte ist darüber hinaus eine prinzipielle Beschränkung aller hier diskutierter Verfahren – potentierte Unabhängige kommen ebensowenig vor wie multiplikative Funktionsformen

[6] eine gute Zusammenstellung der wichtigsten Techniken geben Azen und Afifi (1979)

subjektiven Elemente in der Spezifikation durch die Ärzteteams wurden teilweise zur Sicherung der Verfahrensreliabilität durch Parallelentwicklungen, d. h. interne Replikationen der Spezifikationsprozesse (z. B. im DRG-Verfahren oder beim Disease-Staging)[7] geprüft.

Zum alten DRG-System führten Young et al.[8] an einem Datensatz aus Pennsylvania auch eine *externe* Reliabilitätsprüfung der DRG-Klassifikation mit dem AUTOGRP-Algorithmus durch. Die Replikation wurde an zehn (aus den alten 83) Hauptdiagnosekategorien vorgenommen und resultierte in einem Klassifikationssystem, in dem keine Gruppe eine vollständige Übereinstimmung mit dem DRG-System aufwies. Auch die Zahl der Gruppen innerhalb der Hauptdiagnosekategorien stimmte in keinem Fall überein. Beide Ergebnisse können angesichts des von Fetter et al. beschriebenen iterativen Verfahrens[9] nicht prinzipiell verwundern. Schwerwiegender erscheint aber, daß zwischen den beiden Spezifikationsergebnissen keine wechselseitige Abbildung und damit kein näherer Vergleich möglich war. Young et al. schlossen daraus, daß das DRG-System für ihre Untersuchungspopulation keine optimale Spezifikation darstellt.[10]

Eine *interne* Replikationsstudie zum zweiten DRG-Ansatz kommt zu anderen Ergebnissen.[11] Dabei wurden zur Neuformulierung der Hauptdiagnosekategorie 'Erkrankungen der Atmungsorgane' drei nicht ausschließlich ärztlich besetzte Expertenteams beauftragt. Obwohl auch in dieser Studie die Anzahl der in den drei Teams entwickelten Gruppen zwischen 17 und 23 schwankte und im einzelnen auch unterschiedliche diagnostische oder altersbezogene Abgrenzungen vorgenommen wurden, ließen sich die spezifizierten Gruppen weitgehend aufeinander abbilden und anhand der eingestuften Patienten nach ihrer klassifikatorischen Übereinstimmung beurteilen. Außerdem entwickelten die Autoren einen Lösungsansatz zu der methodischen Problematik eines direkten Vergleichs verschiedener, aber aufeinander zumindest teilweise abbildbaren Spezifikationen. Sie kommen, unterstützt von zwei eigens entwickelten Prüfstatistiken, zu dem Ergebnis einer zufriedenstellenden Übereinstimmung der drei Spezifikationen.

Die interaktive Spezifikationstechnik, so kann aus den beiden Replikationsversuchen gefolgert werden, ist ein nicht leicht objektivierbarer Vorgang. Der Verwendbarkeit des Spezifikationsergebnisses muß dies aber, eine Erfüllung der jeweils ökonomisch oder medizinisch geforderten Produkteigenschaften vorausgesetzt, keinen Abbruch tun.

Einen weiteren Gesichtspunkt stellt die Reliabilität der Verfahren im praktischen Einsatz dar. Bei *subjektiven Klassifikationsverfahren*, wie dem Severity-Index, sollen Verfahrenskontrollen durch spezielle Aus- und Weiterbildungen der Ärzte, welche die Einstufungen vornehmen, die Zuverlässigkeit sichern; wieweit dies bei den behandelnden Ärzten bei einem Einsatz des Severity-Index zu Finanzierungszwecken möglich ist, bleibt dahingestellt. Unter dieser Perspektive scheinen die Paralleltests zur Reliabilitätskontrolle, die nach Horn und Horn[12] zu einer hohen

---

7   beim Staging definierten jeweils zwei Ärzte die Stufen für eine Krankheit; Differenzen wurden ausdiskutiert, s. Barnes (1985), S. 24

8   Young, Swinkola und Hutton (1980)

9   vgl. Fetter, Shin, Freeman, Averill und Thompson (1980), S. 12

10   Young, Swinkola und Hutton (1980), S. 243

11   vgl. Health Care Financing Administration (1983), S. 96 ff

12   Horn und Horn (1986)

Übereinstimmung zwischen den geschulten Krankenhausärzten und den Kontroll-'ratern' führten, von geringerer Überzeugungskraft. Zudem weisen die dort verwendeten, einfachen Übereinstimmungstest der subjektiven Einstufungen ökonomisch gesehen einen wichtigen Nachteil auf: Ihnen fehlt die ressourcenbezogene Gewichtung des empirisch festgestellten Fehlers. Auch bei einer Übereinstimmung von 90 Prozent bezüglich der Trefferrate der 'richtigen' Klasse kann nach z. B. einer monetären Gewichtung ressourcenbezogen eine wesentlich höhere Differenz als 10 Prozent auftreten. Bei einer Verwendung der Klassifikation zu Finanzierungsgesichtspunkten wäre dies zweifellos bedeutsam. Dasselbe gilt, ohne relative Preise, bei einer Gewichtung der Fehler mit der Verweildauer, wobei die entsprechende Größe z. B. im Anteil der Abweichung von der Gesamtzahl der Pflegetage (Verweildauer mal Fälle) auszudrücken wäre.

Bei einer korrekt eingesetzten, computeralgorithmisierten Einordnung der Patienten reduziert sich die Reliabilitätsprüfung auf die Prüfung der Dokumentation der Diagnosen bzw. der anderen im Spezifikationsverfahren verwendeten Variablen. Da auch die Diagnosen als subjektive Einstufungen anzusehen sind, die bei der Diagnosenstellung wie bei den folgenden Dokumentationsschritten unter entsprechenden finanziellen Anreizen beeinflußbar sein können, gelten die oben angestellten Überlegungen auch hier. Mit der Reliabilität der diagnostischen Eintragungen beschäftigt daher sich der folgende Abschnitt.

5.2 Datenqualität: Analyse und Implikationen

Bei empirischen Produktspezifikationen und beim Einsatz von Produktdefinitionen, die auf mehreren Produktelementen beruhen, ist die Datenqualität der Variablen, die zur Spezifikation verwendet werden, als ein bedeutendes Gütekriterium neben den Gütekriterien des eigentlichen Spezifikationsverfahrens anzusehen. Durch falschen oder mangelhaften Dateninput kann die Reliabilität und Validität des Spezifikationsverfahrens wesentlich beeinträchtigt werden. Beim Einsatz der Produktspezifikation sind, vor allem bei umfangreichen oder systematischen Abweichungen, Verzerrungen von Anreizstrukturen, fehlerhafte Entscheidungen über Wirtschaftlichkeit oder, bei wechselnder Qualität im Zeitablauf, Fehlinterpretationen der Mengenentwicklung über die Zeit möglich. Die Prüfung und Sicherung einer ausreichenden Datenqualität kann daher als eine Voraussetzung für die richtige Spezifikation von Produkten und deren weiteren praktischen Einsatz gelten.

Die *Datenqualitätsaspekte* umfassen den gesamten Ablauf der Produktspezifikation von der Informationsdokumentation für die einzelnen Elemente über sämtliche Übertragungen bis zur Verwendung des spezifizierten Produkts. Bei den Diagnosen betrifft dies beispielsweise die Diagnosenstellung, die ärztliche Dokumentation der Diagnosen in der Krankenakte, die Übertragung auf Entlassungsdokumente sowie die Verschlüsselung und, falls die Identifikation einer Hauptdiagnose erforderlich ist, die Ordnung der Diagnosen.[13] Zu allen diesen Bereichen (wie auch bezüglich der nicht-diagnostischen Informationen) liegen eine Reihe von Untersuchungen vor, die sich mit Auftretenshäufigkeiten, Quellen, Arten und Wirkungen von Datenfehlern, die im Zuge der Patientenklassifikationen auftreten können, beschäftigen. Ausgeklammert wird lediglich die ärztliche Diagnosenstellung selbst, die zwar auch als Verschlusselung einer Vielzahl von Krankheitserscheinungen angesehen werden kann,[14] aber eher unter Qualitätssicherung ärztlicher Leistungen als unter dem Punkt Qualität der Daten und des Datenverarbeitungsprozesses anzusiedeln ist.

Lloyd und Rissing[15] fanden nach einer Neukodierung von 1 829 Fällen aus 21 Krankenhäusern der Veterans Administration im Jahr 1982 bei 82 Prozent aller Krankenakten Differenzen in mindestens einer Position. Pro Krankenakte traten im Durchschnitt drei Fehler auf, die zu knapp zwei Dritteln auf ärztliche Fehler, einem guten Drittel auf Kodierfehler sowie einem minimalen Anteil auf Datenübertragungsfehler zurückzuführen waren. In einem Pretest der Studie war bei den Neukodierungen unter Retest- und Paralleltestbedingungen die Varianz der Zuordnungen so hoch, daß die Neukodierung in der Hauptstudie selbst einer doppelten, in Zweifelsfällen sogar bis zu fünffachen Überprüfungen unterzogen wurde. Dies verdeutlicht die prinzipielle Variabilität bei den Kodierungsentscheidungen. In der Hauptuntersuchung betrafen knapp 90 Prozent der Arztfehler (Unterlassungen, unzutreffende Hauptdiagnose, unkorrekte Terminologie) fehlende Eintragungen von Diagnosen und Behandlungsprozeduren. Als Konsequenz der Fehlkodierungen waren 17 Prozent der DRG-Zuordnungen zu korrigieren, was insgesamt zu einer bedeutenden Erhöhung der Krankenhausvergütung führte.[16]

Zu ähnlichen Ergebnissen kommt auch eine Reihe anderer Studien:

An einer Stichprobe von 262 Fällen aus dem Jahr 1978 überprüfen Doremus und Michenzi[17] in einem Universitätskrankenhaus die Zuordnung nach dem alten DRG-System. Es ergaben sich in knapp der Hälfte der Fälle Differenzen in der Hauptdiagnose zwischen einer Dokumentation der Health Care Financing Administration und dem ursprünglichen Entlassungsdokument; als Grund stellte sich schlicht die fehlenden Weitergabe der Diagnosenhierarchie heraus. In einem knappen Drittel der Fälle kam es zu Unterschieden zwischen der Hauptdiagnose, die aus einer wiederholten Durchsicht der Krankenakte ermittelt wurde, und der Eintragung im ursprünglichen Entlassungsdokument. Noch größere Differenzen wurden bei den Behandlungsprozeduren festgestellt. Auch in dieser Studie lag der Fallmischungsindex bzw. entsprechend die Vergütung nach der Neukodierung höher als bei der vorhergehenden Zuordnung.

Connel et al.[18] untersuchten die Kodierung von 574 Diabetes-Fällen in einer Stichprobe aus über 100 Washingtoner Krankenhäusern 1978/79. Nach der Neukodierung stießen sie auf Differenzen

---

[13] ein detailliertes Beispiel der Analyse des gesamten Datenverarbeitungsprozesses im ambulanten Bereich unter Datenqualitätsgesichtspunkten schildern Boese, van Eimeren, Schuller und Schwefel (1979)

[14] zu Begriff und Funktion von Diagnosen (aus dem ambulanten Versorgungsbereich) vgl. Schwefel und Schwartz (1978)

[15] zur folgenden Studienbeschreibung s. Lloyd und Rissing (1985)

[16] dies bezieht sich auf die monetäre DRG-Bewertung der Veterans Administration mit Hilfe sogenannter 'weigthed working units' aus der internen Kostenrechnung; die bewerteten Fälle dienen dann der Ressourcenzuweisung

[17] Doremus und Michenzi (1983)

[18] Connell, Blide und Hanken (1984)

in 40 Prozent der Fälle. Dabei konnte in 23 Prozent der Fälle die Hauptdiagnose gar nicht eindeutig ermittelt werden, in weiteren 10 Prozent wurde – aus der gesamten Diagnosendokumentation – eine andere Hauptdiagnose vermutet. Aus ihren Ergebnissen schließen die Autoren, daß bei Vergleichen der diagnosespezifischen Krankenhaushäufigkeiten besondere Vorsicht geboten ist. Ihre Folgerung, das DRG-Spezifikationsverfahren wäre durch die Fehlkodierungen kaum beeinträchtigt, da die DRG-spezifischen Verweildauern vergleichsweise geringfügige kodierbedingte Unterschiede aufweisen,[19] scheint jedoch zu kurz gegriffen: Ähnliche Mittelwerte in den DRGs vor und nach einer Kontrollkodierung garantieren keineswegs, daß in der Situation ohne Kodierfehler dieselben Teilungsschritte, die nach den statistischen Kriterien zur Gruppenbildung führten, unternommen worden wären.

Auch Roos et al.[20] kommen in einer Studie über die Datenqualität einer Datenbank der Manitoba Health Service Commission mit Hilfe von Neukodierungen, Plausibilitätsprüfungen und dem Vergleich mehrfach vorhandener Informationen zum Ergebnis eines zu geringen Ausweises von Diagnosen und Behandlungsprozeduren sowie den größten Abweichungen im Diagnosenteil. Für den ausgewählten Diagnosenbereich 'Gallenblase' ermitteln sie bei etwa 250 Ärzten in einem differenzierten Testverfahren über 40 Prozent fehlende Übereinstimmungen beim Vergleich zwischen den Ärzten, aber immer noch 20 Prozent beim Vergleich der wiederholten Diagnosenzuordnung durch den gleichen Arzt.

Corn[21], der sich in seinem Beitrag auch mit verschiedenen Verfahren der Datenqualitätssicherung beschäftigt, berichtet schließlich über eine Studie mit ebenfalls einem guten Drittel Abweichungen in den Hauptdiagnosen nach einer Neukodierung. Außerdem macht er auf die Verminderung von Kodierfehlern beim Übergang zu höheren Aggregationsstufen aufmerksam: in seinem Beispiel sank bei einer Verwendung des drei- anstelle des vierstelligen ICD-Schlüssel die Fehlerrate um 10 Prozent.

Insgesamt weisen die Studien auf *beträchtliche Mängel* in der Datenqualität, insbesondere im diagnostischen Bereich, hin. Datenqualitätsprobleme der Diagnosenstatistik werden auch außerhalb des Krankenhausbereichs diskutiert.[22] Wenn auch Verbesserungen der Datenqualität im Diagnosenbereich möglich erscheinen – so wurden z. B. für eine standardisierte Kodierung der ärztlichen Dokumentation im Krankenblatt computerisierte Algorithmen entwickelt – so ist angesichts der immer wieder auftretenden, durchaus legitimierbaren alternativen Kodierungsmöglichkeiten von Krankheitsbildern die völlige Objektivierung des Kodiervorgangs und die Beseitigung aller Reliabilitätsprobleme letztlich nicht möglich.[23]

Einschränkend zu den meisten der genannten Untersuchungen ist zu bemerken, daß das untersuchte Datenmaterial meist gar nicht zu Finanzierungszwecken genutzt wurde. Die in den Studien zitierten Mängel des Weglassens von Diagnosen oder Prozeduren lassen aber bei Verwendung der Daten zu Finanzierungszwecken

---

[19] ebd. S. 22;

[20] Roos, Roos, Cageorge und Nicol (1982)

[21] Corn (1980)

[22] Datenqualitätsprobleme bei Diagnosenkodierungen werden auch aus der Mortalitätsstatistik berichtet, z. B. Neipp (1984), S. 123 ff; Reliabilitäts- und Validitätproblemen ambulanter Diagnosen behandelt (theoretisch) Schwartz (1981)

[23] Beispiele mit 'legitimierbaren' alternativen DRG-Zuordnungen geben Lloyd und Rissing (1985), S. 1333

eine baldige *Anpassung* der Datenqualität[24] vermuten. Die Datenqualität wäre unter den veränderten Anreizbedingungen erneut zu untersuchen. Nach den obigen Ergebnissen ginge mit einer Verbesserung der Datenqualität zunächst auch eine Erhöhung der Fallmischungsindices einher. In Anbetracht der hohen Abweichungen zwischen ursprünglichen und wiederholten Kodierungen, die in den Studien genannt werden, könnte dies einen beträchtlichen Teil des sogenannten 'DRG-Creeps', der ständigen dokumentationsbedingten Verschlimmerung der Fallmischung, als einen Datenqualitätseffekt erklären. Carter und Ginsburg kommen in einer umfassenden empirischen Analyse des DRG-Creeps zwar zu dem Ergebnis, daß ein hoher Anteil des Zuwachses auf eine Änderung der Dokumentation im Krankenhaus zurückzuführen ist. Sie vermögen jedoch nicht zu unterscheiden, ob dies über die korrektere Kodierung hinaus schon zu 'aggressivem' Kodierverhalten geführt hat.[25]

5.3 Interpretationsmöglichkeiten von empirischen Produktspezikationen

Produktdefinitionen mit einer empirischen Spezifikation des Produkts durch eine mehr oder weniger vollständige Anpassung der Produktelemente an die ökonomische Zielvariable, den gleichen Ressourcenverbrauch, können nicht in gleicher Weise wie homogene Güter zu wirtschaftlichen Aktivitäten, wie etwa zur Finanzierung oder zum Wirtschaftlichkeitsvergleich, eingesetzt werden. Weisen z. B. bei homogenen Gütern, die ja per Definition gleich sind, zwei Produkte Kostenunterschiede auf, ist unmittelbar Unwirtschaftlichkeit der Erstellung des teureren Gutes zu vermuten. Im Fall mit empirischen Verfahren definierter Produkte weist jedoch die Spezifikation selber gewöhnlich eine gewisse *Variabilität* auf; d. h. die Produkte werden letztlich nicht durch Einzelwerte der Ressourcenverbrauchsvariablen, sondern durch deren Verteilungen und vor allem durch deren Mittelwert charakterisiert.

Bei Vergleichen oder Beurteilungen solcher Verteilungen dient der Mittelwert gewöhnlich als Norm. Genaugenommen ist aber die bei der Ermittlung dieser Norm verwendete Verteilung um den Mittelwert zu berücksichtigen: Abweichungen einzelner Beobachtungseinheiten vom Mittelwert werden ja bei einer Normverteilung nicht als ineffizient interpretiert (es braucht nicht einmal eine einzige Beobachtungseinheit zu geben, die genau den Mittelwert des Ressourcenverbrauchs aufweist), sondern als die 'normale' Streuung im Ressourcenverbrauch dieser Produkte. Die Wahrscheinlichkeit, daß beim Vergleich der mittlere Ressourcenverbrauch von Beobachtungseinheiten, die einem Produkt zugeordnet werden, genau dem Mittelwert der Normverteilung entspricht, ist abhängig von der Zahl der Beobachtungseinheiten, aus denen der Vergleichswert für den mittleren

---

[24] dies ist ein verbreitetes Argument, z. B. Fetter (1985), S. 3 oder Connell, Blide und Hanken (1984), S. 22

[25] Carter und Ginsburg (1985), S. VI; einer der ersten Artikel zum Phänomen des DRG-Creeps stammt von Simborg (1981)

Ressourcenverbrauch ermittelt wird.[26] Bei nur einer Beobachtungseinheit ist es extrem unwahrscheinlich, den Norm-Mittelwert zu erhalten. Dementsprechend ist die Vergeichsmöglichkeit beim Einzelvergleich sehr gering. Bei einer Verwendung von empirisch spezifizierten Produkten zu Finanzierungszwecken oder zum Wirtschaftlichkeitsvergleich müssen daher mehrere Beobachtungseinheiten, oder genauer gesagt, die Verteilungen ihrer Ressourcenverbrauchsvariablen verglichen werden. Werden zu wenig Beobachtungseinheiten verwendet, so kann dies, wie man sich leicht am Beispiel einer sehr kleinen Stichprobe aus der Grundgesamtheit, an der die Spezifikation entwickelt und die Normwerte festgelegt wurden, vor Augen führen kann, zu Verzerrungen der Stichprobenverteilungen der zu vergleichenden Verteilungsparameter führen. In diesem Fall wären die Verzerrungen zwangsläufig aus dem Stichprobenumfang abzuleiten.[27] Für die Wirtschaftlichkeitskontrolle wie für Finanzierungszwecke wäre dann ein fallzahlbedingtes Fehlurteil bzw. eine Ungerechtigkeit der Entgeltung möglich.

Idealerweise wäre also ein Klassifikationsverfahren anzustreben, bei dem möglichst alle Falltypen in allen Krankenhäusern in ausreichender Zahl mit jeweils annähernd normalverteilten Ressourcenverbrauchsverteilungen vorkämen, so daß eine Verzerrung aufgrund zu geringer Stichprobengrößen ausgeschlossen werden könnte – freilich eine kaum zu erfüllende Aufgabe. Im empirischen Spezifikationsverfahren könnte dieses Problem dadurch berücksichtigt werden, daß der Erwartungswert der Fallzahl einer Gruppe pro (näher zu bestimmendes) Krankenhaus als Restriktion in die Spezifikation mit eingeht, d. h. nicht unterschritten werden darf.[28]

In Zusammenhang mit der Interpretation einzelner Beobachtungeinheiten sei noch auf das Problem der sogenannten 'Ausreißer' verwiesen. Ausreißer in ressourcenbezogenen Spezifikationen sind Fälle, die gemessen an ihren Spezifikationsmerkmalen einen ungewöhnlich hohen Ressourcenverbrauch zeigen. Ihre statistische Problematik liegt darin, daß sie die Modellstrukturen der Spezifikation in unerwünschter Weise verzerren können, z. B. durch Herstellen eines sonst nicht bestehenden Zusammenhangs oder durch Verwischung eines sonst bestehenden. Durch die Verzerrung der Strukturparameter können Ausreißer zu Fehlspezifikationen und zu unkorrekten Modellanpassungen führen. In der Literatur werden verschiedene Ansätze zur Identifikation solcher ein-

---

[26] Zum Zusammenhang des Standardfehlers des Mittelwerts und des Stichprobenumfangs z. B. Borz (1977), S. 114; aus der Varianz der Normverteilung des Ressourcenverbrauchs einer Produktgruppe, einer vorgegebenen Breite des Konfidenzintervalles und der Irrtumswahrscheinlichkeit läßt sich der je Produkt benötigte Stichprobenumfang berechnen; s. ebd. S. 135 oder ausführlicher bei Hartung, Elpelt und Klösener (1982), S. 166 ff

[27] Es braucht daher nicht zu verwundern, wenn die Patientenklassifikationen – speziell auch das AUTOGRP-System – aufgrund ihrer ungenauen Spezifikation als ungeeignet für die Einzelfallprognose – und damit z. B. für die tägliche Auslastungsplanung im Krankenhaus – bezeichnet werden; s. Fuhs, Martin und Hancock (1979), S. 360, die dazu auch gegenüber den durch Erklärungsverfahren zu erzielenden Varianzreduktion zwischen 40 und 50 Prozent mindestens 75 Prozent für die Einzelfallprognose fordern und ein Modell zur Prognose der Entlassungswahrscheinlichkeiten entwickeln

[28] Smits, Fetter und McMahon (1984), S. 74, geben den extrem niedrigen Erwartungswert von mindestens 3(!) Patienten pro Jahr in einer Krankheitsgruppe für ein immerhin 300-Betten großes Krankenhaus als Restriktion der DRG-Entwicklung an

flußreichen Beobachtungseinheiten diskutiert.[29] Die Heilungsmöglichkeiten bestehen in erster Linie im Ausschluß dieser Beobachtungseinheiten vom Spezifikationsverfahren. Praktisch werden sowohl beim Spezifikationsverfahren wie auch bei seiner späteren Anwendung, z B. bei der Finanzierung, in erster Linie Fälle, die außerhalb eines durch die ein-, zwei- oder dreifache Standardabweichung definierten Intervalles liegen,[30] unterdrückt. Beim Spezifikationsverfahren selbst kommt dabei die zusätzliche Schwierigkeit hinzu, die Bereinigung des Datensatzes durchführen zu müssen, ohne die korrekte Spezifikation zu kennen, oder andererseits in Gefahr zu laufen, den Spezifikationsvorgang durch Bereinigungen in unzulässiger Weise zu beeinflußen.

Wie kann nun, die Erfüllung der notwendigen Fallzahl- und Verteilungsbedingungen vorausgesetzt, ein Urteil beim *Vergleich zweier oder mehrerer* Spezifikationen erreicht werden? Die Frage soll in drei Schritten beantwortet werden: Erstens wird geklärt, welche Implikationen die Definition der Norm- oder Referenzgrößen hat; zweitens wird die Interpretationsmöglichkeit der Abweichungen von der Norm geprüft, und schließlich Überlegungen zu den Konsequenzen der Spezifikation von mehreren Produkten für den simultanen empirischen Vergleich und die Anwendbarkeit statistischer Schlüsse angestellt.

Als *Normgröße* oder Vergleichsmaßstab, etwa bei einer effizienzanalytischen Fragestellung, wird, wie bereits erwähnt, zumeist der produktspezifische Mittelwert des Ressourcenverbrauchs einer Referenzgesamtheit verwendet. Die Vorgabe der real beobachtbaren Produktionsprozesse als Norm ist aus zwei Gründen als problematisch anzusehen: einmal, weil regional oder zeitlich unterschiedliche Produktionsbedingungen normiert werden können, zum zweiten aber, die Crux jeder Mittelwertnormierung, weil bestehende Ineffizienzen legitimiert, perpetuiert und, schlimmer noch, in gemeinsamen Bewegungen der Produzenten vergrößert werden können.

Die Festlegung, inwieweit zeitlich oder regional unterschiedliche Produktionsbedingungen in die normsetzende Produktspezifikation mit eingehen soll, betrifft über die Auswahl der Variablen (zur Spezifikation aus technologischen Relationen und nicht vom Produzenten zu vertretenden Produktionsbedingungen vgl. oben Punkt 3.2) hinaus das grundsätzliche Konzept der Normsetzung. Dem Ansatz einer zeitlich und regional übertragbaren Normermittlung steht der reine Durchschnittsvergleich gegenüber. Während im ersten Fall zur Übertragung der Produktspezifikation die strukturelle Stabilität der Spezifikationsrelationen erforderlich ist und Änderungen oder Unterschiede berücksichtigt werden müßten, spielt dies in einer nach dem zweiten Konzept abgegrenzten Untersuchungspopulation definitionsgemäß keine Rolle. Young et al. kamen angesichts der von ihnen im DRG-Spezifikationsverfahren festgestellten Instabilität zu dem Schluß, daß das Spezifikationsergebnis nur für die spezifische Population und den Zeitraum, in denen es entwickelt wurde, genutzt werden kann.[31] Ein alternativer Schluß aus

---

[29] für die Regressionsanalye s. Belsley, Kuh und Welsch (1980), Kapitel 2 sowie Hocking und Pendelton (1983), S. 505 ff

[30] so liegen die sogenannten 'trim points' bei der Anwendung des DRG-System zur Finanzierung bei dem 1.94-fachen der Standardabweichung der Normverweildauer (oder Abweichungen von über 20 Tagen); vgl. Federal Register (1983), S. 39 776

[31] Young, Swinkola und Hutton (1980), S. 244

diesen Ergebnissen wäre die Suche nach einem möglicherweise weniger genauen, aber stabileren Ansatz.

Das kritisierte Mittelwertkonzept als Vergleichsnorm kann letztlich nur dadurch verteidigt werden, daß es einen Schritt in Richtung der Identifikation und Korrektur der, gegenüber dem Ressourcenverbrauchsdurchschnitt relativen, Ineffizienzen erlaubt. Die Feststellung der technologisch erreichbaren Produkttransformationskurven kann aufgrund des multifaktoriellen Produktionsprozesses (vgl. Punkt 3.2) generell als schwierig gelten. Bei der Vermutung eines ineffizienten Durchschnittsniveaus wären zwar, etwa bei der Gestaltung finanzieller Anreize, auch Korrekturen durch eine systematische Niveauvariation der Normwerte oder, im Zeitablauf gesehen, durch Trendvorgaben der Niveauentwicklung möglich; letztlich hat jedoch die Korrektur globaler Ineffizienzen durch eine entsprechende Ausgestaltung der Rahmenbedingungen zu erfolgen und kann nicht durch eine korrekte Produktspezifikation erreicht werden.

Eine methodische Alternative zu mittelwertsbezogenen Analysen bietet die *Data Envelopment Analysis* (*DEA*), ein Ansatz zur Effizienzanalyse aus dem Operations Research, der die jeweils günstigsten erreichbaren Input-Output Relationen für eine Unternehmung definiert.[32] Die Methode wurde als Alternative zu Regressionsschätzungen für Effizienzanalysen im Krankenhaus bei einer vorgegebenen Produkt- bzw. Outputspezifikation eingesetzt.[33] Sie scheint jedoch wegen des großen Gewichts von Extremwerten bei der Bestimmung der erreichbaren Transformationskurven für eine empirisch-explorative Produktspezifikation von Falltypen nicht geeignet.

Ein wesentlicher Punkt des produktstandardisierten Ressourcenverbrauchsvergleichs ist die *Interpretation der Abweichungen* von der Norm, wobei es zunächst keinen Unterschied macht, ob damit Abweichungen einzelner Beobachtungen der Spezifikationspopulation gemeint sind, oder Mittelwertabweichungen einer Vergleichspopulation. Die Ursachen für Abweichungen können vielfältig sein[34] und in unterschiedliche Richtung auf den Ressourcenverbrauch wirken:

- Ungenaue Spezifikation (ohne tatsächliche Ineffizienzen) durch Nicht-Erfassung von Patientenmerkmalen wie z. B. Morbiditäts- oder Schweregradsunterschieden, unterschiedliche Produktionstechniken wie z. B. externe Substitutionsmöglichkeiten mit anderen Versorgungsbereichen oder interne Substitutionsmöglichkeiten durch andere Produktionsverfahren bzw. Unterschiede im Behandlungssstil der Ärzte oder durch unterschiedliche Produktionsbedingungen; aber auch Fehler in der Spezifikationsmethodik oder im Spezifikationsverfahren

---

[32] das Mittelwertkonzept und speziell die Verwendung regressionsanalytischer Verfahren zur Normbestimmung werden von den Vertretern dieses Ansatzes heftig kritisiert; s. z. B. Sherman (1984), S. 922-925, der die DEA zur Effizienzmessung im Krankenhaus (mit empirischem Beispiel) einsetzt; ebenso auch Meyer und Wohlmannstetter (1985); eine Anwendung zur Effizienzanalyse von Routine-Pflegediensten stammt von Nunamaker (1984)

[33] Sherman (1984), S. 927, der vor allem auf die DRGs als Outputmaß hofft

[34] für eine Zusammenstellung der Ursachen der Residualvarianz in den DRGs s. Smits, Fetter und McMahon (1984), S. 72-76

- Effizienzdifferenzen bei vollständig korrekter Spezifikation durch Leistungs-/ Qualitäts- und Ressourcenverbrauchsunterschiede für das gleiche Produkt
- bei gleicher Effizienz und richtiger Spezifikation Datenfehler (Dokumentationsfehler, zweideutige Diagnosenschlüssel) oder beim Vergleich von Verteilungen zu kleine Gruppen
- schließlich Kombinationen dieser Faktoren.

Diese Aufzählung macht deutlich, daß Vergleichen von Produktspezifikationen unter Effizienzgesichtspunkten eine ganze Reihe von ceteris paribus Annahmen bzw. normativen Entscheidungen über zu beachtende und nicht zu beachtende Determianten des dokumentierten Ressourcenverbrauchs unterliegen muß. Das darf aber nicht darüber hinwegtäuschen, daß ganz ähnliche Probleme auch beim exakten Vergleich vieler anderer, auf den ersten Anschein hin eindeutig definierter Güter (vgl. die Ausführungen in Punkt 2.2) auftreten. Wichtige Aspekte der empirischen Prüfungen von Produktspezifikationen liegen daher im Ausweis der verwendeten Annahmen und in der genauen Analyse der Residuen, um Hinweise auf nicht berücksichtigte Einflußfaktoren zu bekommen.

Der dritte Aspekt betrifft die *deskriptive oder induktive Nutzbarkeit* der Resultate eines empirischen Vergleichs der Produktspezifikationen. Für den deskriptiven, vollständigen Vergleich aller Fälle eines Krankenhauses mit einer vorgegebenen Norm erscheint dies einfach: Die entsprechenden Mittelwerte können für jede einzelne Produktart gebildet und verglichen werden; für das gesamt Fallspektrum kann der Unterschied des Gesamtdurchschnitts im Ressourcenverbrauch und des Normwerts aufgeteilt werden in eine eigentliche Ressourcenverbrauchskomponente und in eine auf unterschiedlichen Produkten beruhende Komponente (s. zur näheren Beschreibung des Verfahrens und zur Anwendung auf die Verweildauer Punkt 7.3). Wenn jedoch keine Vollerhebung stattfindet und aus einer Teilerhebung auf die Fallmischungs- und Ressourcenverbrauchsunterschiede geschlossen werden soll, oder z. B. der Einfluß einer zusätzlichen Variablen, wie etwa die Versicherungsform des Patienten oder die Trägerschaft des Krankenhauses, auf den fallstandardisierten Ressourcenverbrauch auf seine Signifikanz geprüft werden soll, dann ist ein statistisches Testen der deskriptiven Ergebnisse erforderlich. Beim Mittelwertvergleich, insbesondere beim simultanen Vergleich mehrerer Mittelwerte – wie im Fall von Patientenklassifikationen – treten dann aber sofort Schwierigkeiten auf, die aus (bezüglich des Ressourcenverbrauchs) unterschiedlich streuenden, d. h. unterschiedlich genau spezifizierten Produkten resultieren. Insbesondere Regressions- und Varianzanalyse, die in diesem Fall als Schätzverfahren in Frage kommen, erfordern als eine Grundannahme die Erfüllung gleicher Varianzen der Residuen (Homoskedastizität), d. h. gleicher Verteilungen der Abweichungen vom Mittelwert der Ressourcenverbrauchsvariablen in allen Produktarten. Die Implikationen dieser bei Produktspezifikationen typischerweise verletzten Annahme werden später bei den jeweiligen Anwendungsfällen diskutiert.

6. Empirische Analyse der Spezifikationsergebnisse

Zunächst werden im folgenden beispielhaft für das empirische Ergebnis einer Spezifikation die Diagnose-bezogenen Gruppen untersucht. Daran schließt sich ein Überblick über Vergleiche von Spezifikationen in der Literatur und ein empirisches Beispiel zum Spezifikationsvergleich an.

6.1 Empirische Beschreibung und Analyse der Diagnose-bezogenen Gruppen

Datenbeschreibung: Der National Hospital Discharge Survey (NHDS) ist eine nationale Stichprobe von Krankenhauspatienten in den USA, die jährlich vom National Center for Health Statistics erstellt wird. Im Jahr 1983 umfaßte sie 206 027 Patienten aus 418 Akutkrankenhäusern, die aus einer Grundgesamtheit von 8 130 Krankenhäusern stammen.[1] Dabei wurden nur Krankenhäuser mit mehr als sechs Betten, aber alle Krankenhäuser über 1 000 Betten in die Stichprobe eingeschlossen; der Rest nach einem zweistufigen Stichprobenverfahren – zunächst nach sieben weiteren Bettengrößenklassen und vier Regionen, dann nach der Trägerschaft und einem feineren regionalen Schlüssel stratifiziert – gezogen. Innerhalb der Krankenhäuser wurden die Krankenblätter der Patienten mit einer zur Ziehungswahrscheinlichkeit des Hauses umgekehrt proportionaler Wahrscheinlichkeit (zufällig) gezogen, um Fehlerrechnung und Hochrechnung zu erleichtern. Die Daten des Krankenblatts wurden auf einen Survey-Fragebogen übertragen, die medizinischen Daten, also Diagnosen und Operationen, vom National Center of Health Statistics zentral mit dem fünfstelligen Diagnosen- bzw. dem vierstelligen Operationsschlüssel des ICD-9-CM, der 'Clinical Modification' der 9. ICD-Version (vgl. Punkt 4.5), codiert. Die DRGs sind in den 470 Gruppen der 2. Version dokumentiert (vgl. Punkt 4.1) und wurden nach dem DRG-Grouper Programm der Health Care Financing Administration ermittelt. Schließlich wurden die computerisierten Daten verschiedenen Plausibilitätsprüfungen unterzogen. Fehlende Werte von Alter, und Geschlecht wurden durch entsprechende Werte von Patienten gleicher Diagnosenkombination ersetzt, fehlende Aufnahme- oder Entlassungsdaten durch die Verweildauern von Patienten gleichen Alters ersetzt. Diese Vorgehensweise betraf zwar weniger als ein Prozent der Fälle, zeigt aber zugleich die Notwendigkeit einer genauen Prüfung des Datenverarbeitungsprozesses vor der Verwendung von Daten zur Produktspezifikation.[2]

---

[1] zur Stichprobenbeschreibung s. National Center of Health Statistics (1983), S. 2-8; zu den Ergebnissen des Jahres 1983 Graves (1984) und des Jahres 1982 Pokras und Kubishke (1985), die, S. 2, auch vermerken, daß die NHDS-Ergebnisse als nationale Schätzer für die DRGs verwendet werden könnten; da hier methodische Aspekte im Vordergrund stehen, werden generell keine (gewichteten) Hochrechnungen auf die Gesamtwerte für die USA vorgenommen

[2] angesichts des niederen Fehlerprozentsatzes (die Verweildauer-Fehlwerte machen nur einen Teil des einen Prozents aus) und des Behebungsmodus werden diese Fehler nicht weiter in Betracht gezogen

Für jeden Patienten dokumentiert der NHDS Alter, Geschlecht, Familienstatus, Rasse, Aufnahme- und Entlassungsdatum, Entlassungsstatus, Finanzierungsträger, geographische Region des Krankenhauses, Krankenhausgröße und Trägerschaft, bis zu vier Operationen (mit Datum), bis zu sieben Diagnosen sowie einige Variable, die aus den genannten Informationen gebildet werden können, wie etwa die Verweildauer.

Die Verweildauer als *Homogenisierungsvariable* bei der Spezifikation der DRGs, d. h. als Maßstab der ökonomischen Homogenität von Fällen, steht im Mittelpunkt der folgenden empirischen Untersuchung der DRGs als Spezifikation des Krankenhausprodukts. Gegenüber anderen Ressourcenverbrauchsmaßen, insbesondere den Kosten, die in der zweiten DRG-Version auch zur Reliabilitätsprüfung der Spezifikations eingesetzt wurden,[3] hat die Verweildauer die Vorteile, routinemäßig patientenbezogen und ohne Zurechnungs- und (monetäre) Bewertungsprobleme vorzuliegen und daher interregional und intertemporal relativ leicht vergleichbar zu sein. Auch ist die Verweildauer ein einfacher, intuitiv plausibler Ressourcenverbrauchsmaßstab für Fälle des gleichen Typs. Nachteilig bei einer Verwendung der Verweildauer als Ressourcenverbrauchsindikator ist freilich ihre leichte administrative Manipulierbarkeit (z. B. durch Verlegungen oder Aufnahmen bzw. Entlassungen vor und nach bestimmten Stichzeitpunkten), die Nichterfassung unterschiedlicher Leistungsintensitäten[4] und die ungelöste Zuordnung des tatsächlichen Ressourcenverbrauchs. Zusammenfassend kann die Verweildauer als vorläufige, geeignete Hilfgröße für den Ressourcenverbrauch bezeichnet werden. Es kann angenommen werden, daß sich die Relevanz der Verweildauer als Ressourcenverbrauchsindikator in Verbindung mit der Spezifikation ähnlicher Fälle erhöht, d. h. daß beim Spezifikationsvorgang die Indikatorqualität selbst positiv beeinflußt werden kann.

Die folgende Analyse umfasst vier Teile, die sich alle mit den Produkteigenschaften bezüglich der Homogenisierungsvariable Verweildauer beschäftigen: Zunächst eine Beschreibung der Verweildauer und der Einflüsse einiger einzelner Spezifikationselemente, dann verschiedener statistischer Parameter der einzelnen DRGs sowie deren bivariate Zusammenhänge, ferner Maße der Erklärungskraft des gesamten Klassifikationsverfahrens bzw. einzelner Teilbereiche und schließlich eine Analyse von Ausmaß und Zusammenhängen der durch die DRGs nicht erfaßten Streuung im Ressourcenverbrauch mit einer Reihe von weiteren Variablen.

Die Verweildauerverteilung für die gesamte Stichprobe wurde bereits in Abb. 1 (s. Punkt 3.2.) vorgestellt. Das arithmetische *Mittel der Verweildauer* liegt bei 6.9 Tagen, und sie variiert bei einer Standardabweichung von 9.6 Tagen zwischen einem und 387 Tagen. Wegen der deutlichen Rechtsschiefe der Verteilung (das Schiefemaß, mit einem Wert von 0 für symmetrische Verteilungen, liegt bei 7.3) wird in den USA als Norm nicht das arithmetische, sondern, als Maß der zentralen Ten-

---

[3] Health Care Financing Administration (1983), S. 7, wo jedoch weder die verwendeten Kostengrößen noch Datengrundlagen und Ergebnisse referiert werden; alle Beispiele zum Spezifikationsverfahren beziehen sich auf die Verweildauer

[4] vgl. hierzu Neubauer, Sonnenholzner-Roche und Unterhuber (1986), S. 12

denz, das geometrische Mittel der Verweildauer verwendet.[5] Damit gehen bei der Mittelwertberechnung die weniger häufig vorkommenden hohen Werte mit einem geringeren Gewicht ein, was bei den rechtsschiefen Verteilungen zu unter dem arithmetischen Wert liegenden Mitteln führt. Das geometrische Mittel der Verweildauer beträgt nurmehr 4.4 Tage. Das geometrische Mittel besitzt die Minimumeigenschaft des arithmetischen Mittels[6] bezüglich der logarithmierten Verweildauerwerte; diese Transformation der Verweildauer (und damit ihrer Residuen) wird zuweilen auch zur Anpassung der rechtsschiefen Verteilung an die Normalverteilung vorgenommen, um die entsprechende Annahme, auf der viele Erklärungsmodelle beruhen, zu erfüllen. Allerdings sind die zur Normbestimmung nützlichen logarithmierten Verweildauerwerte kaum inhaltlich interpretierbar.

Vor der eigentlichen Analyse der DRGs soll noch ein Blick auf den *Informationsgehalt* einzelner Spezifikationselemente sowie der rein diagnostischen Klassifikationen nach dem ICD bezüglich ihrer Erklärung der Verweildauer geworfen werden. Dazu wurden, je nach dem Skalierungsniveau der Variablen, lineare Ansätze zur Verweildauererklärung nach der in Punkt 5.2 erläuterten Modellstruktur gebildet. Tabelle 1 zeigt (in der linken Spalte) die Erklärungskraft von patientenbezogener Variablen sowie – als Beispiel eines institutionellen Bezugs – der Krankenhausgröße (Bettenzahl). Unter den nicht-diagnostischen Variablen weist der Multimorbiditätsindikator 'Diagnosenzahl' vor dem Alter den höchsten Informationsgehalt auf. Gleichwohl kann die Erklärungskraft der einzeln genommenen Variablen als gering bezeichnet werden. Unter den verschiedenen diagnostischen Aggregationsebenen ist die plausible Zunahme des Erklärungsgrades mit dem Differenzierungsgrad klar erkennbar. Die Anzahl der Variablenausprägungen (in der jeweils nachfolgenden Klammer) liegt schon bei der dreistelligen Klassifikationsebene weit über den DRGs (841 gegenüber 470). Deutlich ist auch die nicht linear mit der Zahl der diagnostischen Klassen variierende Erklärungkraft, wo z. B. beim Übergang von der vier- auf die fünfstellige Ebene den 1 139 zusätzlichen Klassen ein Erklärungszuwachs von nurmehr 1.25 Prozent gegenübersteht.

In der rechten Spalte sind entsprechende Vergleichswerte für die Patientendaten aus der Bundesrepublik angegeben. Sie weisen im Grund eine ganz ähnliche Struktur des Informationswerts der einzelnen Variablen bezüglich der Verweildauer auf. Markant ist der deutlich höhere Einfluß des Alters und der Diagnosenzahl. Allerdings sind die enormen Fallzahlunterschiede der Stichproben zu berücksichtigen (der NHDS liegt um den Faktor 30 höher), was sich natürlich bei den Freiheitsgraden der Modelle bemerkbar macht und zu den höheren Erklärungswerten der ausdifferenzierteren Diagnosegruppierungen bei den deutschen Pa-

---

[5]   das geometrische Mittel ist definiert als $(x_1 * x_2 * \ldots * x_j)^{1/j}$; vgl. z. B. Hartung, Elpelt und Klösener (1982), S. 35; zur Begründung der Wahl dieser Normgröße wird auch angeführt, daß damit die Grenzen für die abnorm lang liegenden Fälle (Ausreißer) enger gesetzt sind – vgl. Federal Register (1985), S. 144; empirisch liegen die Ausreißeranteile der 1/2/3-fachen Standardabweichung im NHDS 1983 nach dem arithmetischen Mittel bei 11.6/3.3/1.5 Prozent der Fälle, nach dem geometrischen Mittel bei 13.4/4.1/1.9 Prozent

[6]   gemeint ist das Minimum der Abweichungsquadrate, vgl. Hartung, Elpelt und Klösener (1982), S. 44

Tabelle 1. Informationsgehalt potentieller Spezifikationselemente zur Erklärung der Verweildauer bei amerikanischen (1983) und bundesdeutschen (1982) Krankenhauspatienten; R^2-Werte eines linearen Ansatzes in Prozent

Datenquelle	NHDS (1983)		DTI (1982)	
	R^2	Zahl der Klassen	R^2	Zahl der Klassen
1. Patientenbezogene Variablen				
Alter	5.55		15.18	
Geschlecht	0.09		0.03	
Entlassung ins Pflegeheim	3.13		2.01	
Zahl der Operationen	2.38	(5)		
Zahl der Diagnosen	7.34	(7)	17.08	(15)
ICD-Kapitel	5.55	(17)	5.26	(17)
ICD-Gruppen	9.89	(97)	12.60	(97)
ICD-3-stellig	15.73	(841)	25.79	(494)
ICD-4-stellig	19.46	(3433)	29.46	(751)
ICD-5-stellig	20.71	(4572)	--	
2. Beispiel einer institutionenbezogenen Variable				
Krankenhausgröße (Betten)	0.26	(6)	1.00	(6)

Anmerkung: Als ICD-Kapitel wird die Unterteilung des ICD in 17 Kategorien bezeichnet, als Gruppen diejenige in 97 Kategorien. Der Vergleich stellt auf den Informationsgehalt verschiedener Aggregationsebenen ab; inhaltlich sind die Klassifikationen in beiden Spalten nicht identisch, da der NHDS im ICD-9-CM, der DTI im ICD-8 verschlüsselt ist; um die Aggregationsebenen von der möglichen Zahl der Diagnosenklassen her vergleichbar zu machen, wurden beim NHDS die 'V' und 'E'-Kodierungen ausgeschlossen; damit beträgt die Zahl der Beobachtungseinheiten im ICD-Abschnitt des NHDS 188 975, sonst 206 027 (mit einer weiteren Ausnahme bei der Krankenhausgröße, wo Häuser unter 50 Betten ausgeschlossen wurden, um die Kategorien vergleichbar zu machen; 197 467 Fälle); die Fallzahl des DTI beträgt 6 082, im ICD-Abschnitt 10 Fälle weniger.

tienten beitragen kann. Die Ergebnisse aus beiden Datenquellen könnten in einem explorativen Untersuchungsdesign als erste Hinweise auf Optimierungsmöglichkeiten der Verweildauererklärung durch geeignete Kombinationen von diagnostischen Klassifikationen niederer Aggregationsstufen mit anderen einflußnehmenden Variablen, wie z. B. der Diagnosenzahl und dem Alter, interpretiert werden. Dieser Ansatz wird erst nach der Analyse der DRGs weiterverfolgt.

In einem gewissen Gegensatz zu ihrem Namen und trotz der Verwendung von *Diagnosen* zur prioritären Klassifikation im Bereich der medizinischen Fälle unterscheiden sich die DRGs in ihrem Ergebnis grundlegend von den diagnostischen Klassifikationen. Sie können nicht als eine Aggregationsform von Diagnosen angesehen werden. Abb. 2 verdeutlicht die konzeptionellen Unterschiede: Einzelne DRGs enthalten in der vorliegenden Stichprobe bis zu knapp 900 Hauptdiagnosen, einzelne Hauptdiagnosen sind teilweise in mehr als 20 DRGs zu finden. Beides sind Extrembeispiele, aber keine Einzelfälle. Dieser konzeptionelle Unterschied hat, wie später in Punkt 6.3 gezeigt wird, Auswirkungen auf die partielle Vergleichbarkeit von Spezifikationen.

Die *Fallzahlen* innerhalb der DRGs variieren beträchtlich. Die beiden größten DRGs stammen aus dem Entbindungsbereich und umfassen knapp 13 Prozent aller Fälle (DRG 391: 'normale Neugeborene' und DRG 373 'Geburt mit Komplikationen'). Auch bei einem Stichprobenumfang von über 200 000 Fällen haben am anderen Ende der Skala 10 DRGs nicht mehr als 10 Fälle aufzuweisen. Der bemer-

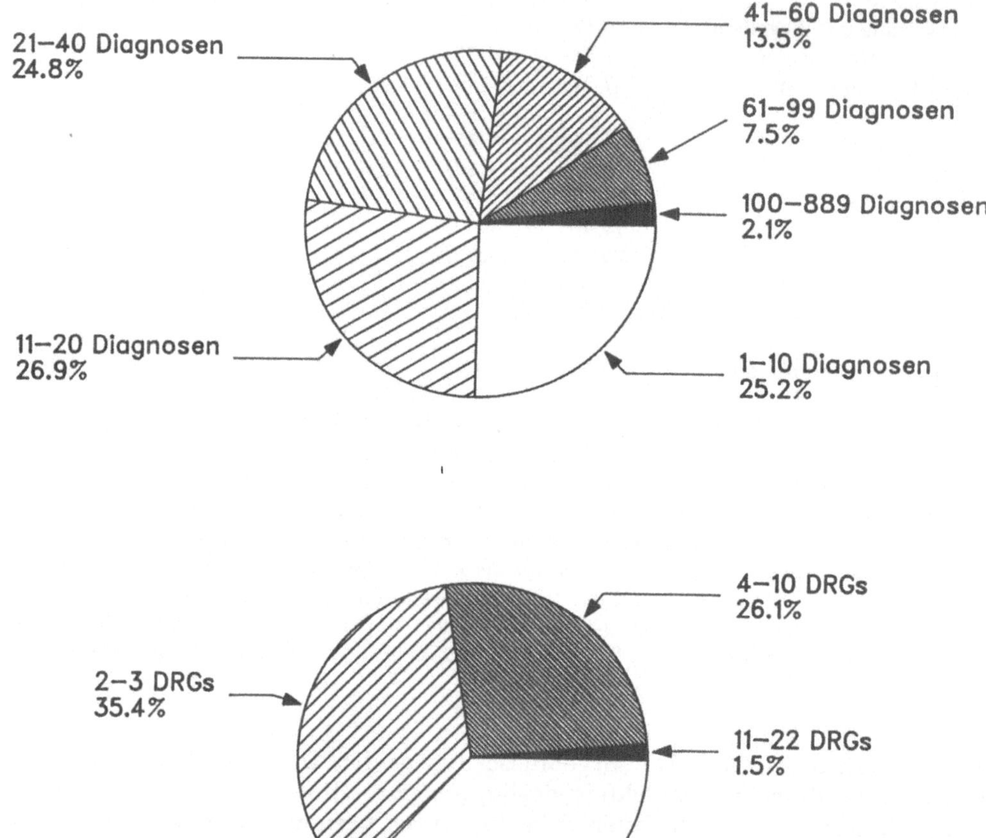

Abb. 2. ICD- und DRG-Klassifikationen im Vergleich: Anzahl der Hauptdiagnosen je DRG und Anzahl der DRGs je Hauptdiagnose für amerikanische Krankenhauspatienten; Prozentangaben jeweils für den betroffenen Anteil der Klassifikationssysteme

Datenquelle: NHDS (1983)

kenswerte Umfang gering besetzter DRGs – 55 Gruppen haben weniger als 50 Fälle – zeigt die Problematik einer umfassenden Produktspezifikation für alle Krankenhausfälle unter der Berücksichtigung der Vergleichbarkeit der Verweildauerverteilungen auf. Der Umfang der zugrundegelegten Stichprobe entspricht bei einem Nutzungsgrad von 85 Prozent und der durchschnittlichen Verweildauer von 6.9 Tagen immerhin leicht der jährlichen Fallkapazität von vier Großkrankenhäusern über 1 000 Betten.[7]

Die Verweildauermittelwerte in den DRGs, d. h. im Vergleichsfall die Normwerte, bewegen sich zwischen einem Tag und einem guten Monat (33.9 Tage). Die Standardabweichung schwankt in den Gruppen zwischen 0 und 40 Tagen und liegt im fallzahlgewichteten Mittel bei 6.7 Tagen, d. h. knapp unter dem Mittelwert, was einen durchschnittlichen, fallzahlgewichteten Variationskoeffizienten (multipliziert mit 100) von 92.7 ergibt. Dieser *Variationskoeffizient* wird auch zur Gesamtbeurteilung der Homogenität von Klassifikationsverfahren verwendet.[8] Allerdings gewichtet dieser Indikator (Standardabweichung/Mittelwert) einen marginalen Tag in einer Fallgruppe mit hoher durchschnittlicher Verweildauer geringer als in einer Gruppe mit niederer – ein Konzept, dem man bei substituierbaren Krankenhaustagen, in denen möglicherweise nurmehr Hotelkosten anfallen, nicht unbedingt folgen muß. Das geeignete Vergleichsmaß wäre dann die Standardabweichung bzw. im linearen Ansatz die Wurzel der mittleren nicht erklärten Abweichungsquadrate. Die Bedeutung dieser unterschiedlichen Konzepte unterstreichen die folgenden Ergebnisse: Mit zunehmenden Verweildauermittelwerten steigen auch signifikant die Streuungsmaße Standardabweichung und Varianz der Verweildauer in den Gruppen (Produkt-Momentkorrelationen .87 bzw. .77; jeweils $p^9 = .0001$). Gruppen mit hohen Verweildauermitteln sind also bezüglich der Standardabweichung (in Tagen) tendentiell ungenauer spezifiziert als solche mit niederen. Aus der hohen positiven Korrelation zwischen Standardabweichungen und Mittelwerten ergibt sich die Unabhängigkeit des Variationskoeffizienten von den Verweildauermittelwerten. Ein sachlicher Grund neben naturgegeben größeren Verweildauerunterschieden in Patientengruppen mit langer Gesundungsdauer könnte darin liegen, daß 'Kurzlieger' (wie Verdachtsfälle oder Fälle, die zur Weiterbehandlung an ein anderes Krankenhaus überwiesen werden) in Gruppen hoher Verweildauer die Streuung stärker vergrößern als in denen mit niedrigem Verweildauerdurchschnitt. Statistisch gesehen ist das Resultat durch die Beschränkung der Verweildauer auf positive Werte und hohe Anteile der Beob-

---

[7] dies läßt sich leicht aus der definitorischen Beziehung

$$\text{Betten} = \frac{\text{Fälle} * \text{Verweildauer}}{\text{Nutzungsgrad} * 3.65} \qquad \text{ermitteln;}$$

aus 206 027 * 6.9/85 * 3.65 ergibt sich ein Bettenvolumen von 4 582

[8] dies gilt insbesondere für die Beiträge von Horn; vgl. dazu Punkt 6.2

[9] der Praxis der Statistikprogrammpakete folgend, wird das maximale Niveau der Irrtumswahrscheinlichkeit, bei dem das Ergebnis noch signifikant ist, angegeben

achtungseinheiten in der Nähe des Nullpunktes auch verteilungsbedingt. Alle verwendeten Parameter, Mittelwerte wie Streuungmaße der Verweildauer sind, sei noch erwähnt, unter den DRGs praktisch fallzahlunabhängig.[10]

Wegen ihrer Bedeutung als eine wichtige Annahme der linearen Schätzansätze sei nochmals die Unterschiedlichkeit der Streuung der Verweildauer respektive ihrer Residuen in den DRGs hervorgehoben. Neben den geschilderten bivariaten Zusammenhängen unterstreichen dies auch die Schwankungen der *Verweildauervarianzen* in den DRGs zwischen 0 und 1 650. Zur Überprüfung, ob eine induktive Interpretation eines linearen Erklärungsansatzes der Verweildauer durch die DRGs dennoch möglich ist, wurde der Test von Bartlett auf Varianzhomogenität (und Normalverteilung) der Verweildauer unter den Gruppen durchgeführt. Sowohl für die Ursprungswerte als auch für die logarithmisch transformierten Verweildauerwerte war die Nullhypothese (der Homogenität) zurückzuweisen. Daher werden im folgenden im allgemeinen die Auswertungen an den DRGs, um die Darstellung nicht unnötig zu komplizieren, deskriptiv vorgenommen bzw. interpretiert. Eine Erfüllung der Schätzvoraussetzungen ist hierfür nicht erforderlich.[11] Neben dem Verzicht auf statistische Schlüsse hat dies auch Konsequenzen für die Wahl der Indikatoren, mit denen die Homogenität der DRGs untersucht wird: So wird etwa zum Vergleich der Residuen nicht die im linearen Modell gewöhnlich geschätzte Residualvarianz, sondern die durchschnittliche mittlere (absolute) Abweichung fallzahlgewichtet aus den einzelnen DRGs ermittelt. Sie liegt mit 6.7 Tagen niedriger als die (unzutreffend) geschätzte Größe mit 8.5 Tagen.

Die Untersuchungen der *Erklärungskraft* einer fallbezogenen Produktspezifikation bezüglich eines Ressourcenverbrauchsindikators und der anderen Homogenitätsmaße sind methodisch als eine Prüfung der prädiktiven Validität zu werten.

---

[10] dieses Kriterium fordert Galtung (1967), S. 241 von einem Indikator (hier der Fallmischung, d.V.)

[11] für den Bartlett-Test wird eine Prüfgröße ermittelt, die mit (Zahl der Gruppen-1) Freiheitsgraden X^2-verteilt ist; der Test wurde in SAS formuliert; die X^2-Werte bei 467 Freiheitsgraden betragen 210 915 bzw. für die logarithmierte Verweildauer 33 642; bei einer Irrtumswahrscheinlichkeit von p = .05 liegt der für die Annahme der Homogenitätshypothese zu unterschreitende theoretische Wert bei ca. 520; vgl. Hartung, Elpelt und Klösener (1982), S. 617 und S. 737; als Folge der Varianzheterogenität können die Schätzung der nicht erklärten Abweichungsquadratsumme, d. h. der Residualvarianz im linearen Modell, durch Aufsummieren über alle Beobachtungseinheiten und Teilen durch die Freiheitsgrade nicht mehr vorgenommen und somit die F-Werte nicht mehr korrekt errechnet werden; die Varianzanalyse wird dann als robustes Verfahren angesehen, wenn die einzelnen Klassen etwa gleich große Fallzahlen aufweisen, vgl. Borz (1977), S. 347, was sich im vorliegenden Fall wegen der teilweise geringen Besetzungen auch nicht durch eine (quasi-experimentelle) Substichprobe beheben läßt; die Prüfung der Homogenitätsannahme wird oft vernachlässigt, erscheint aber besonders dann notwendig, wenn Hinweise auf ihre Verletzung vorliegen; so geben etwa Horn, Horn und Sharkey (1984), S. 38 für die einzelnen Severity-Klassen stark unterschiedliche Variationskoeffizienten (sowie für eine Varianzberechnung die Mittelwerte) an, diskutieren aber auch die F-Werte; ferner sollten deskriptive und induktive Maße nicht vermischt werden; zu einem Schätzansatz wäre dann nicht der mittlere gewichtete Variationskoeffizient, sondern der geschätzte (Wurzel aus der geschätzten Residualvarianz durch den Mittelwert) heranzuziehen

Bei Klassifikationsverfahren mit dem Anspruch einer ressourcenbezogenen Spezifikation sind diese Prüfungen als wichtige ökonomische Gütekriterien der Spezifikation anzusehen. Gleichwohl fehlt ein genereller Maßstab, welche Homogenität von Produkten z. B. für eine Verwendung zu Finanzierungszwecken erforderlich ist. Die Untersuchungen erstrecken sich daher auf Vergleiche verschiedener Teilbereiche einer Klassifikation, auf die Anwendung der Klassifikation auf verschiedene Teildimensionen der Versorgung und (in den folgenden Punkten) auf Spezifikationsvergleiche. Somit können Aussagen über die relative Güte der Spezifikation gewonnen werden.

Tabelle 2 zeigt die Ergebnisse des linearen Ansatzes der Verweildauererklärung durch die DRGs für die gesamt Stichprobe wie für die 23 *Hauptdiagnosekategorien.* Die Patientenanteile in den Hauptdiagnosekategorien reichen von etwas weniger als einem Viertel Prozent der Fälle (Verbrennungen) bis zu 11 Prozent (Kreislauferkrankungen), die Zahl der DRGs von 5 bis zu 48 Gruppen. In der gesamten Stichprobe erklären die DRGs 22.06 Prozent der Verweildauervarianz. Dieses Ergebnis, das mit etwa einem Zehntel der Gruppen dasjenige der 5-stelligen Diagnosenklassifikation knapp übertrifft,[12] kann von der Gesamterklärung nur als gering angesehen werden. Innerhalb der Hauptgruppen variieren die R^2-Werte stark, vier Kategorien weisen sogar einen Erklärungsgrad von unter 10 Prozent auf. Die Ergebnisse verbessern sich deutlich durch eine – die Normalverteilung gut approximierende – Transformation der Verweildauer in logarithmierte Werte (R^2 insgesamt bei 36.28) und liegen, mit Ausnahme von drei Hauptdiagnosekategorien, über den Werten aus dem unlogarithmierten Ansatz. Die beiden Erklärungsansätze führen somit zu unterschiedlich genauen Erklärungen innerhalb der Fallstruktur.

Unter den Hauptdiagnosekategorien weisen die Entbindungen mit einer durchschnittlichen fallzahlgewichteten Standardabweichung von 2.3 Tagen die größte Homogenität auf; gemessen am durchschnittlichen gewichteten Variationskoeffizienten ist es die Kategorie 'Perinatalzeit'. Verschiedene *Homogenitätsindikatoren* führen also zu unterschiedlichen Ergebnissen. Ordnet man für die Indikatoren R^2-Werte, Standardabweichung und Variationskoeffizient die Hauptdiagnosekategorien in einer Rangfolge, so korrelieren erwartungsgemäß die Rangplätze der beiden Streuungmaße untereinander positiv und, merklich schwächer, mit den R^2-Rängen negativ. Die drei Homogenitätsmaße unterscheiden sich also nicht nur nach ihrer statistischen Definition und inhaltlichen Interpretierbarkeit, sondern konsequenter Weise auch im Ergebnis. Beispielsweise besitzen die DRGs unter den Hauptkategorien bei den Erkrankungen der Verdauungsorgane die zweithöchste Erklärungskraft, aber nur die siebtkleinste Homogenität gemessen an den beiden Streuungsmaßen.

Als nächstes wird die Anpassung der DRGs an den Ressourcenverbrauch, also die Verweildauer, in verschiedenen *Teilbereichen der Krankenhausversorgung,* d. h. in

---

[12] die Beschränkung auf die in Tabelle 1 verwendeten Fälle (ohne 'V' und 'E'-Kodes) ergibt für die Verweildauererklärung durch die DRGs einen R^2-Wert von 21.10 gegenüber dem Wert von 20.71 der 5-stelligen Diagnosenverschlüsselung; für die Gesamtstichprobe liegt das R^2 für DRGs bei 22.06 gegenüber dem der 4 744 fünfstelligen Hauptdiagnosen von 21.10

Tabelle 2. Parameter der Verweildauererklärung durch DRGs in den Hauptdiagnosekategorien und insgesamt; ursprüngliche und logarithmierte Verweilsdauerwerte als abhängige Variable in einem linearen Ansatz; USA (1983)

Hauptdiagnose-kategorien[a]	n	Zahl der DRGs	Verweildauer			log (Verweildauer)		
			R^2	MSTD	MVC	R^2	MSTD	MVC
Nervensystem	10 493	35	14.22	11.8	121.9	30.32	0.9	58.2
Augen	4 568	13	10.14	3.0	96.4	19.15	0.5	57.8
Hals/Nase/Ohren	8 107	26	21.73	3.0	88.6	28.36	0.6	79.9
Atmung	15 312	28	12.03	6.9	85.8	16.31	0.7	44.3
Kreislauf	22 832	42	16.08	7.7	92.9	23.64	0.8	46.1
Verdauung	22 169	45	26.57	5.7	87.4	33.06	0.7	50.3
Leber/Galle/Bauch-speicheldrüse	4 993	18	15.26	7.9	79.9	21.63	0.7	35.6
Muskeln/Skelett/Bindgewebe	19 853	48	21.39	7.9	101.9	33.38	0.8	52.2
Haut/Unterhaut/(weibl.) Brust	8 018	28	21.16	7.1	114.5	31.38	0.8	63.3
Drüsen/Ernährung/Stoffwechsel	5 747	17	16.85	9.2	106.8	17.32	0.8	45.0
Nieren und Harnleiter	7 123	31	19.67	6.8	94.7	28.94	0.8	56.1
männliche Geschlechtsorgane	3 188	19	23.60	5.1	75.3	43.91	0.7	49.7
weibliche Geschlechtsorgane	9 569	17	25.72	3.8	79.8	51.58	0.6	59.3
Schwangerschaft/Entbindung	22 741	15	22.34	2.3	71.3	41.16	0.5	62.4

Fortsetzung

[a] Zur Bezeichung wurden Kürzel gebildet; die Ähnlichkeit mit den ICD-Kapiteln zeigt auch die Aufstellung in Grimaldi und Micheletti (1983), S. 26-27

Fortsetzung Tabelle 2

Hauptdiagnose-kategorien	n	Zahl der DRGs	Verweildauer			log (Verweildauer)		
			R²	MSTD	MVC	R²	MSTD	MVC
Perinatalzeit	18 361	7	27.37	3.9	69.9	24.08	0.6	49.7
Blut(bildung)	1 723	8	4.22	8.6	118.2	7.86	0.9	58.2
Myeloproliferatives System	1 781	15	9.17	11.3	123.2	18.95	1.0	62.8
Infektionen	1 796	9	18.92	7.9	97.3	27.91	0.8	51.5
Psyche	6 022	9	3.37	17.4	124.8	7.21	1.0	51.0
Drogen/ Alkoholmißbrauch	3 283	6	15.59	9.2	93.6	19.54	0.9	54.0
Verletzungen/Arznei-mittelvergiftungen	3 203	17	26.23	7.3	127.3	19.96	0.9	81.5
Verbrennungen	448	5	23.99	10.4	98.7	22.97	1.0	59.6
Verschiedene Faktoren	4 697	10	7.40	13.3	137.8	20.97	1.0	66.7
insgesamt	206 027	468[b]	22.12	6.7	92.7	36.28	0.7	54.3

[b] Nicht besetzt waren DRG 103 (Herztransplantation) und DRG 317 (Nierenversagen mit Dialyse)

Datenquelle: NHDS (1983), ungewichtete Daten
Anmerkung: MSTD ist die fallzahlgewichtete mittlere Standardabweichung der Verweildauer in den einzelnen Hauptdiagnosekategorien bzw. insgesamt; MVC ist der mittlere fallzahlgewichtet Variationskoeffizient; beides sind deskriptive Maße, die sich von den Schätzwerten, die in einem linearen Modell ermittelt werden, unterscheiden

Patientengruppen, Krankenhausgruppen, bei Finanzierungsträgern, in verschiedenen Regionen und zu verschiedenen Zeitpunkten untersucht (vgl. Tabelle 3). Verwendet werden die Abweichungen von den landesweit fallstandardisierten Verweildauermitteln, die Erklärungskraft der DRG-Spezifikation und die zusätzliche Erklärungskraft der Variablen, welche die Teilbereiche differenzieren.

Von Null verschiedene *Residuenmittelwerte* stellen systematische Abweichungen von der fallstandardisierten Verweildauernorm in den Teilbereichen dar. Zwei Möglichkeiten ihrer Interpretation sind zu unterscheiden:

- Unter der Annahme einer korrekten Spezifikation des Krankenhausprodukts sind Bereiche über- bzw. unterdurchschnittlicher Effizienz der Krankenhausversorgung zu identifizieren. Bei einer Finanzierung mit Fallpauschalen können systematische Verweildauerabweichungen je nach analytischer Perspektive als erste Hinweise auf Gewinn- oder Verlustmöglichkeiten in Teilbereichen interpretiert werden.
- Unter der Annahme einer über alle Teilbereiche im Durchschnitt gleichen Effizienz der Versorgung wären die Abweichungen als Hinweise auf potentielle Fehlspezifikationen zu verstehen. Die Produktspezifikation wäre so zu präzisieren, daß im Durchschnitt auch in den Teilbereichen keine Abweichungen vom Normwert auftreten. Vergleichsweise dazu wird unten das (maximale) prädiktive Potential der DRG-Spezifikationselemente in den Teilbereichen behandelt.

Beide Annahmen stellen theoretisch rigorose Extreme dar. In der Praxis wird eine Spezifikation dazwischen liegen. Der Verwendung einer Produktspezifikation zum Wirtschaftlichkeitsvergleich oder zur Finanzierung unterliegt, wenn bewußte Abweichungen von Teilbereichen ausgeschlossen werden, die Annahme einer korrekten Spezifikation.

Damit bilden Patientengruppen mit positiven Residuen, d. h. überdurchschnittlicher Verweildauer gemessen an den DRG-Durchschnittswerten, wie Medicare- und/oder die Patienten ab 65 Jahren, oder die Pflegefallpatienten (mit einer Abweichung von mehr als fünf Tagen) für ein Krankenhaus finanzielle Risikogruppen. Nach den Mittelwertnormen des DRG-System besteht im Bereich der Pflegepatienten ein deutlicher Handlungsspielraum für die Verkürzung der Verweildauer, ohne daß dabei freilich die Versorgungsmöglichkeiten miterfaßt werden.

Bei den Krankenhäusern erscheinen die kleinen Krankenhäuser gegenüber den größeren bevorzugt, da ihre Patienten unterdurchschnittlich kurze Aufenthalte aufweisen. In der Tendenz stimmt dies mit den Prognosen des Congressional Budget Office zu den kleinen Krankenhäusern als den Gewinnern des DRG-Finanzierungssystems überein.[13] Deutlich sind auch regionale Unterschiede der fallstandardisierten Verweildauer, weniger stark ausgeprägt deren saisonale Schwankungen über das Jahr mit einer erhöhten Verweildauer im ersten Quartal. Methodisch sei angemerkt, daß die Residuenmittelwerte nur den Verweildauerunterschied einer Fallstandardisierung beschreiben. Dieser Wert ist von der Ver-

---

[13] vgl. Ginsburg (1985), S. 88

weildauerdifferenz im Gesamtdurchschnitt, in die noch der Fallmischungsunterschied eingeht (s. Punkt 7.3), zu trennen.

Im nächsten Schritt wird die *Erklärungskraft* der DRG-Spezifikationselemente in den Teilbereichen untersucht. Dazu wurde die DRG-Klassifizierung, nicht aber die nationalen Verweildauernormen eingesetzt. Die R^2-Werte geben also an, wieweit mit den DRG-Spezifikationselementen in den einzelnen Teilbereichen der Versorgung, abgesehen von Normwertabweichungen, überhaupt eine Falldifferenzierung möglich ist. Verschiedene Patientengruppen weisen eine geringe Erklärungskraft der DRG-Spezifikation auf: Für Patienten ohne Operation,[14] oder Patienten, die in ein Pflegeheim entlassen werden, sind die R^2-Werte deutlich geringer als in der Gruppe der restlichen Patienten. Mit zunehmendem Alter der Patienten nimmt die Erklärungskraft der DRGs ab. Entsprechend liegt sie auch bei den Medicare-Patienten (über 65 Jahre), für deren Finanzierung das System ja eingesetzt wird, markant niedriger. Unter den übrigen Variablen ist der Erklärungsgrad der DRGs in den Großkrankenhäusern am höchsten. Die regionalen und die zeitlichen Differenzen sind geringer als die vorher berichteten. Speziell in Verbindung mit hohen Residuenmittelwerten deuten Teilbereiche, die eine geringere Erklärungskraft der DRGs aufweisen, auf Problemfelder der Produktspezifikation.

Die letzte Spalte in Tabelle 3 betrachtet die Variablen, mit denen die Teilbereiche differenziert wurden (und die, wie etwa das Alter, zum Teil schon im DRG-System enthalten sind) als *zusätzliche Elemente* der Spezifikation. Das partielle Bestimmtheitsmaß gibt, hier in Prozent, an, wie hoch der Anteil der Erklärung an der durch die DRGs nicht erklärten Residualvarianz ist. Dieser Wert liegt bei den Anzahlen von Diagnosen und Operationen sowie bei der Entlassung ins Pflegeheim am höchsten, ist aber für alle Größen ziemlich klein und deutet bezüglich dieser Variablen nicht auf eine besonders markante Fehlspezifikation der DRGs. Die von den DRGs nicht erklärte Residualvarianz setzt sich vielmehr nach diesem Bild aus einer ganzen Reihe von (kleineren) Einflußfaktoren zusammen.

---

[14] dies stimmt mit den Ergebnissen von Frank und Lave (1985) überein, die ebenfalls eine größere Heterogenität der DRG-Spezifikation beim medizinischen gegenüber chirurgischen Patienten feststellen

Tabelle 3. Die DRGs im Quer- und Längsschnitt der Krankenhausversorgung: Verteilungsparameter der Residuen;[a] maximale Anpassungsgüte; zusätzliche Erklärungskraft der Teilbereiche; (lineare Ansätze)

Variable		n	Residuen		DRG	partielles R^2
			μ	σ	R^2	
1. Patientenvariablen						
Alter	< 15	35 012	-0.16	6.93	25.31	0.73[b]
	15-44	73 363	-0.45	7.02	21.69	
	45-64	42 405	-0.07	8.55	19.71	
	> 65	55 247	0.75	10.64	16.17	
Geschlecht	weiblich	119 634	0.15	7.94	24.21	0.06
	männlich	86 393	-0.21	9.09	20.47	
Familienstand	verheiratet	99 597	-0.31	7.48	22.54	0.17
	andere	99 588	0.29	8.97	23.52	
Operationen	nein	99 242	-0.33	7.81	16.87	2.29[b]
	ja	106 785	0.30	9.00	26.44	
Diagnosenzahl	eine	68 119	-0.71	5.87	26.67	2.95[b]
	mehr	137 908	0.35	9.44	20.52	
Entlassung	nach Hause	179 967	-0.18	7.17	25.00	1.73
	Pflegeheim	6 125	5.34	18.65	15.94	
2. Krankenhausvariablen						
Zahl der Betten	50-99	24 490	-0.48	7.30	23.37	0.20
	100-199	39 912	-0.32	7.73	23.21	
	200-299	27 177	0.04	8.08	24.91	
	300-499	53 681	0.18	8.61	21.39	
	500-999	45 934	0.47	9.79	23.70	
	> 1000	4 273	0.95	9.44	33.14	
Trägerschaft	privat	20 142	0.18	8.33	26.85	0.01
	andere	185 885	-0.02	8.46	22.12	
3. Finanzierungsträger						
Hauptfinanzierer	Medicare	60 309	0.72	10.70	15.94	0.52
	andere	145 718	-0.30	7.29	22.81	

Fortsetzung

[a] Abweichung von der Verweildauernorm in Tagen
[b] unklassifizierte Ursprungswerte als Unabhängige

Fortsetzung Tabelle 3

Variable		n	Residuen		DRG	partielles R^2
			μ	σ	R^2	
4. Region USA						
	Nordost	48 482	1.06	9.98	24.30	0.69
	Nordzentrum	56 448	0.03	8.08	25.56	
	Süden	68 940	-0.25	7.61	22.68	
	Westen	32 157	-1.13	8.07	21.89	
5. Zeit						
Entlassung 1983	Januar	18 025	0.02	7.91	26.01	0.02
	Februar	17 115	0.15	8.09	26.60	
	März	19 051	0.29	8.78	23.31	
	April	17 847	0.07	8.38	26.87	
	Mai	17 736	-0.00	8.06	25.80	
	Juni	17 289	-0.14	8.28	25.14	
	Juli	17 414	-0.09	8.30	26.71	
	August	17 395	0.05	8.82	24.78	
	September	16 628	-0.07	8.47	24.55	
	Oktober	16 576	-0.08	8.67	23.68	
	November	15 695	-0.22	7.90	25.56	
	Dezember	15 256	-0.04	9.60	23.34	

Datenquelle: NHDS (1983), ungewichtete Berechnungen

6.2 Vergleiche von Spezifikationsverfahren in der Literatur

Die eigentliche Prüfung aller Erklärungsmodelle – und damit auch der Produktspezifikationsverfahren – liegt in ihrer Konfrontation mit der Realität. Eine Überprüfung kann einmal an anderen Datensätzen erfolgen, zweitens mit der Anwendung und Analyse des Instrumentariums durch nicht am Spezifikationsverfahren Beteiligte (wie etwa die Replikationsstudie zu den DRGs von Young,[15] vgl. Punkt 5.1), oder schließlich durch den Vergleich verschiedener Spezifikationen am gleichen Datensatz.

Übersicht 3 zeigt eine Zusammenstellung von zehn Studien, die entsprechende Vergleiche behandelt haben. Die Übersicht führt Untersuchungsfragestellung, Datengrundlagen, Untersuchungsausschnitt aus dem Fallspektrum, Vergleichsparameter und die zentralen Ergebnisse der Studien an.

Nahezu alle Studien vergleichen die verschiedenen Verfahren in erster Linie hinsichtlich ihrer Erklärungskraft. Die meisten Studien stammen von Horn et al., die

---

[15] Young, Swinkola und Hutton (1980)

Übersicht 3. Zehn Studien zum empirischen Vergleich von Klassifikationsinstrumenten

Autoren	Vergleich	Untersuchungs-stichprobe	Vergleichs-fragestellung	Vergleichs-parameter	Ergebnisse
Horn und Schumacher (1982)	MD-DADO und AS-SCORE[a]	465 Fälle aus 2 Krankenhäusern in Baltimore (1978 und 1979) mit 'Akutem Myokardinfarkt'	Homogenität und Erklärungskraft der Verfahren bezüglich Kosten ('charges'), Verweildauer und Mortalitätsraten	R^2, F-Werte und Signifikanz, Mittelwerte, Variationskoeffizient, U-Test nach Mann-Whitney[b]	Größere Erklärung und geringere Innergruppenvarianz des AS-SCORE gegenüber MD-DADO bei den Kosten und - mit einer Ausnahme - bei der Verweildauer; spezifische Erfassung der Mortalitätsraten
Ament, Dreachslin, Kobrinski und Wood (1982)	CPHA List A, DRGs und Disease-Staging	494 523 Fälle aus 50 Krankenhäusern, USA (1976); gesamtes Fallspektrum	Erklärungskraft der drei Verfahren bezüglich Kosten ('charges') unter Ausschalten von Krankenhaus-Besonderheiten	R^2, adj. R^2 transformierter Werte	geringe Unterschiede zwischen den Verfahren (bei Staging mit Operationsdummy); R^2-Werte zu niedrig, um Standardkosten zu definieren

Fortsetzung

[a] Die Autoren geben als drittes Verfahren die alte Version der DRGs an; es wird aber lediglich eine Gruppe (DRG 121) in die Untersuchung einbezogen (die keine Varianz erklären kann)

[b] Der U-Test von Mann-Whitney wird zum nicht-parametrischen Lokationsvergleich zweier Stichprobenverteilungen eingesetzt, vgl. Hartung, Elpelt, Klösener (1982), S. 513 ff

Anmerkung: das R^2 bezieht sich jeweils auf einen dem Skalierungsniveau der Unabhängigen entsprechenden varianz- oder regressionsanalytischen Ansatz aus dem Allgemeinen Linearen Modell; im Beitrag von Ament et.al. auf eine hierarchische ('nested') Varianzanalyse; vgl. dazu Borz (1977), S. 494 f

Fortsetzung Übersicht 3

Autoren	Vergleich	Untersuchungs-stichprobe	Vergleichs-fragestellung	Vergleichs-parameter	Ergebnisse
Conklin, Liebermann, Barnes und Louis (1984)	Disease-Staging und DRGs	32 000 Fälle aus Maryland (1981) und New Jersey (1979); vier ausgewählte DRG-Kombinationen	Variabilität der Durchschnittskosten zwischen den 'stages', DRGs, Alter und Multimorbidität; Erklärungskraft bezüglich der Durchschnittskosten	Mittelwert und Standardabweichung der Durchschnitts-kosten, R^2, sequentielle F-Werte	Kostenvariabilität nach allen Untersuchungs-dimensionen; größere Erklärungs-kraft der 'stages' als der DRGs; weitere Verbesserung bei Ein-schluß der übrigen Variablen; insgesamt niedrige R^2-Werte
Horn und Sharkey (1983)	Severity-Index, DRGs (alte und neue Version), PMPs und Disease-Staging	je 100 zufällig gezogene Fälle für sechs Diagnosen in 4 Krankenhäusern (1979/1980)	Erklärungskraft der Verfahren bezüglich der Kosten ('charges'), teilweise auch der Verweildauer und einiger Leistungs-komplexe (z. B. Labor)	R^2, bereinigtes R^2, F-Wert	größte Erklärungskraft durch den Severity-Ansatz; gefolgt (in zwei Diagnosen) vom Disease-Staging, dann DRGs (neu)
Horn, Sharkey und Bertram (1983)				mittlerer gewichteter Variationskoeffizient	

Fortsetzung

Fortsetzung Übersicht 3

Autoren	Vergleich	Untersuchungs-stichprobe	Vergleichs-fragestellung	Vergleichs-parameter	Ergebnisse
Horn, Horn und Sharkey (1984)	Severity-Index und DRGs	19 000 Fälle aus einem Universitäts-krankenhaus; gesamtes Fall-spektrum	Erklärungskraft und Homogenität des Severity Indexes und der DRGs bezüglich Kosten ('charges')	R^2, F-Werte, mittlerer gewichteter Variationskoeffizient	Severity-Index homo-gener und mit größerer Erklärungskraft als DRGs; weitere Verbes-serung durch Kombi-nation der beiden[a]
Horn, Bulkley, Sharkey, Cham-bers, Horn und Schramm (1985)	Severity-Index und DRGs	57 245 Fälle aus 4 Fachrichtungen und 6 Krankenhäusern; gesamtes Fall-spektrum	Zusätzliche Erklärungs-kraft des Severity-Indexes zu den DRGs bezüglich der Kosten ('charges')	R^2 und dessen Verteilung über das Fallspektrum; über Durchschnitts-kosten ermittelter Fallmischungsindex	Zusätzliche Erklärungs-kraft und unterschied-liche Fallindices der Krankenhäuser bei Einschluß des Severity-Index

Fortsetzung

[a] dies gilt jedoch – aufgrund der Erhöhung der Freiheitsgrade bei einer Unterteilung der DRGs nach Schweregraden – nicht für die F-Werte, bei denen der Severity-Index am am günstigsten liegt; die hier fehlende Angabe der Freiheitgrade ist beim Vergleich von F-Werten als problema-tisch anzusehen.

Fortsetzung Übersicht 3

Autoren	Vergleich	Untersuchungs-stichprobe	Vergleichs-fragestellung	Vergleichs-parameter	Ergebnisse
Horn, Horn, Sharkey und Chambers (1986) Horn, Sharkey, Chambers und Horn (1985)	Severity-Index und DRGs	75 000 Fälle aus 15 Krankenhäusern; davon 16 000 Medicare-Patienten; gesamtes Fallspektrum	Verbesserung der Er-klärungskraft bzw. der Homogenität der DRGs durch den Severity-Index bezüglich Kosten ('charges')	R^2, F-Werte und Signifikanz, mittlerer gewichteter Variations-koeffizient; Verteilung der Vergleichs-parameter über das Fallspektrum	etwa Verdoppelung von R^2 und Verbesserung bezüglich der anderen Vergleichsparameter bei Einschluß des Severity-Indexes
Young (1984)	PMP und DRGs	2 228 Fälle aus 6 Krankenhäusern, Pennsylvania (1980); fünf Krankheiten	Analyse des Ressourcen-bedarfs in den PMP-Kategorien innerhalb der DRGs	Einzelwertvergleiche (der PMP-Kosten-gewichte)	Aufschlüsselung der Innergruppenvarianz der DRGs nach Bedarfskriterien

Abkürzungen:		
	AS-SCORE	Age/Systems - Stage/Complications/Response Index
	MD-DADO	Physician-Discharge-Data-Optimal
	CPHA List A	Commission on Professional and Hospital Activities (Diagnosenliste)
	DRGs	Diagnosis Related Groups
	PMP	Patient Management Paths

unter anderem auch quasi-experimentelle Ansätze mit Zufallstichproben von Krankenhauspatienten[16] sowie detaillierte Spezifikationsvergleiche mit Darstellungen der Differenzen der Vergleichsparameter über das gesamte Fallspektrum[17] entwickelt haben. Die Studien verwenden im wesentlichen Vergleichsparameter, die oben bei der empirischen Untersuchung der DRGs diskutiert wurden.

Konzeptionell ist zu den Studien *kritisch* zu vermerken, daß sie vielfach nur partielle Ausschnitte der Versorgung behandeln (vgl. dazu Punkt 6.3). Ein umfassender Vergleich der Leistungsfähigkeit verschiedener Spezifikationen ist mit den Studien nicht möglich. Aus den Vergleichsstudien ist somit kein 'bestes' Verfahren zu ermitteln. Deutlich wird die Kritik an der Heterogenität des Ressourcenverbrauchs innnerhalb der DRGs, die durch zusätzliche Differenzierungen mit anderen Spezifikationsansätzen reduziert werden kann. Methodisch kommt die Prüfung der Modellannahmen, speziell der heterogenen Residualvarianzen der einzelnen Produktspezifikationen mit ihren Konsequenzen bezüglich der statistischen Verallgemeinerungsfähigkeit der jeweiligen Stichprobenergebnisse (vgl. Punkt 6.1) zu kurz. Mit Ausnahme der breiter angelegten Studie von Ament et al.[18] sind die Untersuchungen zudem unter dem Gesichtspunkt von Legitimationsevaluationen zu betrachten, die ihre Ergebnisse zur Unterstützung eines Ansatzes dokumentieren. Diese Form des kritischen Vergleichs kann, wie manche Beiträge zeigen,[19] aber durchaus als produktiv angesehen werden.

Einen Ausblick auf weitere *Forschungserfordernisse* geben Jencks et al., die für die empirische Analyse fallbezogener Produktspezifikationen neben einer Überprüfung von Spezifikationsergebnissen an nationalen Stichproben, die einen breiteren Anwendungsbereich abdecken würden als regional und institutionell begrenzte Einzelstudien, (möglichst experimentnahe) Vergleiche verschiedener Spezifikationsverfahren und Ergebnisse an ebensolchen Stichproben nach Möglichkeit durch nicht an der Verfahrensentwicklung Beteiligte als wünschenswert ansehen.[20]

---

16 Horn und Sharkey (1983) sowie Horn, Horn und Sharkey (1983)
17 Horn, Horn, Sharkey und Chambers (1986) sowie Horn, Sharkey, Chambers und Horn (1985)
18 Ament, Dreachslin, Kobrinski und Wood (1982)
19 s. z. B. den Beitrag von Smits, Fetter und McMahon (1984), die das Problem der fehlenden Pflegeintensität für die DRGs anerkennen; anzumerken ist zu den 'Legitimationsevaluationen' auch, daß mit der Entwicklung und vor allem dem breiten Einsatz von Spezifikationsverfahren Beratung, Betreuung und Interpretationshilfen zur Verfahrensimplementation erforderlich werden
20 Jencks, Dobson, Willis und Feinstein (1984), S. 4-5

6.3 Empirisches Beispiel: Vergleich von Diagnose-bezogenen Gruppen, Staging und einer Alters/Diagnosenzahl-Spezifikation für Diabetes mellitus Patienten

Anhand der NHDS Daten und eines mehrfach in der Literatur zitierten Beispiels für Disease Staging[21] war es möglich, für einen diagnostischen Ausschnitt, nämlich insgesamt 3 343 Patienten mit der Hauptdiagnose Diabetes mellitus (im dreistelligen ICD-Code '250') einen empirischen Vergleich der Spezifikationen durch die DRGs, den Staging-Ansatz und einer linear-additiven Kombination von Alter und Diagnosenzahl des Patienten durchzuführen. Dabei wird der exemplarische Vergleich nicht nur als ein Vergleich der Ergebnisse verschiedener Spezifikationsmethoden verstanden, sondern er dient auch der kritischen Betrachtung der Vergleichmöglichkeiten unterschiedlich definierter Produkte selbst.

Die Erkrankung *Diabetes* eignet sich auch deshalb als Beispiel, weil sie relativ häufig als Diagnose auftritt, d. h. unter Krankenhauspatienten hoch prävalent ist.[22] Unter den 875 dreistelligen ICD-Hauptdiagnosen des NHDS (1983) nimmt Diabetes nach der vollständigen Allgemeinuntersuchung, der normalen Entbindung und den sonstigen ischämischen Herzerkrankungen die vierthäufigste Position ein. Die Einstufung der NHDS-Fälle in disease stages wurde durch eine Umsetzung der Algorithmisierung aus den ICD-9-CM Diagnosen ermöglicht. Die genaue diagnostische Bestimmung für die folgende Untersuchung kann dem ersten Abschnitt dieses Staging-Programms entnommen werden, das die Diabetes-Patienten in neun bzw., auf der höheren Aggregationsebene, vier Krankheitsstufen ('stages') einordnet.[23]

Die durchschnittliche Verweildauer für die Patienten mit Diabetes als erster Diagnose liegt mit 9.9 Tagen deutlich über dem allgemeinen Durchschnitt. Die Diabetes-Patienten wurden in insgesamt 15 DRGs klassifiziert, was der obigen Beschreibung über die Verteilung von Diagnosen und DRGs entspricht. Der Hauptteil (84 Prozent) der Fälle befindet sich jedoch in den beiden Gruppen DRG 294 (Diabetes, Alter > 35) und DRG 295 (Diabetes, Alter < 36). Weitere sieben DRGs entfallen auf die Versorgung Diabetes-bedingter Augenerkrankungen, fünf auf andere Untergliederungen der Hauptdiagnosekategorie 10 (Drüsen- und Stoffwechselerkrankungen) und knapp 5 Prozent der Teilstichprobe auf die Residualgruppe DRG 468 (nicht näher bezeichnete Operationen).

Mit dem Staging-Ansatz werden die Diabetes-Patienten in neun Stufen eingeteilt, die von Hyperglykämie (stage 1) über Komplikationen wie Infektionen oder Gewebedefekte (stages 2.1 bis 2.4) und Koma (stages 3.1 bis 3.3) bis zum Tod (stage 4) reichen.

---

[21] Barnes (1985), S. 23 sowie Gonnella, Hornbrook und Louis (1984b), S. 641 ff; Conklin, Liebermann, Barnes und Louis (1984), S. 16 ff; Garg, Louis, Gliebe, Spirka, Skipper und Parekh (1978) , S. 94 ff und Plomann (1982), S. 32

[22] vgl. Connell, Blide und Hanken (1984), S. 19, die Diabetes auch als Tracer-Diagnose für Datenqualitätsprüfungen verwenden

[23] für die Zuordnung der Patienten wurden die Definitionen der 'stages' aus den ICD-9-CM Kodierungen in ein Programm umgesetzt; dabei bestimmten die vorliegenden Algorithmen auch die Auswahl der Vergleichsdiagnose Diabetes; zu Quellen und Einzelheiten s. Anhang, Punkt 1

Die Ergebnisse lassen sich mit verschiedenen Beispielen zum Staging von Diabetes Patienten aus der *Literatur* vergleichen (s. Tabelle 4). Obwohl einschränkend bemerkt werden muß, daß die Studien nicht nur unterschiedliche Stichproben, Krankheitsklassifikationen und teilweise auch verschiedene Staging-Verfahren verwendeten (der Beitrag von Garg et al. baut auf nur drei Stufen auf), wird doch ersichtlich, daß – bei jeweils beachtlichen Stichprobenumfängen – über die Unterschiede in den Verteilungen auf die stages hinaus auch die Ressourcenintensität, gemessen an den aus 'charges' ermittelten Kosten oder an der durchschnittlichen Verweildauer, über die medizinisch definierten Krankheitstufen hinweg in den einzelnen Studien unterschiedliche Strukturen aufweist. Auch die detailliertere Aufschlüsselung der NHDS-Ergebnisse über alle neun Stufen für Diabetes Patienten konnte die Hypothese einer (mit Ausnahmen der Stufe des Todes) über die stages zunehmenden Verweildauer[24] nicht stützen.

Tabelle 4. Disease Staging für Diabetes mellitus Patienten im Vergleich mehrerer Studien

Stage	Studie				Studie			
	(A)	(B)	(C)	NHDS[a]	(A)	(B)	(C)	NHDS[a]
	Index[b] der				Anteil der Patienten in %			
	Kosten	Verweildauer						
1	89	87	95	90	60.9	49.9	76.7	69.8
2	111	111	112	122	30.3	39.9	20.3	27.6
3	137	114	133	114	6.8	8.2	3.0	2.1
4	124	122	-[c]	294	2.0	2.0	-[c]	0.5
gesamt	100	100	100	100	100.0	100.0	100.0	100.0
	durchschnittliche				Patientenzahl			
	Kosten($)	Verweildauer						
insgesamt	2016	10.5	12.3	9.9	2247	5842	2030	3343

Studien:
(A) Conklin, Liebermann, Barnes und Louis (1984); Medicare-Patienten aus Maryland (1981) und New Jersey (1979)
(B) Gonnella, Hornbrook und Louis (1984b); Patienten aus dem Hospital Cost and Utilization Project des National Center for Health Statistic (1977); allerdings beträgt der Anteil der Privatkrankenhäuser fast die Hälfte, s. ebd. S. 640
(C) Garg, Louis, Gliebe, Spirka, Skipper und Parekh (1978); Patienten aus nicht näher bezeichneten Aktukrankenhäusern (1972) und (1973)

[a] Datenquelle: NHDS (1983)
[b] der Index setzt den Gesamtdurchschnitt = 100; für Studie A waren nur Kosten (aus 'charges' ermittelt) verfügbar, und der Gesamtdurchschnitt basiert auf eigener Berechnung
[c] nur drei Stufen in dieser Studie

---

[24] zur Hypothese vgl. Garg, Louis, Gliebe, Spirka, Skipper und Parekh (1978), S. 192

Tabelle 5 zeigt die verschiedenen Spezifikationen sowie Kombinationen im Vergleich ihrer jeweiligen *Erklärungskraft* bezüglich der Verweildauer, bezogen einmal auf die gesamte Teilstichprobe aller Patienten mit der Hauptdiagnose Diabetes, und zweitens nur auf die beiden DRGs, die ausdrücklich Diabetes benannt sind. Ein Vergleich zwischen DRGs und dem Staging Ansatz, der sich auf eine einzige Diagnose stützt, hat natürlich nur exemplarischen Charakter. Gerade dadurch werden aber methodische Probleme beim Vergleich von Spezifikationen besonders deutlich.

Die Prognosekraft der verschiedenen Ansätze unterscheidet sich deutlich nach der Definition der Teilstichprobe. Bezieht man alle Patienten in den insgesamt 15 DRGs mit ein, so erreichen die DRGs die höchste Erklärungskraft. Beschränkt man sich auf die beiden expliziten Diabetes-Gruppen, sinkt der R^2 Wert drastisch ab. Die Niveaus und die Unterschiede des Erklärungsgehalts der Spezifikation hängen stark von der Auswahl der Stichprobe ab. Spezifikationen, die nach unterschiedlichen Kriterien vorgehen, sind daher besonders schwierig zu vergleichen. Selbst bei einer häufigen Diagnose wie dem Diabetes herrscht keine Übereinstimmung in der Literatur vor, welche DRG-Gruppen für einen Vergleich heranzuziehen sind.[25]

Die Erklärungskraft bezüglich der Verweildauer ist insgesamt, mit Ausnahme einer Verwendung der vollen Anzahl der DRGs, sehr gering. Die Heterogenität in den Gruppen überwiegt die Unterschiede zwischen ihnen deutlich. Mit einer Ausnahme (den neun Stufen im eingeschränkten Vergleich) ist die Erklärungskraft des Staging-Ansatzes geringer als bei den DRGs. Kombiniert man die beiden Ansätze Staging und DRGs – die Krankheitsstufen wurden ja auch als Verfeinerung der DRGs bezeichnet[26] – ändert sich an diesen Ergebnissen nichts grundlegendes. Die zusätzliche Erklärungskraft der neun Stufen ist gering (ein Zuwachs im Anteil

Tabelle 5. Die Erklärungskraft verschiedener Spezifikationen bezüglich der Verweildauer für Diabetes Patienten[a] in einem allgemeinen linearen Ansatz (R^2 Werte)

Stichprobe	DRGs	Staging[a]		DRGs + Staging	Alter und Diagnosenzahl
		4 stages	9 stages		
DRG 294 + 295	1.01	0.59	1.91	2.50	5.77
1. Diagnose Diabetes	18.29	2.56	4.94	19.09	5.70

[a] Zur Diagnosendefinition nach ICD-9-CM und zum Staging-Programm s. Anhang, Punkt 1

Datenquelle· NHDS (1983)

---

[25] so verwenden Conklin, Liebermann, Barnes und Louis (1984) DRG 294 und DRG 295, während Connell, Blide und Hanken (1984) DRG 285 (Amputation aufgrund von Stoffwechselstörung) und DRG 287 (Hauttransplantation aufgrund von Stoffwechselstörung) einschließen und – wie erwähnt – mindestens in weiteren 11 DRGs Diabetes-Fälle vorkommen

[26] z. B. Conklin, Liebermann, Barnes und Louis (1984), S. 21

der erklärten Varianz von nur 0.8 in der gesamten Teilstichprobe). Weitere Analysen zeigten, daß die Erklärungskraft der stages innerhalb der einzelnen DRGs generell gering war, umgekehrt aber die DRGs in den einzelnen Stufen weitere Varianz der Verweildauer aufklärten – was der Intention, Staging als zusätzliches Instrument zu verwenden, nicht gerade entgegenkommt.

Die Ergebnisse der geringen Erklärungskraft des Staging-Ansatzes bzw. der beiden DRGs 294 und 295 bezüglich der Verweildauer als Ressourcenverbrauchsvariable stimmen in ihren prinzipiellen Größenordnungen mit den Ergebnissen von Conklin et al., die einen vergleichbaren Ansatz bezüglich einer Kostenvariable als Abhängiger berechnet haben, überein.[27] Diese prinzipielle Übereinstimmung der Ergebnisse, d. h. eine minimale zusätzliche Erklärungskraft des Staging-Ansatzes für Diabetes-Fälle, gilt auch für die Studie von McMahon und Newbold, die auch nach dem Lehrstatus der Krankenhäuser unterscheiden (jedoch ohne nennenswerten Einfluß auf die Ergebnisse).[28] Der größte Erklärungsanteil für die Diabetes Patienten wird in dieser Studie dem Behandlungsstil der Ärzte zugerechnet.

Neben den beiden Ansätzen DRGs und Disease Staging wurde auch die Verweildauererklärung durch eine Regression mit den Unabhängigen Alter und Diagnosezahl des Patienten geprüft. Die Ergebnisse sind weniger abhängig vom Stichprobenausschnitt und liegen unterhalb der Erklärungskraft bei Einschluß der 15 DRGs, jedoch über den sonst erreichten Werten. Zusätzliche Analysen zeigten in Verbindung mit dem Staging-Ansatz eine geringere Überdeckung der beiden Spezifikationen als zwischen den DRGs und dem Staging, d. h. der additive Erklärungseffekt war relativ größer.

Aus den obigen Vergleichen lassen sich folgende *Schlußfolgerungen* ziehen: Spezifikationsvergleiche können stark von dem dargestellten Ausschnitt aus dem Fallspektrum abhängen; sie sind daher genau auf ihre Abgrenzungen hin zu prüfen. Für die Diabetes Patienten hing die Erklärungskraft der DRGs stark von der Definition der Untersuchungsstichprobe ab. Der Staging-Ansatz hat in der vorliegenden Untersuchung keine nennenswerte Erklärungskraft bezüglich der Verweildauer aufgezeigt. Eine stabile Erklärungsalternative scheinen die diagnosenspezifischen Indikatoren Alter und Diagnosenzahl zu bieten. Unter Anwendungsgesichtspunkten, d. h. bei einem Einsatz dieser Spezifikationen für Finanzierungszwecke, Wirtschaftlichkeitsprüfungen oder Kostenschätzungen werden Diabetes-Patienten jedoch höchst unzureichend durch die Spezifikationen erfaßt.

---

[27] s. ebd. S. 20, wo für 2 290 Patienten der DRGs 294 und 295 für die DRGs ein R^2-Wert von 0.01, für den Staging Ansatz (4 Stufen) von 8.00 angegeben wird

[28] McMahon und Newbold (1986), S. 392, die bezüglich der (zur Transformation in Normalverteilungsform logarithmisierten) Verweildauer mit den stages als Unabhängiger für DRG 294 (329 Fälle) einen R^2-Wert von 0.30, für DRG 295 (133 Fälle) von 0.50 angeben; die Patienten stammten aus vier Krankenhäusern in Maryland (1981)

7. Wirkungsanalyse fallbezogener Produktspezifikation

Nach der Untersuchung des Spezifikationsverfahrens und dessen Ergebnisses beschäftigt sich der folgende Abschnitt mit Fragen der Wirkungsanalyse. Je nach dem Anwendungsgebiet der Produkspezifikation und dem Standpunkt des Betrachters können eine Vielzahl von Wirkungen abgeleitet werden. Eine umfangreiche Literatur belegt dies am Beispiel der DRGs.[1] Aus diesem *Wirkungskosmos*, der im Detail von Wirkungen auf einzelne Teilbereiche[2] und Personengruppen[3] im Krankenhaus über ethische Fragen[4] oder Managementprobleme[5] bis zu den finanziellen Auswirkungen auf Einkommen und Erlöse im Krankenhaus insgesamt und den Wirkungen auf Umfang und Qualität der Krankenhausleistungen reicht, soll hier nur ein kleiner Ausschnitt betrachtet werden, nämlich die finanziellen Anreizwirkungen auf die Verweildauer der im Krankenhaus behandelten Patienten. Zunächst wird aber die zur Umsetzung der Anreize notwendige monetäre Bewertung der Produkte dargestellt. Dann werden Instrumente fallbezogener Evaluation bei klassifizierten Spezifikationen vorgestellt, und schließlich die Anreizwirkungen der DRGs auf die Verweildauer untersucht und exemplarisch ohne und mit Fallspezifikation empirisch überprüft.

---

[1] Evaluationsansätze zu den DRGs geben z. B. überblicksartig Davis, Andersen und Steinberg (1984); ausführlich Office of Technology Assessment (1983); als neuerer deutscher Beitrag die (noch nicht veröffentlichte) Vorstudie des Bundesministeriums für Arbeit und Sozialordnung zu den "Modellversuchen alternativer Pflegesatzformen in Krankenhäusern", die in Dienst für Gesellschaftspolitik (1986) zusammengefaßt ist; ausführlich auch der – ältere – Sonderband der Zeitschrift Topics in Health Care Financing zu den "Diagnosis Related Groups" (Vol. 8, Nr. 4, 1982); zur Evaluation der alten DRGs ('New Jersey experiment') die Arbeiten des Health Research and Educational Trust (1984) oder, übersichtlich und knapp, May und Wassermann (1984) sowie eine äußerst humorvolle Kurzanalyse von Neuhauser (1983);

[2] eine Kostenunterdeckung durch die DRGs für Intensivpatienten diskutieren Coulton, McClish, Doremus, Powell, Smookler und Jackson (1985); Implikationen für psychiatrische Patienten diskutieren Rupp, Steinwachs und Salkever (1985); Auswirkungen für Krankenhausapotheken, die durch die DRGs von umsatzbringenden Abteilungen zu Kostenstellen wurden, analysieren Magee, Pathak, Sherrin, Guasco und Schneider (1985) sowie Catania, Ibrahim, Guasco und Catania (1984)

[3] speziell mit den Auswirkungen auf die Ärzte setzen sich Omenn und Conrad (1984) und McElwee (1985) auseinander

[4] Zugang zu Krankenhausleistungen, professionelle Autonomie, Patienteneinstufung, Gesundheitsrisiken für Patienten und Konsequenzen einer Leistungseinschränkung für den Arzt diskutiert Rines (1985) unter ethischen Gesichtspunkten

[5] s.z. B. den Sonderband der Zeitschrift Topics in Health Care Financing zu "Planning, Costing and Decision Making Under DRG Reimbursement" (Vol. 11, Nr. 3, 1985)

7.1 Monetäre Bewertung

Der Einsatz fallbezogener Produktspezifikationen zur Finanzierung von Krankenhausleistungen erfordert die monetäre Bewertung der Produkte. Prinzipiell kann die Bewertung durch marktliche oder administrative Steuerungsverfahren, oder, was als eine eigene, dritte Form angesehen werden kann, durch eine Steuerung per Verhandlungen erfolgen. Die typischen institutionellen Regelungen dieser Steuerungssysteme für den Krankenhausbereich wären etwa in der marktlichen Form eine Vielzahl in Konkurrenz stehender Krankenversicherungen, die jeweils mit den einzelnen Krankenhäusern kontrahieren, preissetzende staatliche Behörden – sei es auf Bundes- oder auf Landesebene in einem föderativen System – in der administrativen Form und selbstverwaltungskörperschaftliche Organisationen[6] bei der Verhandlungslösung, wie etwa bei den Honorarverhandlungen im ambulanten Bereich in der Bundesrepublik. Damit ist jedoch angedeutet, wie weit eine detaillierte Erläuterung der rechtlichen und institutionellen Ausgestaltungen der Bewertungsverfahren führen würde, was für die Zwecke dieses Beitrags genügen soll. Bezüglich der rechtlichen, institutionellen und verfahrensmäßigen Ausgestaltung alternativer Krankenhausfinanzierungssysteme wird auf die Literatur verwiesen.[7]

Die für die nachfolgende Wirkungsanalyse relevante Steuerungsform ist die kostenbezogene *administrative Preissetzung*. Für die DRGs, die als Abrechnungseinheiten zur Finanzierung der Medicare-Krankenhauspatienten in den USA verwendet werden, gibt es eine von der amerikanischen Legislative festgelegte, bundesweit verbindliche Gebührenordnung. Wie sieht nun die Technik der Preisfindung für die spezifizierten Produkte aus? Ausgehend von dem hochgesteckten Ziel, möglichst die Grenzkosten der effizienten Versorgung eines Falles in jeder Fallgruppe zu bestimmen, unterscheiden Pettengill und Vertrees drei Optionen zur Ermittlung der Fallpreise:[8]

– Eine normative Bestimmung der falladäquaten Leistungsbündel, z. B. über Expertenpanels, und eine Ermittlung bzw. Schätzung der jeweiligen Leistungspreise (diesem Typ sind z. B. auch der Patient-Management-Path, das Multi-Level-Care System der Veterans Administration und einige Ansätze aus dem Pflegebereich zuzuordnen; vgl. Punkt 4); nachteilig an diesem Verfahren sind vor allem seine schwer kontrollierbaren subjektiven Elemente
– eine Bestimmung der Normkosten in besonders effizienten Modellkrankenhäusern (die freilich erst zu bestimmen sind)
– und schließlich eine empirische Bestimmung der Preisstruktur aus den durchschnittlichen leistungsbezogenen Fallkosten in einer großen Krankenhausstichprobe. Dieses Verfahren wurde zur Entwicklung der DRG-Preisstruktur eingesetzt.

---

[6] vgl. zu den Selbstverwaltungskörperschaften als ein eigener Untersuchungsgegenstand und institutionelle Zwischenform zwischen Unternehmen und Staatsverwaltungen Oettle (1986)

[7] vgl. Punkt 3, Anmerkung 13; für die Bundesrepublik schlagen z. B. Neubauer und Unterhuber (1986), S. 27-32 eine fallbezogene Krankenhausfinanzierung mit einer selbstverwaltungskörperschaftlichen Preisbestimmung vor

[8] Pettengill und Vertrees (1982), S. 105 f

Im einzelnen beruht das letzte Verfahren auf einem mehrstufigen Prozeß, in dem zunächst aus verschiedenen Kategorien der Kostenrechnung (Routinekosten pro Tag, Kosten spezieller Versorgung pro Tag, besondere Einzelleistungen) eine fallbezogene Kostengröße berechnet wurde, die dann um Kosten der Lehre sowie um regionale Lohndifferenzen bereinigt sowie schließlich über die Fälle gemittelt wurde. Entsprechend dem amerikanischen Krankenhaussystem enthält das Verfahren keine Arztkosten. Neben den kostenrechnungstechnischen Details scheinen hier folgende Verfahrensaspekte von besonderer Bedeutung:[9]

- Fälle mit einer Verweildauer außerhalb eines Intervalls der dreifachen Standardabweichung vom Mittelwert wurden unterdrückt
- wegen fehlender Variablen in der Stichprobe, die zur Preisbestimmung verwendet wurde, wurden 20 DRGs zu 10 Gruppen zusammengefaßt
- 116 DRGs genügten der Forderung, eine Mittelwertschätzung mit einer Genauigkeit von $\pm$ 10 Prozent bei einer Irrtumswahrscheinlichkeit von ebenfalls 10 Prozent zu erlauben, aus Fallzahl- und Verteilungsgründen nicht. Sie wurden daher ebenso ausgeschlossen wie die drei Residualkategorien (DRG 468-470).

Wie die angeführten Lösungsschritte zeigen, gibt es, im Gegensatz zur theoretisch strikten Trennung von Mengen- und Preisbestimmung, in der *Operationalisierungspraxis* der nicht-marktlichen Preisbestimmungsverfahren immer wieder Überschneidungen zwischen der Produktspezifikation und der eigentlichen Preisbildung. In einem System der kostenbezogenen Preisbildung kann die Bewertung auch als ein Gewichtungsfaktor angesehen werden, der nochmals die Mengenspezifikation beeinflußt, die ja schon durch ihren Bezug auf die Ressourcenverbrauchsgröße tatsächlich oder zumindest implizit eine Bewertung erfuhr. Abgesehen von datenkörperspezifischen Operationalisierungsproblemen kann durch eine normativ bestimmte, ungleiche Bewertung gleich spezifizierter Produkte die Produktspezifikation wieder modifiziert werden. Dies kann über unterschiedliche Preisniveaus, z. B. für verschiedene Regionen oder Krankenhäuser, oder über die Preisstruktur erfolgen, z. B. wenn effizienzsteigernde, neue ("add-on"-) Technologien durch Zuschläge gefördert werden, wie es im amerikanischen System der Fall ist.[10]

Die Probleme der erneuten Zurechnung von Ressourcenverbrauchselementen zu bereits spezifizierten Fällen unterstreichen die Ähnlichkeit der beiden Spezifikationsvorgänge, die in einer simultanen Spezifikation, mit einer Kostengröße als Ressourcenverbrauchsvariable im Modell der Produktspezifikation (d. h. einer produktspezifizierenden Kostenschätzung), zusammengefaßt werden könnten.[11]

---

[9] vgl. ebd., S. 106-109

[10] zu den Zuschlägen für add-on Technologien, die sich als kosten-effektiv (bezüglich der Verbesserung des Gesundheitsstatus erwiesen haben), vgl. Arnett III, Cocotas, Freeland und Kowalcyk (1985), S. 140; zur Definition der add-on Technologien Münnich (1984), S. 25

[11] ähnlich der Kritik an den eigentlichen Klassifikationsverfahren problematisieren Pettengill und Vertrees (1982), S. 106, das geschilderte Bewertungsverfahren wegen mangelnder Berücksichtigung von regionalen und krankenhausspezifischen Besonderheiten von Kostenniveau und Struktur; ferner auch wegen dem Einfluß der Preispolitik der Krankenhäuser auf die als Unabhängige verwendeten 'charges' (Einzelleistungspreise)

Als Resultat des Bewertungsverfahrens liegt, ergänzt um die in der obigen Bewertung nicht integrierten DRGs, eine *relative Preisstruktur* für die DRG-Klassifikation vor. Abb. 3 zeigt die Beziehung zwischen der Homogenisierungsvariablen im Produktspezifikationsverfahren, der (mittleren) Verweildauer, und den aus dem Bewertungsverfahren resultierenden relativen Preisen für alle DRG-Gruppen am Beispiel der NHDS-Daten auf. Dazu wurden die relativen Preise der DRGs aus dem Gebührenordnungskatalog für das Fiskaljahr 1984[12] in die NHDS-Datei eingespielt.

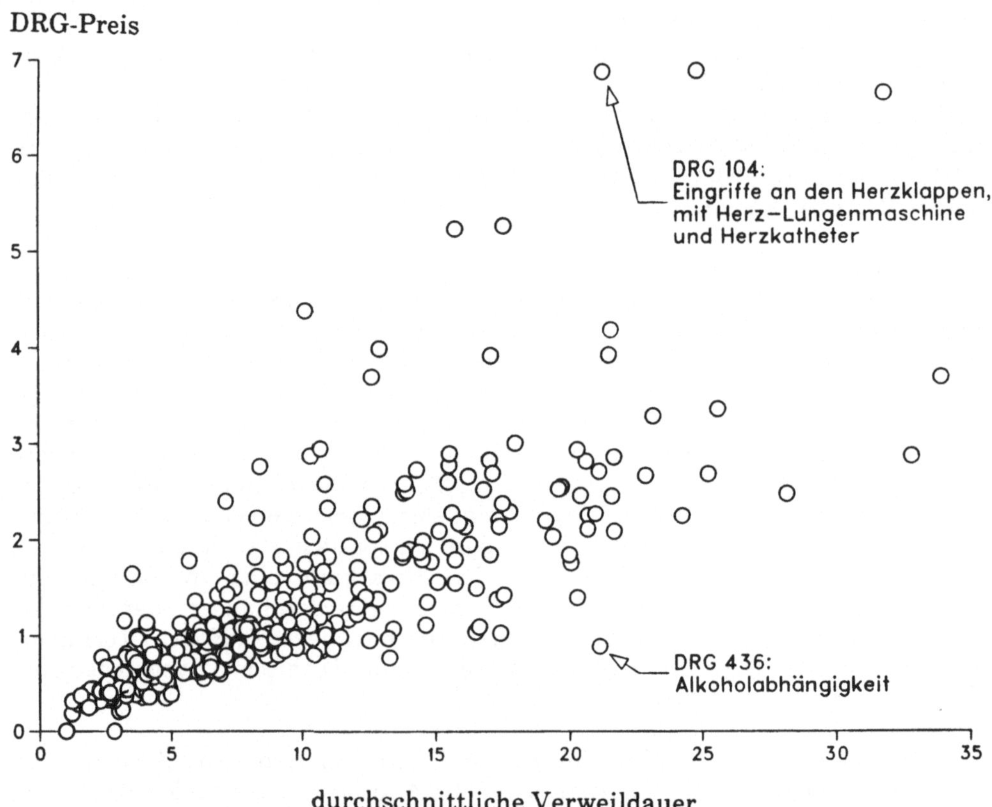

Abb. 3. Durchschnittliche Verweildauer und relativer Preis der DRGs; USA (1983)

Datenquellen: NDHS (1983), ungewichtete Auszählung; Federal Register (1983)
Anmerkung: Der Vergleich stellt auf die Mengen- und Preisnormen ab und basiert auf den relativen, nicht den tatsächlich bezahlten Preisen; die Verweildauerwerte beinhalten alle 206 027 Patienten, d. h. auch Nicht-Medicare-Patienten sowie alle Fälle vor dem 1. Oktober 1983, für die das DRG-Verfahren nicht zur Finanzierung verwendet wurde; die DRGs 469 (Diagnosefehler) und 470 (nicht gruppierbar) sind mit dem relativen Preis von 0 versehen, DRG 468 (nicht näher bezeichnete Operation) hingegen mit einem Preis von 2.0137

---

[12] vgl. Federal Register (1983), Anhang

Wie der Extremvergleich der beiden DRGs 104 und 436, für die ein Mittelwerttest die Hypothese von Verweildauerunterschieden bei einer Irrtumswahrscheinlichkeit von 5 Prozent zurückweist, zeigt, bestehen teilweise markante Unterschiede zwischen dem Mengenmaß des Ressourcenverbrauchs, der Verweildauer, und dem monetärem Maß, dem relativen Preis. Die Differenzen nehmen mit steigendem Verweildauerdurchschnitten zu. Nur in Verbindung mit der jeweiligen Gruppe erhält die Verweildauernorm ihren spezifischen Sinn als Ressourcenverbrauchsindikator.

Nach der Grundidee der DRG-Preisbestimmung hätte die konkrete *Fallfinanzierung* in den Krankenhäusern durch eine einfache Multiplikation des jeweiligen relativen Fallpreises mit dem nationalen Preisniveau der DRGs, idealerweise also den Durchschnittskosten aller Krankenhausfälle, zu erfolgen. In der Praxis wurde freilich, um die Einführung der DRG-Finanzierung nicht zu abrupt zu gestalten und den Krankenhäusern Anpassungsspielräume zu geben, während einer Phase von drei Jahren ein Preisniveau, das sich aus drei Kostenkomponenten zusammensetzt, verwendet: eine nationale Komponente, eine regionale Komponente und eine krankenhausspezifische. Die Einführungsphase beginnt mit einem niedrigen Anteil der nationalen und einem hohen Anteil der krankenhausspezifischen Kostenkomponente und führt sukzessive, unter Korrekturen des regionalen Einflusses, bis zu einem bundesweit einheitlichen Preisniveau.[13]

In der Praxis ist das Bewertungsverfahren durch eine Fülle von formalisierten Bestimmungen über einzelne, zu berücksichtigende Faktoren geregelt, die bei der konkreten Erlösermittlung des Krankenhauses zu aufwendigen Kalkulationen führen und hier nicht im Detail behandelt werden sollen.[14]

Beispielhaft sei nur die Finanzierung der 'Ausreißer' aus einem festgelegten Pauschalanteil des gesamten Kostenvolumens genannt, wobei Verweildauerausreißer (Fälle mit 20 Tagen oder dem 1.94-fachen der Standardabweichung über dem Verweildauernormwert der Fallgruppe) mit einem reduzierten Standardtagessatz, Kostenausreißer (Fälle mit theoretischen Leistungsentgelten über 12 000 $ oder, bei extrem teuren DRGs, über dem 1.5-fachen des DRG-Preises) mit 60 Prozent des Leistungsentgelts verrechnet werden.[15]

---

[13] für die genaue Komponentenberechnung in der Übergangsphase s. Federal Register (1983), S. 39 775 ff

[14] die detaillierten Regelungen sind dem Federal Register (1983) bzw. den Korrekturgesetzgebungen in den Folgejahren zu entnehmen; praktische Beschreibungen der Finanzierung einzelner Krankenhäuser mit Rechenbeispielen geben z. B. Ernst und Whinney (1983) oder Grimaldi (1983); eine übersichtliche Zusammenfassung stammt von Neubauer und Unterhuber (1986)

[15] Federal Register (1983), S. 39 777; wie weitläufig die Regelungen sind, zeigen z. B. die Einzelparagraphen zur "Anpassung der Lohnniveaus und der Lebenshaltungskosten in Alaska und Hawaii", ebd. S. 39 767

7.2 Instrumente zur Analyse von Kostspieligkeit, Fallmischung und Verweildauer mit einer klassifizierten Spezifikation

Die beiden Bewertungsgrößen der spezifizierten Produkte, die Verweildauer und der relative Preis, können auch zur Bildung von *Fallmischungsindices* für Krankenhäuser (aber auch andere Beobachtungseinheiten) eingesetzt werden. Sie bilden dann die mengenmäßigen bzw. monetären Gewichte zum fallstandardisierten Vergleich:

$$\text{FMI}_{kh} = (\Sigma\ P_{jkh}\ G_j) / (\Sigma\ P_{jN}\ G_j) \tag{3}$$

mit FMI = Fallmischungsindex mit dem Normwert 1
     kh = Krankenhaus (oder eine andere Beobachtungseinheit), für die der Index berechnet wird
     P = Patientenanteil einer Fallgruppe
     j = Fallgruppe, für die DRGs von j = 1 bis j = 470
     G = Fallgewicht (monetär: relativer Fallgruppenpreis, mengenmäßig: Verweildauer)
     N = Normgruppe (z. B. regionale Durchschnittswerte).

Der Index in Gleichung (3) unterscheidet sich vom gebräuchlichen Medicare-Fallmischungsindex durch seine Fallzahlgewichtung, während der Medicare-Index die Werte für einzelne Krankenhäuser bildet und im Nenner einen fallzahlungewichteten Durchschnitt über alle Krankenhäuser als Norm errechnet.[16]

Der mit den relativen DRG-Preisen gewichtete Index kann als Maß der relativen Kostspieligkeit der Fallmischung eines Krankenhauses (bzw. anderer Beobachtungseinheiten) interpretiert werden.

Abb. 4 zeigt einen Vergleich der Entwicklung von *monetären und mengenmäßigen* Fallmischungsindices im Zeitablauf über das Jahr 1983. Unterschiede zwischen den beiden Indices treten dann auf, wenn sich die Patientenanteile in Fallgruppen mit ähnlicher Verweildauer, aber stark unterschiedlichen relativen Preisen verschieben. Trotz der deutlichen Abweichungen in der Struktur der beiden Gewichte (vgl. Abb. 3) weisen beide Indices im Zeitablauf eine sehr ähnliche Entwicklung auf. Der Verweildauerindex kann in diesem Fall als eine gute Annäherung an den monetären Kostspieligkeitsgrad der Fallmischung angesehen werden. Der Anstieg des Verweildauerindexes fällt nicht unbeträchtlich aus, wenn man die beiden Extremwerte vergleicht: er beträgt etwa drei Prozent, oder, gemessen an der durchschnittlichen Verweildauer von 6.9 Tagen, 0.2 Tage pro Patient. Der sichtbare Trend steigender Fallmischungsindices stimmt mit den Ergebnissen amerikanischer Untersuchungen überein.[17] In diesem Zusammenhang ist, komplementär zur langfristigen Zunahme der Fallmischungsindices, der säkulare Trend des Verweildauerrückganges zu erwähnen, der auch in den USA beobachtet werden kann und, in einer Analyse der Entwicklung zwischen 1971 und 1981 unter Berücksichtigung einer Reihe von potentiellen Einflußfaktoren, von Sloan und Valvona in erster Linie im Zusammenhang mit innovativer Produktionstechnologie im Krankenhaus erklärt wird.[18]

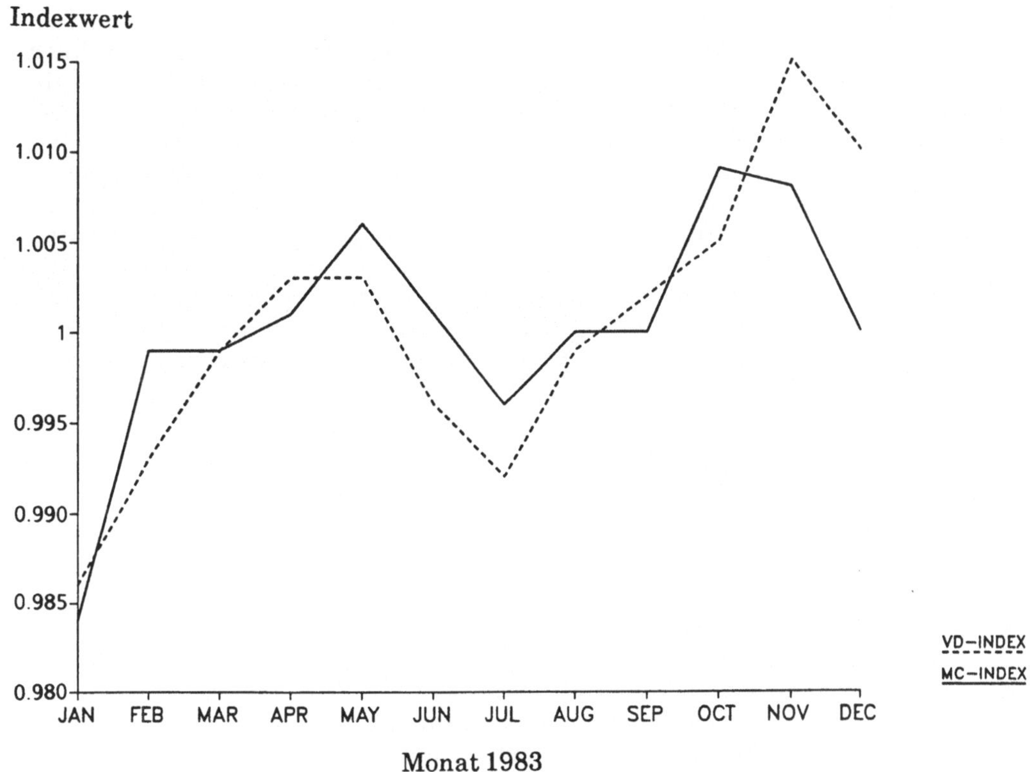

Abb. 4. Die Entwicklung der Fallmischung im Vergleich monetärer und Verweildauer-bezogener Indices; USA (1983)

Datenquelle: NHDS (1983)
Anmerkungen: Fallzahlgewichtete Indices der Verweildauer (VD) und der relativen Medicare DRG-Preise (MC)

---

[16] zum Medicare-Fallmischungsindex Dobson (1984), S. 38 oder Pettengill und Vertrees (1982) S. 109; einen ähnlichen Verweildauerindex für Fallklassifikationen, speziell für Diagnosen, verwendet auch schon Rafferty (1972), S. 24 f

[17] Carter und Ginsburg (1985), S. V, finden in ihrer Untersuchung der Fallmischungsteigerung bei Medicare Patienten eine Trendkomponente von 0.5 Prozent pro Jahr; für 1983 weist ihre Zeitverlaufsanalyse eine etwa 3-prozentige Steigerung aus, die jedoch im Jahresablauf zunimmt

[18] Sloan und Valvona (1986); das Ergebnis signifikanter Verweildauerreduktionen durch neue Produktionstechnologien im Krankenhaus wird auch von den Analysen von Scitovsky (1985) gestützt, die in einer Untersuchung der Kostenentwicklung ausgewählter, häufig vorkommender Behandlungen (z. B. des Brustkrebses) zwischen 1964 und 1981 deutliche Rückgänge in der Verweildauer feststellt und auch zu dem Schluß kommt, daß dies die wichtigste kostensparende Änderung der Produktionstechnologie war; ebd. S. 1 353

Der oben diskutierte, verweildauergewichtete Index wies eine hypothetische, fallmischungsstandardisierte Verweildauer aus. Im folgenden sollen die tatsächlich beobachteten Verweildauern und die fallmischungsstandardisierten Werte verglichen werden, wobei die Differenz zwischen beiden Werten auch unter dem Gesichtspunkt betrachtet wird, wieweit die Unterschiede der beobachteten und der standardisierten Verweildauer mit Unterschieden zwischen der beobachteten und der als Norm verwendeten Fallmischungsstruktur variiert. Zum Verweildauervergleich mit der DRG-Spezifikation haben Fetter et al. ein deskriptives Verfahren vorgeschlagen, das die beobachteten Verweildauern zweier Vergleichseinheiten, z. B. Krankenhäuser, in die fallmischungsstandardisierten Verweildauern, die 'reinen' Verweildauerunterschiede und die Wechselwirkung zwischen der Fallmischung und der Verweildauer aufschlüsselt. Dieses *Komponentenzerlegungsverfahren* wurde von Kitagawa entwickelt:[19]

$$VD_1 - VD_2 = \Sigma\ P_{2j}\ (VD_{1j} - VD_{2j}) \tag{4}$$
$$(\textit{Verweildauerkomponente})$$
$$+ \Sigma\ VD_{2j}\ (P_{1j} - P_{2j})$$
$$(\textit{Fallmischungskomponente})$$
$$+ \Sigma\ (VD_{1j} - VD_{2j})\ (P_{1j} - P_{2j})$$
$$(\textit{Wechselwirkung})$$

mit VD = Verweildauermittelwert
  $1,2$ = Beobachtungsgruppen (Gruppe 2 als Norm)
  P = Patientenanteil in einer Fallgruppe
  j = Fallgruppe, für die DRGs von $j = 1$ bis $j = 470$

Das Berechnungsverfahren ermittelt für jede Fallgruppe die drei Komponenten und kommt nach der Aufsummierung für den Vergleich der Beobachtungsgruppen zu Gleichung (4). Darüber hinaus können auch weitere Indikatoren gebildet werden, wie der Verweildauerdurchschnitt bei der Fallmischung der jeweils anderen Gruppe sowie Indices (d. h. die Normierung der Vergleichsnorm auf 100) der verschiedenen Größen.[20] Ein Ausweis der Berechnungsgrundlagen über die einzelnen Fallgruppen ermöglicht die Identifikation von Problembereichen im Fallspektrum. Das Verfahren läßt sich durch entsprechende Verknüpfung verschiedener Prozeduren und Dateien in SAS formulieren.[21] Bei der Definition von Vergleichsgruppen sind Ansätze, bei der eine Gruppe eine Untergruppe der anderen ist (beispielsweise beim Vergleich eines Krankenhauses mit dem Durchschnitt aller Krankenhäuser) zu unterscheiden von Ansätzen, bei denen sich die beiden Gruppen nicht überschneiden. Bei letzteren treten die Differenzen zwischen den Beobachtungsgruppen stärker zu Tage.

---

[19] Fetter, Shin, Freemann, Averill und Thompson (1980), S. 23-26 sowie Kitagawa (1955), die das Verfahren für mehr als zwei Komponenten formuliert hat, ebd. S. 1 193 f

[20] vgl. Fetter, Shin, Freemann, Averill und Thompson (1980), S.24

[21] für das Programm wurden die Prozeduren MEANS, SORT, FREQ, SUMMARY und PRINT verwendet; zum Programm, dem Statistikprogrammpaket SAS und den Datenverarbeitungsaspekten s. Anhang 1

Die *Interpretationmöglichkeiten* der Komponentenzerlegung nach Kitagwa lassen sich am Beispiel der Verweildauerunterschiede zwischen den Medicare-Patienten (Gesamtdurchschnitt: 10.0 Tage) und den restlichen Krankenhausfällen (5.7 Tage) in der NHDS-Stichprobe verdeutlichen. Nach der Komponentenzerlegung entfallen in einem Ansatz, bei dem sich die Vergleichsgruppen nicht überlappen, von der gesamten Verweildauerdifferenz von 4.3 Tagen 1.5 Tage auf die fallbereinigte Verweildauerkomponente und 2.7 Tage auf die Fallmischungskomponente. Der Wechselwirkungsterm mit 0.1 Tagen kann praktisch vernachlässigt werden. Im Fall einer (relativ zu den anderen Termen) hohen Ausprägung erschwert er eine Interpretation der beiden anderen Komponenten beträchtlich.[22] Im Vergleich der Medicare-Patienten mit der (sie einschließenden) Gesamtstichprobe zerlegt sich die gesamte Verweildauerdifferenz von 3.0 Tagen auf 1.0 Tage der fallbereinigten Verweildauer, 2.3 Tage der Fallmischungskomponente und eine ebenfalls noch geringe Wechselwirkungskomponente von -0.3 Tagen. Die bereinigte Verweildauerdifferenz von einem Tag entspricht der Summe aus dem Betrag der beiden Residuenmittel, die in Tabelle 3 als Differenzen gegenüber den fallstandardisierten Verweildauernormen der Gesamtstichprobe ermittelt wurden.

Die höhere Verweildauer der Medicare-Patientenschaft ist also zu einem großen Teil durch die Fallmischungszusammensetzung begründet. Die Kovariation zwischen Verweildauer und Fallmischung kann praktisch vernachlässigt werden. Die deutlich erhöhte fallstandardiserte Verweildauer könnte einen Ansatzpunkt zur Untersuchung von Schweregradifferenzen innerhalb der DRGs bilden.

7.3 Untersuchung der direkten Wirkungen der Einführung von Fallpauschalen für Diagnose-bezogene Gruppen auf die Verweildauer

Eine plausible Hypothese über die prospektive pauschale Vergütung eines Produkts, das sich aus mehreren Leistungen zusammensetzt, besagt, daß im Vergleich zu anderen Vergütungsformen, wie etwa einer Einzelleistungsfinanzierung, unter der Annahme gewinnorientierten oder zumindest verlustvermeidenden[23] Verhaltens Anreize zu einer Leistungsverminderung oder einer Leistungsminimierung bestehen. Cleverly,[24] der bei der Ableitung von Finanzierungswirkungen im Krankenhausbereich zwischen Wirkungen der Abrechnungseinheit und der prospektiven bzw. retrospektiven Bezahlung unterscheidet, verdeutlicht, daß erhoffte Effizienzsteigerungen über Leistungsminderungen mit dem prospektiven Element und nicht mit der fallbezogenen Spezifikation verbunden sind. Dem ist insofern zuzustimmen, als eine retrospektive Erstattung der Selbstkosten eines Falles, wie im Kapitel 2 gezeigt wurde, zwar zu einer Umverteilung der Finanzierungslast, aber nicht unbedingt zu einer Verhaltensänderung auf der Krankenhausseite führt. Die Kombination beider Elemente, Abrechnung nach Fällen und prospektive Entgeltung, die im folgenden Anwendungsfall vorliegt, ist also für die Anreizwirkung entscheidend. Dementsprechend gehört die Vermutung einer Leistungseinschränkung, und insbesondere die *Kürzung der Verweildauer*, bei der Einführung der DRGs zur Krankenhausfinanzierung zu den Standardhypothesen der DRG-Eva-

---

[22]   vgl. Fetter, Shin, Freemann, Averill und Thompson (1980) S.24
[23]   Zu dieser Präziserung, die für Krankenhäuser in der Bundesrepublik besonders bedeutsam erscheint, s. Unterhuber (1986)
[24]   Cleverly (1979), S. 114

94

luationen.[25] Ein Rückgang der Verweildauer ist auch in Zusammenhang mit anderen Handlungsparametern des Krankenhauses zu sehen. Bei Anreizen zur Leistungsminderung besteht grundsätzlich die Gefahr einer Qualitätsminderung der Versorgung durch Reduktion effizienter Leistungen[26] wie durch Probleme des Krankenhauszugangs für wenig profitable Fälle.[27] Zur zuletzt angesprochene Fallselektion, die anhand der Veränderung der Fallmischungsstruktur eines Krankenhauses nachvollzogen werden kann, kommt als weiterer Parameter die Krankenhaushäufigkeit. Die Fallpauschale führt zum Anreiz, geeignete Erkrankungen in mehreren Etappen zu behandeln und damit gleichzeitig die zu finanzierende Fallzahl zu erhöhen und die Verweildauer zu senken, oder gar zur unnötigen Behandlung von Patienten, tendentiell ebenfalls mit einer unterdurchschnittlichen Verweildauer.[28]

Zusammenfassend wird also über eine direkte Beeinflussung der Behandlung von Patienten oder über die Patientenauswahl eine Verweildauerkürzung als Folge der DRG-Fallpauschalen vermutet. Von dieser Hypothese wird nun für die empirische Prüfung ein spezieller Aspekt aufgegriffen, nämlich die *unmittelbare Anreizwirkung* der Einführung des neuen Finanzierungssystems der DRGs am 1. Oktober 1983 auf die Verweildauer der Medicare-Patienten im letzten Quartal desselben Jahres. Die DRGs lösten für die Medicare Patienten eine kostenbezogene Finanzierung von Krankenhausleistungen ab, auf die hier nicht weiter eingegangen wird.[29]

Die kurzfristige Wirkung auf die Verweildauer würde eine sofortige Reaktion der Ärzte im Sinne der ökonomischen Zielsetzungen des Krankenhauses[30] – und damit auch Handlungsspielräume, also im Durchschnitt reduzierbare Verweildauern der

---

[25] z. B. Davis, Anderson und Steinberg (1984), S. 143; Office of Technology Assessment (1983), S. 25; May und Wassermann (1984), S. 548

[26] so Stern und Epstein (1985), S. 623 oder Lave (1984), S. 68

[27] Boyles und Rosko (1985), S. 1189; zur Analyse von profitablen und nicht profitablen Fällen s.z. B. Mendenhall (1985)

[28] eine Abschätzung des Potentiales an Wiederaufnahmen geben Anderson und Steinberg (1984), S. 1349, die in einer Patientenstichprobe innerhalb von zwei Monaten 22 Prozent Rehospitalisierungen fanden; bei den 'unnötigen' Krankenhausaufnahmen – übrigens ein altes Thema in der Qualitätssicherungsdiskussion, vgl. Doyle (1952) und (1953) – kommen Wennberg, McPherson, und Caper (1984), S. 295, in einer bekannten Studie zur DRG-bezogenen Krankenhaushäufigkeit, allerdings vor Einführung des Finanzierungssystems, zu dem Ergebnis, daß die professionelle Diskretion bei der bevölkerungsbezogenen Hospitalisierungsrate eine wichtige Rolle spielt

[29] Zum alten Finanzierungssystem in den USA und zum Übergang zur prospektiven Entgeltung nach den DRGs s. z. B. Ginsburg (1985), zur Entwicklung der Kostenproblematik und der Dämpfungsversuche in den USA Sommer (1983)

[30] Zur Rolle des Arztes zwischen Patientenvertretung und Kooperation mit dem Krankenhaus unter DRG-Fallpauschalen vgl. Ellis und McGuire (1986), die aus einer schwächeren Stellung des Arztes gegenüber dem Krankenhaus in Zeiten hoher Ärztedichte eine Tendenz zur stärkeren Vertretung der Krankenhausinteressen und eine Unterversorgung des Patienten modelltheoretisch ableiten und eine Modifikation des Finanzierungssystems vorschlagen

Krankenhauspatienten – erfordern. Für eine kurzfristige Reaktion über die Verweildauer sprechen folgende Argumente: Die gewinnorientierte Fallselektion ist, da sie z. B. Marketing-Aktivitäten erfordert, ein längerfristiger Verhaltensparameter und daher für rasche Reaktionen wenig geeignet. Ferner dürfte in der unmittelbaren Einführungszeit noch kein detaillierter Überblick über die fallspezifischen Profitraten des Krankenhauses bestehen. Als naheliegendster und sicherster Reaktionsparameter bietet sich daher die Verweildauer an. Dabei können über tatsächliche Kürzungen bestehende Verweildauerspielräume ausgenutzt werden, oder durch Aufteilungen von Fällen neue geschaffen werden. Generell sind über diese naheliegenden Reaktionen hinaus gerade in der Einführungszeit signifikante spontane Verhaltensänderungen möglich, die aus der Diskussion um die Einführung resultieren, später aber wieder korrigiert werden und nur im kurzfristigen Vergleich festzustellen sind.

Als ein möglicher abschwächender Faktor sei noch die Einführungsphase des DRG-Systems (vgl. Punkt 7.1) erwähnt. Das letzte Quartal 1983 gehört zu ihrem ersten fiskalischen Jahr mit einem Anteil der krankenhausspezifischen Kostenkomponente von 75 Prozent und einer regionalen Komponente von 25 Prozent. Durch das krankenhauskostennahe Preisniveau sind zwar die Verlustmöglichkeiten für das einzelne Krankenhaus gegenüber dem nationalen Preisniveau gemildert, aber die Anreizwirkungen der fallbezogenen Pauschale keineswegs aufgehoben.

Die *Hypothese* einer Verweildauerkürzung für die Medicare-Patienten läßt sich somit folgendermaßen präzisieren und zugleich operationalisieren:

(1) Die durchschnittliche Verweildauer der Medicare-Patienten liegt nach dem Einsetzen des neuen Finanzierungssystems niedriger als vorher und
(2) in der Vergleichspopulation der übrigen Krankenhauspatienten, für die der Wechsel im Finanzierungssystem nicht zutrifft, ist kein entsprechend ausgeprägter Verweildauerrückgang festzustellen.

Da man auch in den USA von einem langfristigen Rückgang der Verweildauer ausgehen kann, ist der zweite Teil der Hypothese zusätzlich zum Ergebnis des ersten Teils auf jeden Fall zu berücksichtigen. Da methodische Aspekte der Anwendung von Patientenklassifikationsverfahren im Vordergrund des Interesses stehen, wurde auch hier auf eine Hochrechnung der Ergebnisse auf nationale Werte verzichtet. Eine weiterführende Analyse hätte neben den Repräsentativitätsaspekten der Stichprobe für die Versichertenstruktur auch mögliche Wirkungen in vor- und nachgelagerten Versorgungsbereichen, also in der ambulanten Versorgung und im Pflegebereich, oder Fragen der Versorgungsqualität miteinbeziehen können. Dies liegt jedoch außerhalb der Zielsetzungen des folgenden Anwendungsbeispiels.

Ergebnisse *ohne Fallstandardisierung*: Einen Überblick über die Stichprobenstrata und die noch nicht fallstandardisierten Verweildauerwerte gibt Tabelle 6. Der Anteil der Medicare-Patienten in der gesamten Stichprobe beträgt 29.3 Prozent. Nach dem ersten Oktober liegt er geringfügig, aber, aufgrund der hohen Fallzah-

Tabelle 6. Verweildauer amerikanischer Krankenhauspatienten vor und nach Einführung der DRGs im Jahr 1983

Verweildauer	Zugang		Zugang		1983	
	bis 30.9.1983		ab 1.10.1983		insgesamt	
Mittelwert und (Standardabweichung)						
Medicare	9.98	(11.55)	9.96	(11.77**)	9.97	(11.60)
Andere	5.69	(8.18)	5.61	(8.53**)	5.67	(8.26)
Zusammen	6.94	(9.49)	6.91	(9.81**)	6.93	(9.57)
Patientenzahl						
absolut und (prozentual)						
Medicare	46 285	(76.7)	14 024	(23.3)	60 309	(100)
Andere	112 638	(77.3)	33 080	(22.7)	145 718	(100)
Zusammen	158 923	(77.1)	47 104	(22.9)	206 027	(100)

* signifikanter Unterschied gegenüber den Werten vor dem 1.10; 5% Signifikanzniveau (** 1%)

Datenquelle: NHDS (1983), ungewichtete Auszählung

len, statistisch signifikant[31] höher. Als Medicare-Fälle wurden solche definiert, bei denen als erster Hauptfinanzierungsträger des Krankenhausaufenthalts (worunter verschiedene Krankenversicherungen oder Selbstzahler zu finden sind) die Medicare-Versicherung angegeben ist. Die Fälle, bei denen Medicare als zweiter Hauptfinanzierer oder an noch späterer Stelle (unterschieden werden zwei Haupt- und vier Nebenfinanzierungsträger) auftritt, wurden nicht dazu gezählt. Mit O.1 Promille aller Patienten fallen sie gar nicht ins Gewicht. Neben dem bereits besprochenen höheren Verweildauerniveau weisen die Medicare-Patienten eine höhere Streuung der Verweildauer auf.

Im Vergleich vor und nach dem Stichtag 1. Oktober 1983 ging die Verweildauer in beiden Beobachtungsgruppen, den Medicare-Patienten und den anderen Fällen und somit in der Gesamtstichprobe zurück. Für die Medicare-Patienten und die Gesamtstichprobe wird dies erst an der zweiten Nachkommastelle des Verweildauerdurchschnitts erkennbar, wobei eine Dezimaleinheit in der Gesamtstichprobe an dieser Stelle noch ungefähr 2 000 Krankenhaustagen entspricht. In keinem Fall ist die Verweildaueränderung auch bei den hohen Fallzahlen statistisch signifikant (Mittelwerttest mit ungleichen Varianzen, da diese nach dem Stichtag ihrerseits signifikant zunehmen; Irrtumswahrscheinlichkeit 5 Prozent).

---

[31] Chi-Quadrat = 7.375, DF = 1 (Freiheitsgrade), p = 0.0066 (Grenz-Irrtumswahrscheinlichkeit)

Ohne Fallstandardiserung wären also beide Teile der Hypothese zu den Anreizwirkungen des DRG-Systems bezüglich einer unmittelbaren Verweildauerkürzung zurückzuweisen. Ungeklärt bleibt bei dem Vergleich bislang, inwieweit jahreszeitliche Veränderungen der Fallmischung in den beiden Beobachtungsgruppen Einfluß auf die Verweildaueränderung nahmen. Eine Zunahme der Fallmischung im letzten Quartal des Jahres ist jedoch am Verweildauerindex für die Gesamtstichprobe (vgl. Abb. 4) erkennbar.

Im *fallstandardisierten* Vergleich der Medicare-Fälle vor und nach dem 1. Oktober 1983 führt die Komponentenzerlegung nach Kitagwa mit sich nicht überlappenden Gruppen (vgl. Punkt 7.2) zu folgenden Ergebnissen (vgl. Tabelle 7): Die Medicare-Patienten weisen im letzten Quartal 1983 gegenüber den Vormonaten einen deutlich stärkeren Anstieg der Fallmischung aus als die übrigen Patienten der Stichprobe. Die Fallmischungskomponente, die dem verweildauergewichteten Fallmischungsindex entspricht, gibt gegenüber dem Durchschnitt der ersten drei Quartale einen Zuwachs von gut einem Prozent bei den Medicare-Patienten, aber nur eine minimale Steigerung bei den übrigen Patienten an. Da in beiden Fällen die Wechselwirkungskomponente keine Rolle spielt, entspricht die Differenz zwischen dem fallstandardisierten Wert und der Gesamtveränderung der Verweildauer direkt der bereinigten Verweildaueränderung. Gemessen am Mittelwert von knapp 10 Tagen ging die fallmischungsbereinigte Verweildauer der Medicare Patienten im letzten Quartal um durchschnittlich 1.4 Prozent zurück. Durch die hohen Fallzahlen ist die Verweildauerkomponente – der fallzahlgewichtete Mittelwert der Differenz der Verweildauermittelwerte der DRGs vor und nach dem 1. Oktober 1983 – in beiden Patientengruppen hochsignifikant von 0 verschieden (der Standardfehler für den Wert der Medicare-Patienten beträgt 0.01, für die übrigen Patienten zweistellig 0.00).

Mit einer Kontrolle der Fallmischung steigt also der Verweildauerrückgang bei den Medicare-Patienten deutlich an. Beide Teile der Ausgangshypothese können, wenn auch bei sehr kleinen Veränderungen, nicht zurückgewiesen werden.

Das Ergebnis läßt sich noch durch einige Details aus der Komponentenzerlegung ergänzen. Von den 444 DRGs, die bei den Medicare-Patienten vorkommen, sind 50 nur in einer der beiden Vergleichperioden vertreten und tragen daher ausschließlich zum fallmischungsbedingten Verweildauerunterschied bei. 240 Fallgruppen zeigen einen Verweildauerrückgang und 154 eine Zunahme. Bei den übrigen Patienten waren 8 DRGs nur in einer Periode vertreten, 275 DRGs wiesen

Tabelle 7. Verweildauer- und Fallmischungsunterschiede von Medicare und anderen Patienten vor und nach Einführung der DRG-Fallpauschalen am 1. Oktober 1983

	Verweildauer-unterschied	Verweildauer-komponente	Fallmischungs-komponente	Wechsel-wirkung
Medicare-Patienten	-0.02	-0.14	0.12	0.00
andere Patienten	-0.08	-0.09	0.02	0.00

Datenquelle: NHDS (1983)
Anmerkung: Angabe der durchschnittlichen Differenzen in Tagen

einen Verweildauerrückgang, 185 eine Verweildauerzunahme auf. Ohne eine Analyse der fall-
gruppenspezifischen Verweildauereinflußfaktoren erscheinen hieraus jedoch Schlüsse auf den Anteil von Gruppen mit Handlungsspielräumen hinsichtlich der Verweildauer, oder, am anderen
Ende der Skala, auf Fallgruppen mit unkontrollierbarem Verweildauerrisiko für ein Krankenhaus
verfrüht.

Teil III:
Entwicklung eines Spezifikationsverfahrens anhand von Patientendaten aus der Bundesrepublik

8. Entwicklung des Spezifikationsansatzes

Im dritten Teil dieser Arbeit wird der Versuch unternommen, einen neuen Ansatz der fallbezogenen Spezifikation des Krankenhausprodukts anhand von Patientendaten aus der Bundesrepublik zu entwickeln. Mit den Zielen, Motiven und dem Lösungskonzept dieses Ansatzes beschäftigt sich der folgende Abschnitt dieses Kapitels. Danach wird eine empirische Durchführung des Spezifikationskonzepts an den Daten des Diagnose- und Therapie-Indexes vorgestellt und schließlich im dritten Punkt das Spezifikationsergebnis vorgetragen und methodisch diskutiert.

8.1 Zielsetzung und Lösungskonzept

Das Plädoyer für die Notwendigkeit eines eigenen Ansatzes und die wesentlichen richtungsgebenden Determinanten für seine Entwicklung werden in Form von *vier Thesen* vorgetragen. Dem folgt eine Skizze des Lösungskonzepts.

(I)

Alle bisher besprochenen Spezifikationsansätze wurden in den Vereinigten Staaten entwickelt. Die Produktion von Krankenhausleistungen spielt jedoch, wozu nochmals an die Verweildauerkurven in Abb. 1 erinnert sei, empirisch gesehen in den USA eine andere Rolle in der Gesundheitsversorgung als in der Bundesrepublik. Die direkte Übertragung von Spezifikationen, die an Beobachtungen der amerikanischen Krankenhausversorgung entwickelt wurden, birgt die Gefahr größerer Friktionen mit der Versorgungspraxis und mit der Struktur des Gesundheitssystems in der Bundesrepublik in sich und ist daher mit einiger Skepsis zu betrachten. Für eine unterschiedliche Versorgungs- und damit Patientenstruktur, so lautet die erste These, ist eine unterschiedliche Spezifikation der im Durchschnitt mit gleichem Ressourcenaufwand zu versorgenden Patienten zu entwickeln.

(II)

Ein zweiter Punkt betrifft die vielfältige Kritik an den bislang diskutierten Klassifikationsverfahren: Sei es die Inhomogenität einzelner Fallgruppen (wie z. B. gegenüber den DRGs vorgebracht wurde; vgl. Übersicht 3) oder die nicht zufriedenstellende Erklärungskraft bezüglich des Ressourcenverbrauchs (vgl. z. B. die geringen Werte für den hochdifferenzierten Staging-Ansatz in Punkt 6.3), seien es Implementationsprobleme der Ansätze mit subjektiven Einstufungen (wie sie z. B. für den Schweregrad-Index bei einem Einsatz zur Finanzierung angenommen werden können) oder Probleme der Ressourcenzuordnung (wie z. B. bei den multimor-

biden Patienten der Patient-Management-Categories) – all dies spricht dafür, daß
die Produktspezifikation im Krankenhaus noch ein offenes Forschungsfeld ist. Es
scheint daher sinnvoll, so lautet die zweite These, auch nach neuen Wegen und
Methoden der Produktspezifikation zu suchen.

(III)

Drittens sind die Krankenhäuser in der Bundesrepublik noch weit davon entfernt,
die Anforderungen der bislang diskutierten Verfahren an die Informationstechnologie und die Datendokumentation erfüllen zu können.[1] Diese Defizite betreffen
freilich nicht nur die Datensammlung und die technische Datenverarbeitung, sondern auch die Informationsverwendung in der Steuerung des Betriebsablaufs.
"Krankenhausspezifische finanzielle Anreize wirken sich jedoch nur dann auf die
Verhaltensweisen der Entscheidungsträger im Krankenhaus aus, wenn sie zielge-
richtet in krankenhausinterne Anreize umgesetzt werden. Voraussetzungen dafür
sind jedoch die Entwicklung und Implementierung krankenhausinterner Budge-
tierungssysteme, die ihrerseits einen Ausbau von Instrumenten der Betriebssteuerung auf der Grundlage eines entscheidungsorientierten Berichts- und Informa-
tionswesens verlangen."[2] Als einen ersten Schritt zu fallbezogenen Informations-
systemen fordert die Bundespflegesatzverordnung vom 28.8.1985 in ihrem Kosten-
und Leistungsnachweis auch eine Dokumentation von Hauptdiagnose (ICD-9,
dreistellig), Alter und Verweildauer des Patienten. Zum einen wird jedoch mit
einer mehrjährigen Übergangszeit gerechnet,[3] zum anderen würde selbst diese Information für keines der bislang diskutierten Verfahren ausreichen. Es liegt daher
nahe, auch nach Verfahren zu suchen, die auf einem einfacheren Informationsinput beruhen, der an der bestehenden (z. B. Krankheitsartenstatistik) oder bald bestehenden Datenlage in einer größeren Anzahl von Krankenhäusern orientiert ist,
um leichter eine für die Fallstruktur repräsentative Datenbasis zur Spezifikation
sowie nennenswerte Anwendungsmöglichkeiten zur Verfügung zu haben. Methodisch bedeutet dies ferner, nach Möglichkeiten einer besseren Ausnutzung der vor-
handenen Information zu suchen. Die Diskussion in den Vereinigten Staaten geht,
wie das Beispiel der Erweiterung des ICD-9-CM um eine sechste Stelle zur Doku-

---

[1]   so kommentiert Eichhorn (1985), S. 12, einen seit 1981 laufenden Modellversuch zum Aufbau
eines entscheidungsorientierten Informations- und Berichtswesens "..wird das Städtische
Krankenhaus Gütersloh eines der ersten Krankenhäuser in der Bundesrepublik Deutschland
sein, das sein internes Berichts- und Informationswesen bereits soweit entwickelt hat, daß es
routinemäßig und EDV-gestützt alle diejenigen Informationen bereitstellen kann, die auf der
einen Seite für eine abteilungs- oder fallbezogene Entgeltgestaltung und auf der anderen Seite
für eine interne Betriebssteuerung auf Grund einer bereichsstellen- und auch patientenorien-
tierten Budgetplanung und -kontrolle erforderlich sind."

[2]   ebd. S. 11

[3]   vgl. Bundesgesetzblatt (1985), S. 1686, mit der (fehlerhaften?) Fußnote, daß die Diagnosen und
die Zahl der Operationen ab 1986, Verweildauer und Alter jedoch erst ab 1988 zu dokumentieren sind; mit einer Anpassungzeit von 3-5 Jahren wird auch in der Zusammenfassung des
DRG-Gutachtens für den Bundesarbeitsminister gerechnet, vgl. Dienst für Gesellschaftspolitik (1986), S. 8f

mentation des Schweregrads zeigt, genau in die andere Richtung, nämlich zu mehr und zu differenzierterer Information. Unter den technischen und organisatorischen Restriktionen des Krankenhauswesens in der Bundesrepublik, so die dritte These, sind die Möglichkeiten einer Spezifikation durch bessere Ausnutzung eines einfacheren Informationsinputs zu prüfen.

(IV)

Schließlich kann die medizinische Sinnhaftigkeit der fallbezogenen Produktspezifikation nicht, wie immer wieder gefordert wird, in der Form einer Identifizierbarkeit einzelner Patienten mit einem bestimmten, begrifflich definierbaren medizinischen Fall bestehen. Statistisch gesehen beruhen die Produktspezifikationen auf Verteilungen, d. h. die Spezifikation ist für den Einzelpatienten mehr oder weniger typisch. Dies gilt nicht nur für die Beschreibung des ökonomischen Ressourcenverbrauchs durch die Spezifikationselemente, sondern auch für die medizinischen und sozialen Charakteristiken des Einzelpatienten, den der Arzt individuell behandeln soll. Als Konsequenz erscheint eine direkte Anwendung der Produktgruppen als sprachlich-begriffliche Bezugsgröße, die das medizinische Begriffs- und Entscheidungssystem in ökonomische Kategorien transformieren und ein produkt- statt patientenbezogenes, explizites ökonomisches Kalkül in den individuellen Behandlungsprozeß integrieren will, von ärztlicher Seite wie vom Patienten aus weder wünschenswert noch erfolgversprechend. Anwendungen von Produktspezifikationen in der Finanzierung oder bei Wirtschaftlichkeitsprüfungen und eine Wirkung der entsprechenden Anreize setzen zwar die Kenntnis der Restriktionen, nicht aber eine Vermischung der ökonomischen und medizinischen Bezugssysteme und eine begriffliche Relevanz im individuellen Behandlungsprozeß voraus. Zwar sollen die Spezifikationselemente weiterhin medizinisch aussagekräftig sein und damit eine wirtschaftliche Analyse von Problembereichen der Krankenhausversorgung durch Identifikation der entsprechenden Spezifikationselemente erlauben; auf die medizinische Interpretierbarkeit der Produktspezifikation im Einzelfall, so die letzte These zu den Zielsetzungen der Spezifikation, kann jedoch aus guten Gründen verzichtet werden.

Ein weiterer, für die empirische Umsetzung von Spezifikationskonzepten ganz besonders entscheidender Aspekt sind natürlich die Restriktionen durch die letztlich zur Verfügung stehenden *Daten*. Der im folgenden verwendete Diagnose- und Therapie-Index von Infratest-Gesundheitsforschung ist eine Primärerhebung, die nicht nur die wesentlichen Variablen enthält, die nach obigen Thesen für eine Spezifikation in Erwägung zu ziehen sind, sondern an vielen Stellen weit darüber hinaus führt (zur Datenbeschreibung s. Punkt 8.2). Ein hauptsächliche Restriktion liegt in der für eine Spezifikation relativ geringen Fallzahl pro Jahr. Auch bei einer Beschränkung der Auswertungen auf häufig vorkommende Falltypen sind die Grenzen einer vollständigen Abbildung der Patientenstrukturen bezüglich drei oder vier Spezifikationsvariablen durch die Stichprobe schnell erreicht; die Auswertungen erhalten somit einen pilothaften Charakter.

Welche Konsequenzen ergeben sich nun aus den Thesen und den Datenrestriktionen für das Konzept einer eigenen Spezifikation?

Zusammenfassend lassen sich die Thesen als *Aufgabe* formulieren, zumindest für einen relevanten Teilbereich des Fallspektrums aus einem einfachen Informationsinput möglichst genaue Aussagen über den falltypischen Ressourcenbedarf zu machen. Gesucht wird nach den Spezifikationsmerkmalen, die gleiche oder ähnliche Fälle mit ähnlichem Ressourcenverbrauch charakterisieren und aus denen sich Normwerte bestimmen lassen. Formuliert in der Terminologie eines statistischen Erklärungsmodells lautet die explorative Aufgabe, den richtigen Ansatz, die richtigen Variablen und die korrekte funktionale Form einer Spezifikation, d. h. ein gut angepaßtes Modell zur Erklärung und Prognose der Ressourcenverbrauchsvariablen zu finden. Einen generellen Ansatz dafür bildet, mit Einschränkung auf die linearisierbaren Modelle, der in Punkt 5.1 formulierte Rahmen des Allgemeinen Linearen Modells. Er erlaubt auch multivariate Ansätze, die in die bislang diskutierten Klassifikationsverfahren nicht explizit eingingen sowie die Möglichkeit einer selektiven Variablenreduktion. Ferner ist durch den Verzicht auf die medizinisch-begriffliche Interpretierbarkeit des spezifizierten Produkts eine Klassenbildung im Sinn von charakteristischen Falltypen nicht mehr notwendig. Steigt beispielsweise bei einer bestimmten Krankheit der Ressourcenverbrauch linear mit dem Alter an, so tritt bei der Bildung von Gruppen gegenüber einer kontinuierlich formulierten Abhängigkeit ein Informationsverlust ein. Es scheint daher sinnvoll, jede Spezifikationsvariable mit dem, gemessen an ihrem Skalierungsniveau, maximal möglichen Informationsbeitrag bezüglich des Ressourcenverbrauchs in das Erklärungsmodell zu integrieren.

Damit ist der *methodische Rahmen* des Spezifikationsversuchs abgesteckt. Er wurde allgemein formuliert, um die Verbindungslinien zu den erklärenden statistischen Verfahren herzustellen[4] und, mit Einschluß aller Ansätze des linearen Modells, die Möglichkeiten verschiedener statistischer Modellansätze aufzuzeigen (vgl. auch Punkt 5.1). Der hier weiter verfolgte, bereits angedeutete Ansatz ist auf Regressionsmodellen aufgebaut. Regressionsgleichungen ermöglichen bei geeigneter Funktionsformulierung die vollständige Ausnutzung des Erklärungsgehalts der Spezifikationselemente. Praktisch bieten sie die Vorteile eines unter vielen Anwendungsmöglichkeiten diskutierten Verfahrens mit einer Vielfalt von verfügbaren Auswertungsprogrammen für den Modellbau, also die eigentliche Spezifikation, sowie für die Modellschätzung und -testung. Die explizite Schätzung der Regressionsparameter führt im Spezifikationsergebnis über den Aussagegehalt varianzanalytischer Ansätze hinaus. Allerdings wird im folgenden nicht ein einziges Modell für das gesamte Fallspektrum geschätzt, sondern analog der gruppierten Aufteilung der 23 Hauptdiagnosegruppen der DRGs zunächst nach den diagnostisch definierten (17) Kapiteln des ICD-Schlüssels differenziert und für jedes einzelne Kapitel eine eigene Gleichung ermittelt. Dieses Vorgehen stützt sich auf die Hypothese, daß in verschiedenen Krankheitsgrupen unterschiedliche Strukturkombinationen der Spezifikationselemente bestimmend sein können. Außerdem

---

[4] Deskriptive Klassifikationsverfahren wie z. B. die Clusteranalyse haben den Nachteil, daß die Fälle zwar nach der Ähnlichkeit der verwendeten Variablen geordnet werden können, nicht jedoch bezüglich einer hervorgehobenen Größe, also dem Ressourcenverbrauch. Eine andere Möglichkeit eines explorativen Vorgehens ist die Clusterung der Verteilungsparameter (Mittelwert, Standardabweichung) der Ressourcenverbrauchsvariablen für einzelne Ausprägungen von Spezifikationsvariablen, z B. für die Diagnosen. Dies erfordert eine vollständige a-priori Gruppierung aller potentiellen Spezifikationselemente und eine verwendbare Schätzung der Verteilungsparameter für die jeweiligen Ausprägungen.

ermöglicht diese Aufteilung differenzierte Bewertungen der Verweildauernormtage nach den ICD-Kapiteln (s. Punkt 9.3).

Die *Abhängige* und die *unabhängigen Variablen* werden nun näher erläutert. Als Ressourcenverbrauchsmaß und Homogenisierungsvariable gibt es, da patientenbezogene Kostendaten weder verfügbar waren noch in der Bundesrepublik auf einer breiten Basis vorhanden sind, für die Verweildauer kaum eine Alternative. Die Verweildauer hat sich auch als Ressourcenverbrauchsindikator in vielen amerikanischen Ansätzen bewährt. Bei den Spezifikationselementen führen theoretische Überlegungen wie Datenbeschränkungen zu einer Bevorzugung möglichst wenig leistungsbezogener Elemente (vgl. zu den Nachteilen einer Fallspezifikation durch Leistungsvariable Punkt 3.2). Die Auswahl der Spezifikationselemente bezieht sich auf persönliche Charakteristika des Patienten und seines 'Falles', so auf das Alter, das Geschlecht (das jedoch aufgrund der geringen Erklärungskraft wieder wegfiel, vgl. Tabelle 1), und die Diagnosen. Da für explorative Multimorbiditätsanalysen neben einer sachlichen Fundierung wegen der geringen Besetzung von Diagnosenkombinationen auch eine sehr hohe Fallzahl erforderlich ist, wurde hier lediglich die Anzahl der Diagnosen verwendet.[5] Unter den Diagnosen muß aus pragmatischen Gründen, trotz möglicher Zweideutigkeiten im Einzelfall und der Problematik einer gezielten Diagnosenauswahl bei einer Verwendung der Spezifikation zur Finanzierung, auf das Konzept der Hauptdiagnose vertraut werden. Als weitere, potentiell einfach verfügbare und theoretisch bedeutsam erscheinende Fallcharakteristika werden aus dem Versorgungsablauf spezielle Aufnahmegründe (wie Aufnahme nur zur Diagnostik) und Entlassungsgründe (wie Entlassung in ein Pflegeheim oder Tod des Patienten) in Betracht gezogen.

In *explorativen Analysen* wurden auch geeignete Transformationen und Verknüpfungen der potentiellen Unabhängigen sowie linearisierbare nicht-lineare Funktionsformen für die Spezifikation geprüft. Dies betraf z. B. multiplikative Funktionsformen oder Verknüpfungen der Variablen, seien es höhere Potenzen einer Variablen (z. B. $Alter^2$) oder Wechselwirkungen mit anderen Variablen (etwa zwischen Alter und Diagnosenzahl), aber auch Konstrukte wie die Morbiditätsintensität (mehrere Diagnosen einer Krankheitsgruppe bei einem Patienten) oder die Morbiditätskomplexität (Zahl der betroffenen Krankheitsgruppen bei multimorbiden Patienten). Die Explorationen deuteten jedoch nicht prinzipiell auf Vorteile eines höheren Erklärungsgehalts der Kombinationen, Transformationen oder der nicht-linearen Funktionen. Daher wurden schließlich nurmehr Variablen in ihrer einfachen Form in linearen Schätzgleichungen verwendet. Aus Verteilungsgründen brauchten bei den deutschen Patientendaten auch keine logarithmischen Transformationen der Abhängigen, also der Verweildauer, vorgenommen werden.

Als Differenzierungsgrad für die *Hauptdiagnosen* wurde als bevorzugt umsetzbares Konzept die dreistellige ICD-Ebene gewählt. Auf die abnehmende zusätzliche

---

[5]   zu den Fallzahlrestriktionen vgl. die Erfahrungen aus dem Bereich ambulanter Versorgung von Schwefel, John, Potthoff, van Eimeren (1986) in der Zusammenfassung; nach einer Entschließung des 89. Deutschen Ärztetages sollen bei der Diagnosendokumentation nach der neuen Bundespflegesatzverordnung auch die 'Mehrfachdiagnosen' erfaßt werden, was eine entsprechende Auswertung auch auf breiter Basis ermöglichen würde; vgl. Deutsches Ärzteblatt (1986), S. 1 520

Erklärungskraft sehr stark ausdifferenzierter Diagnoseschlüssel wurde anhand der Ergebnisse in Tabelle 1 bereits verwiesen. Es galt daher, in Verbindung mit den übrigen erklärenden Variablen eine für den Einbezug der Diagnosen in die Regressionsmodelle geeignete Aggregationsstufe der diagnostischen Information zu finden. Die Wahl des dreistelligen Schlüssels ist das Ergebnis einer längeren vergleichenden explorativen Analyse von Fallzahlen, Verweildauer-, Alters- und Diagnosenzahl-Verteilungen sowie von Regressionsanalysen auf verschiedenen diagnostischen Differenzierungsebenen. Sie ist ein Kompromiß zwischen den Anforderungen der Genauigkeit der Spezifikation und den Restriktionen der hier wie in breitem Umfang in den Krankenhäusern zur Verfügung stehenden Daten. Die dreistellige Ebene bietet den Vorteil einer höheren Fallzahl für die einzelnen Diagnosen und damit, unter Fallzahlrestriktionen, einer breiteren Erfassung des Morbiditätsspektrums als auf der vierstelligen Ebene. In Verbindung mit den anderen Variablen und der separaten Spezifikation der einzelnen ICD-Kapitel leistet das skizzierte Konzept aber immer noch eine weitgehende Differenzierung der Krankenhausfälle. Die in den nächsten Punkten geschilderte Spezifikationstechnik kann freilich auch auf anderen Differenzierungsstufen eingesetzt werden, etwa mit vierstelligen Diagnosen innerhalb der ca. einhundert Obergruppen des ICD.

Das Prinzip der statistischen *Produktspezifikation durch einen Regressionsansatz* zur Erklärung und Prognose der Verweildauer läßt sich gut an einem exemplarischen Vergleich mit einem Klassifikationsansatz verdeutlichen. Als Untersuchungsbeispiel dienen 197 Appendizitis-Fälle aus dem Diagnose- und Therapie-Index 1982. Zur Klassenbildung wurde in Anlehnung an die Haupt-Teilungskriterien des DRG-Systems und die im AUTOGRP-Verfahren verwendete Minimierung der Innergruppen-Varianz, allerdings eingeschränkt auf dichotome Teilungen, vorgegangen. Der Regressionsansatz geht auf eine Auswahl von drei Variablen nach ihrer Erklärungskraft zurück. Die Klassifizierung beruht auf einem vierstelligen, der Regressionsansatz auf einem dreistelligen Diagnosenschlüssel (vgl. die folgenden Kurzbeschreibungen).

Klassifizierte Spezifikation: Analog zu den in Punkt 6.1 dargestellten Unterschieden zwischen DRGs und diagnostischen Klassifikationen treten im NHDS Patienten mit der Hauptdiagnose Appendizitis in 16 DRGs auf. Vier davon (164-167) sind explizite Blinddarmgruppen, die nach den Kriterien 'komlizierte/nicht komplizierte Hauptdiagnose' sowie 'Alter < 70 Jahren + keine Komplikationen oder Begleiterkrankungen/bzw. Nicht-Zutreffen eines dieser Merkmale' unterschieden werden. Die charakteristische 'komplizierte Hauptdiagnose' ist die Appendizitis mit Peritonitis (ICD 5400), die unter fünf vierstelligen Appendizitis-Diagnosen im DTI 1982 auch eine deutlich höhere durchschnittliche Verweildauer (18.4 Tage gegenüber Werten zwischen 9 und 11 Tagen) sowie die höchste Reduktion der Verweildauervarianz unter den Diagnosendummies, aber nur 7 Fälle aufwies. Die höchste Erklärungkraft unter allen Dichotomisierungen der Diagnosenzahl und des Alters lag an der Schnittstelle 'Alter >/< 50 Jahre'. Kombiniert zur Teilungsvariablen 'Appendizitis mit Peritonits bzw. Alter >50/übrige Appendizitis' werden genau 20 Prozent der Verweildauervarianz erklärt.

Regressionsansatz: Das Regressionsmodell beruht auf einer Auswahl des besten Erklärungsmodells mit mindestens einer Diagnose-Variablen aus den Variablen Alter, Diagnosenzahl und vier dreistelligen ICD-Diagnosen der Gruppe Appendix (als Dummies). Die Gleichung wurde aus den einfachen Variablen, d. h. z. B. ohne quadratische Alterseffekte, ermittelt und lautet:

VERWEIL   = 8.837 + 0.108 ALTER + 0.539 DIAZAHL – 2.125 ICD541

mit   VERWEIL   = Verweildauer,
      ALTER   = Patientenalter,
      DIAZAHL   = Anzahl der Diagnosen,
      ICD541   = Diagnosendummy ('sonstige Appendizitis').

Die Erklärungskraft liegt in derselben Größenordnung wie oben, bei gut 21 Prozent der Verweildauervarianz. Für die Zwecke des deskriptiven Beispiels sind keine weiteren Prüfungen der nach
dem Kleinst-Quadrate-Verfahren ermittelten Gleichung nötig.

Abb. 5 illustriert den Vergleich der beiden Spezifikationsansätze. Die Pyramiden-
symbole kennzeichnen Patienten der Gruppe 'Appendizitis mit Peritonitis bzw.
Alter > 50 Jahre', die Kreise die übrigen Fälle. Für die klassifizierte Spezifikation
gibt es nur zwei Normwerte (17.3 und 10.0 Tage). Aus dem linearen Regressionsmodell wurden die aus dem Kleinst-Quadratverfahren ermittelten Normwerte

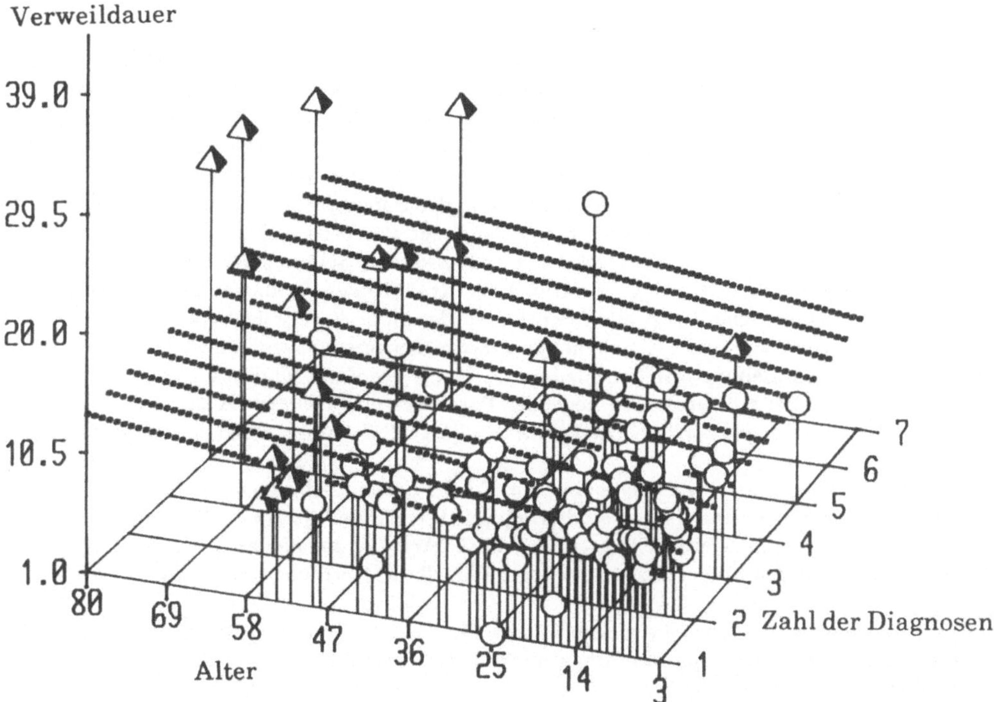

Abb. 5. Normwertvermittlung zur Produktspezifikation im Regressionsansatz im Vergleich mit
einer Klassifizierung der Beobachtungseinheiten

Datenquelle: DTI (1982); Appendix-Patienten
Anmerkung: Die Ebene beschreibt die Normwerte des Regressionsansatzes; für die Gruppen (Pyra-
miden: Appendizitis mit Peritonitis bzw. Alter ≥ 50 Jahre, Kreise: übrige Fälle) sind keine Normwerte mehr eingetragen, sie liegen bei 17.3 und 10.0 Tagen

projeziert als Ebene in die drei Dimensionen Alter, Diagnosenzahl und Verweildauer eingetragen. In beiden Verfahren ist die Erklärungskraft etwa gleich, nur gibt es im Regressionsansatz für jeden Patienten (mit verschiedenen Ausprägungen der Spezifikationselemente) einen eigenen Normwert. Dies bedeutet nicht, daß der Regressionsansatz zur Prognose von individuellen Verweildauern verwendet werden soll. Er ermöglicht lediglich eine bessere Informationsausnutzung der einfachen Variablen in einem explorativen Ansatz und eine ähnliche Erklärungskraft bezüglich der Verweildauerverteilungen wie der Klassifikationsansatz.

8.2 Stichprobe und Spezifikationsverfahren

Der folgende Abschnitt beschreibt zunächst die Datengrundlagen, die zum Spezifikationsansatz für Krankenhauspatienten aus der Bundesrepublik zu Verfügung standen und zeigt dann die Auswahl der Untersuchungsstichproben zur Entwicklung und Schätzung der Spezifikation. Er schildert außerdem das Verfahren der Auswahl der Spezifikationselemente, d. h. der unabhängigen Variablen für die Regressionsgleichungen. Die eigentliche Schätzung des Modells erfolgt erst im nächsten Punkt.

Datenbeschreibung: Der Diagnose- und Therapie-Index (DTI) von Infratest-Gesundheitsforschung Gmbh wird seit 1978 – sein Vorläufer, der Deutsche Hospital Index reicht zurück bis 1975 – jährlich als bundesweite Stichprobe von Krankenhauspatienten erhoben. Die vorliegenden Daten für insgesamt 15 039 Patienten stammen aus den Jahren 1978 (4 748 Patienten), 1980 (4 209 Patienten) und 1982 (6 082 Patienten). Grundgesamtheit für das mehrstufige Stichprobenverfahren[6] waren Krankenhäuser für Akutkranke in der Bundesrepublik Deutschland und West-Berlin. In einem ersten Schritt wurden, proportional zur Planbettenzahl, nach zehn Bundesländern, sechs Bettengrößenklassen und sechs Arten der Zweckbestimmung 300 Krankenhäuser ausgewählt. Dies führte ohne weitere Unterteilung der Krankenhausziehung zu einer selbstgewichtenden Patientenstichprobe. Im zweiten Schritt wurde, unter Berücksichtigung der Verteilung nach Fachrichtungen, aus jedem Krankenhaus eine Station gezogen, womit auch die Schichtungskriterien der ersten Ziehung erhalten bleiben; zu einem ebenfalls zufällig bestimmten Stichtag wurden die Daten aller auf der Station liegenden Patienten aufgenommen. Ausfälle der Erhebung wurde durch Gewichtungen korrigiert und nicht –wie im NHDS – aus anderen Fällen interpoliert.

Die eigentliche Datenerhebung erfolgte über schriftliche Erhebungsbögen durch Krankenhausärzte und Verwaltungsleiter. Die Diagnosecodierung wurde – vierstellig nach der 8. Version der International Codification of Diseases/ICD-8 – zentral durch Ärzte vorgenommen. Die Erhebungen wurden einer unmittelbaren Kontrolle sowie weiteren Plausibilitätsprüfungen unterzogen.

Die DTI-Erhebungen schließen die meisten Variablen des NHDS ein und führen in manchen Details wesentlich darüber hinaus; allerdings standen hier nur ein Teil der gesamten Informationen (insbesondere ohne Operationen oder Arzneimittelverordnungen) zur Verfügung. Im einzelnen umfaßt der Datensatz für jeden Patienten Alter, Geschlecht, Aufnahme- und Entlassungsdatum, Entlassungsstatus, aber auch Größe und Gewicht sowie im Diagnosen-Teil bis zu sechzehn Diagnosen, die Übereinstimmung mit der Einweisungsdiagnose, die Relevanzzeit der Diagnosen, den Behandlungserfolg und die Pflegeintensität; ferner Bundesland des Krankenhauses, Krankenhausgröße, Trägerschaft, und Fachabteilungen.

---

[6] Die Beschreibung des Stichproben- und Erhebungsverfahrens stützt sich auf unveröffentlichtes Material von Infratest-Gesundheitsforschung

Angesichts der für eine Spezifikation vergleichsweise geringen Fallzahlen hätte sich die Zusammenfassung der drei Datensätze in einem Pool als Ausgangsmaterial einer Spezifikation angeboten. Aus verschiedenen Gründen wurde dies jedoch nicht gemacht:

- Unter den drei Jahren bestehen Niveau- und Strukturunterschiede zwischen den diagnosespezifischen Verweildauern (s. Tabelle A 1 im Anhang für einige ausgewählte Diagnosen). Dies kann auf einen Wandel in der Relation zwischen Spezifikationselementen und der Homogenisierungsvariablen zurückzuführen sein. Die zeitliche Stabilität der strukturellen Determinanten der Verweildauer und das Ausmaß eines möglichen Wandels ist eine der Fragestellungen, die erst mit einer Spezifikation beantwortet werden können. Eine solche Prüfung erfordert eine nach einzelnen Jahren getrennte Ermittlung.[7]
- Das Fallzahlenproblem ließe sich durch die Zusammenfassung der drei Datensätze – mit einer Gesamtzahl von 15 039 Patienten – nur vermindern, aber nicht beseitigen. Für eine Spezifikation, die auch gering besetzte Bereiche des Fallspektrums erfaßt, wären weit größere Fallzahlen notwendig.
- Methodisch sind bei einer empirisch-explorativen Spezifikation mit einem Variablenselektionsverfahren die erklärenden Variablen an einem anderen Datensatz statistisch auszuwählen, als später die Regressionsparameter geschätzt werden, da sich sonst die Stichprobeneigenschaften der Schätzer verändern.[8] Ein Teil des Datensatzes wurde also zur Exploration gebraucht.

Aus diesen Gründen wurde der *Datensatz* für die Spezifikation *zweigeteilt*. Ein erster Teil faßt die beiden geringer besetzten Jahre 1978 und 1980 zusammen und dient der Ermittlung der Spezifikationselemente. Die eigentliche Schätzung und weitere Untersuchung der Spezifikation erfolgt jedoch am dritten und jüngsten Datensatz aus dem Jahr 1982. Dieser weist auch die höchste Fallzahl auf. Angesichts der oben erwähnten Verweildaueränderungen muß für dieses Verfahren die Annahme gemacht werden, daß die wesentlichen Spezifikationselemente (nicht aber die Stärke ihres jeweiligen Einflusses) über die Zeit gleich geblieben ist. Diese nicht unplausible Annahme wird unterstützt durch die im folgenden beschriebene Auswahl häufig vorkommender und bezüglich der Homogenisierungsvariablen relativ exakt prognostizierbarer Teile des diagnostischen Spektrums.

Auswahl des Fallspektrums: Innerhalb der einzelnen Diagnosen streuen die Verweildauern der Patienten zum Teil beträchtlich, und ein großer Teil der Diagnosen ist mit nur wenigen Fällen besetzt (z. B. haben 1982 nur 44 von 494 Diagnosen mehr als 30 Fälle). Wie in Punkt 5.3 ausführlich beschrieben wurde, kann eine Verwendung der Verweildauerwerte sehr kleiner Stichprobenstrata als Schätzungen für diagnosenspezifische Verweildauern bzw. für deren Einfluß auf die Verweildauer äußerst problematisch sein. In Anbetracht der diagnosenspezifischen Fallzahlen und Verweildauerstreuungen schien es wenig vielversprechend, eine

---

[7] die a-priori Kontrolle der unterschiedlichen Jahre durch Dummyvariablen oder Niveauparameter hat den Nachteil, möglicherweise den Strukturwandel mit den Einflüßen der unabhängigen Variablen zu vermischen

[8] vgl. z. B. Theil (1971), S. 604

über das ganze Fallspektrum reichende, vollständige Spezifikation zu versuchen. Zur Methodenentwicklung ist dies auch gar nicht erforderlich, wie (mit Ausnahme der DRGs) das Vorgehen vieler amerikanischer Spezifikationsbeispiele zeigt. Wünschenswert war hingegen die Erfassung eines wesentlichen Teilbereichs des Fallspektrums, um den Informationsfortschritt durch die fallbezogene Spezifikation dokumentieren zu können.

Daher wurde, bezogen auf den Datensatz aus dem Jahr 1982, der für die Schätzungen vorgesehen war, unter den dreistelligen Hauptdiagnosen folgendes Verfahren angewandt:

Zunächst wurden Fälle, die in ein anderes Krankenhaus zur Weiterbehandlung überwiesen wurden sowie alle Verweildauerausreißer, definiert als Fälle außerhalb des Bereichs der dreifachen Standardabweichung des diagnosespezifischen Mittelwerts, ausgeschlossen. Entsprechend der auf dem zentralen Grenzwertsatz beruhenden Faustregel, daß man ab Stichprobenumfängen von 30 Beobachtungseinheiten gleich einer normalverteilten Grundgesamtheit verfahren und den Stichprobenmittelwert als Schätzer verwenden kann, wurden dann Diagnosen mit 30 und mehr Patienten direkt einbezogen. Bei geringen Besetzungshäufigkeiten wurde erst die Annahme einer Normalverteilung in der Grundgesamtheit mit Hilfe der Shapiro-Wilk-Statistik überprüft.[9] Eine Diagnose wurde aber nur dann ausgewählt, wenn zusätzlich zur Erfüllung der Normalverteilungsannahme die Genauigkeit der diagnosenspezifischen Mittelwertschätzung, d. h. das entsprechende Konfidenzintervall, nicht oberhalb der durchschnittlichen Genauigkeit der Verweildauermittelwerte der dreistelligen Diagnosen[10] lag. Schließlich wurden die Kapitel Infektionen, psychische Erkrankungen, Hauterkrankungen und Perinatalzeit, die nach obigem Verfahren jeweils nurmehr eine einzige Diagnose aufwiesen, nicht mehr berücksichtigt.

Dieser Auswahlprozeß resultierte in 61 Diagnosen aus insgesamt 11 der 17 ICD-Kapitel. Trotz der restriktiven Selektionskriterien wurden mit diesem Verfahren die etwa Hälfte der Krankenhauspatienten des DTI 1982 erfaßt. Das Ergebnis dieser Diagnosenauswahl ist im Anhang dokumentiert (vgl. Tabelle A1, die auch Verteilungsvergleiche mit den anderen Datensätzen zu den Variablen Verweildauer, Alter und Diagnosenzahl zeigt). Auswertungen und Ergebnisse, die nicht das gesamte Fallspektrum, sondern nur einen wie beschrieben eingeschränkten, aber wesentlichen Teil davon betreffen, können, etwa für eine Wirtschaftlichkeitsprüfung, auch im Sinne eines Indikatorenkonzepts verwendet und interpretiert werden.

Im Lauf erster Auswertungen zeigte sich, daß für die eigentliche Spezifikation noch einige *weitere Korrekturen* bezüglich der Aufnahme- und Entlassungsvariablen bzw. der Fallzahlen sinnvoll waren. So sollten ursprünglich Fälle, die zur Diagnostik eingewiesen wurden, über eine unabhän-

---

9   die Normalverteilungsprüfung beschränkt sich allerdings auf die univariaten Verweildauerverteilungen; die Shapiro-Wilk Statistik kann zur Prüfung der Normalverteilungsannahme bei Verteilungen mit niedriger Fallzahl (n < 50) eingesetzt werden; vgl. SAS (1985 b), S. 1187

10   zur Schätzung des durchschnittlichen Konfidenzintervalles wurden die einzelnen diagnosenspezifischen Konfidenzintervalle auf dem 5 Prozent Signifikanzniveau berechnet (nach $\mu \pm 1.96\ \sigma/\sqrt{n}$ mit einer Schätzung von σ als der durchschnittlichen, fallzahlgewichteten diagnosenspezifischen Standardabweichung aller drei Stichproben) und gemittelt

gige Variable berücksichtigt werden. Aus Fallzahlgründen wurden sie jedoch aus der oben beschriebenen Teilstichprobe ebenso ausgeschlossen wie einige Gutachterfälle. Explorative Auswertungen mit der Dummy-Variablen 'Entlassung ins Pflegeheim' zeigten unterschiedliche Vorzeichen der Parameter. Im ambivalenten Wirkungspotential dieser Variablen, die theoretisch bei Fehlen von Pflegeplätzen die Verweildauer verlängern kann, aber bei Behandlung von Patienten mit Heimplätzen auch eine Auslagerung der Nachsorge ins Pflegeheim und damit eine Verweildauerkürzung ermöglichen würde, führte zu einem Ausschluß der Variablen aus der direkten Spezifikation (sie wird später als ergänzende Variable behandelt). Aus Fallzahlgründen wurde die Variable 'Tod des Patienten während des Krankenhausaufenthalts' nur bei den Kreislauferkrankungen eingesetzt.

Als *Resultat* dieser Bemühungen, den Kern der Akutkrankenhausversorgung soweit als möglich zu erfassen und zugleich inhaltliche wie statistische Aspekte der Spezifikation zu berücksichtigen, lag zur Variablenspezifikation ein gepoolter Datensatz der Jahre 1978 und 1980 mit 3 834 Fällen (42.8 Prozent aller Fälle in beiden Jahren) und zur Schätzung der Datensatz 1982 mit 2 969 Fällen (48.8 Prozent) vor. Die potentiellen Spezifikationsvariablen für die elf Regressionsgleichungen waren Alter, Diagnosenzahl, 61 dreistellige Diagnosen und, eingeschränkt auf die Kreislauferkrankungen, der Tod des Patienten während des Krankenhausaufenthalts.

Zur *Spezifikation der Schätzgleichungen* in den einzelnen ICD- Kapiteln wurden aus verschiedenen Gründen Variablen-reduzierende Verfahren eingesetzt. Einmal ist es theoretisch plausibel, daß nicht jede einzelne Diagnose (oder andere Variable) einen entscheidenden Einfluß auf die Ressourcenverbrauchsvariable Verweildauer besitzt. In erster Linie sollten die erklärungskräftigsten Einflußgrößen erfaßt werden. Neben einer genauen Spezifikation galt die Suche auch einer möglicherweise weniger detaillierten, aber im Quer- und Längsschnitt stabilen Modellstruktur. Auswertungen der 'vollen' Modelle, die alle potentiellen Spezifikationselemente enthielten, bestätigten die Plausibilität eines Variablen-reduzierenden Verfahrens. Mit einer hohen Zahl unpräziser Parameter und teilweisen Kollinearitäten (vgl. Tabelle A2, die für jede Variable die Regression aller übrigen Variablen auf sie dokumentiert)[11] waren die 'vollen' Modelle, den theoretischen Erwartungen entsprechend, hinsichtlich ihrer statistischen und ökonometrischen Modelleigenschaften[12] unbefriedigend.

---

[11] diese Methode der Hilfsregression kann über die ebenfalls untersuchte, einfache Korrelationsmatrix hinaus auch Kollinearitäten aufgrund von Linearkombinationen unter den Unabhängigen aufdecken; zwei Maße sind hierfür gebräuchlich: die 'tolerance', der $(1 - R^2)$ Wert der Hilfsregression, der bei Werten deutlich unter 1 auf Kollinearitätsprobleme weist, und die 'variance inflation', der reziproke Wert der 'tolerance'; beide Maße haben den Nachteil, daß sie beim gleichzeitigen Auftreten mehrerer Abhängigkeiten diese nicht differenzieren; vgl. Judge, Hill, Griffith, Lüthke-Pohl und Lee (1982), S. 621; Belsley, Kuh und Welsch (1980), S. 93 und SAS (1985 b), S. 9

[12] insbesondere werden die Parametereigenschaften der Erwartungstreue (Unverzerrtheit gegenüber dem 'wahren' Einfluß in der Grundgesamtheit) und der Effizienz (geringste Varianz der Stichprobenkennwerte) angesprochen; vgl. z. B. Koutsoyannis (1977), S. 100 ff

Kollinearitäten unter den unabhängigen Variablen können unpräzise Schätzer
zur Folge haben. Auch Spezifikationsfehler durch den Einschluß nicht relevanter
Variablen führen zu ineffizienten Parametern, wobei die Verluste um so größer
sind, je höher die relevanten und die irrelevanten Variablen miteinander korreliert sind.[13] Genaue Parameterschätzungen sind jedoch bei einer Produktspezifikation durch Regressionsgleichungen von großer Bedeutung. Irrelevante Variablen
sind also aus den Schätzgleichungen zu beseitigen. Die Unterdrückung von Variablen ist auch eine Möglichkeit zur Reduktion der Kollinearität. Auf der anderen
Seite führt jedoch der (falsche) Ausschluß von relevanten Variablen zu verzerrten
Schätzern bei den verbleibenden Unabhängigen.[14]

Beim vorliegenden Problem wurden *schrittweise Regressionsverfahren* zur Variablenselektion eingesetzt, welche die Variablen nach ihrem relativen Erklärungs-
wert in das Modell einbeziehen. Dieses Vorgehen garantiert freilich nicht die korrekte Trennung der relevanten von den irrelevanten Unabhängigen. Die Schätzer
einer Variablenauswahl können daher eine Form von 'nicht-erwartungstreuen
Schätzungen' darstellen.[15] Unter folgenden Aspekten erscheint die schrittweise
Spezifikation jedoch als gangbarer Lösungsweg im beschriebenen Regressions-Di-
lemma:[16] Variablen mit minimalen Erklärungsbeiträgen können dann ausgeschlossen werden, wenn dies einen geringen Einfluß auf die Erklärungskraft und
die ermittelten Parameter des Modells hat. Ersteres wurde durch die Wahl des Se-
lektionskriteriums berücksichtigt, letzteres im Einzelfall durch den Vergleich der
Parameter geprüft. Ein zweiter Ausschlußgrund besteht dann, wenn die Kollinearitäten nicht (z. B. durch zusätzliche Datengewinnung) beseitigbarer Bestandteil
des untersuchten Zusammenhangs sind.[17] Dies trifft beim Auftreten einer Vielzahl
von Diagnosendummies in einer Gleichung zu (vgl. etwa das Kapitel Unfälle in
Tabelle A2). Möglicherweise nicht-erwartungstreue Parameterschätzungen sind
im Fall von Prognosen der Abhängigen solange von geringerem Schaden, als die
Korrelationsstruktur des Modells erhalten bleibt.[18] Wichtig ist ferner, ob die resultierenden Parameterschätzungen den Zielsetzungen des Verfahrens entsprechende Schätzeigenschaften aufweisen.[19] Im vorliegenden Fall konnte die notwendige

---

[13] bei vollständiger Orthogonalität der Unabhängigen treten beim Einschluß von irrelevanten
Variablen keine Effizienzverluste mehr auf; vgl. dazu Fomby, Hill, und Johnson (1984), S. 403
oder Schneeweiss (1978), S. 150 f

[14] Fomby, Hill, und Johnson (1984), S. 403

[15] Hocking und Pendelton (1983), S. 514, die eine nicht-erwartungstreue Schätzung als eine Lö-
sungsalternative zum Kollinearitätsproblem ansehen; zu bedenken ist auch, daß das 'volle'
Modell nicht dem 'wahren' entsprechen muß, d. h. aus einer Variablenselektion nicht zwangsläufig (stärker) verzerrte Parameterschätzungen folgen

[16] zum folgenden ebd.; der Aufsatz ist mit 'The Regression Dilemma' (zwischen Präzision und Erwartungstreue) betitelt

[17] ebd.

[18] Schneeweiss (1978), S. 151

[19] zu den Zielsetzungen von Regressionsschätzungen Hocking (1976), S. 14 f; zur Bevorzugung
nicht-erwartungstreuer Schätzer ebd., S. 26 f; eine Alternative zum hier beschriebenen Weg
wäre die rein deskriptive Nutzung der Produkspezifikation durch Regressionen im Rahmen
eines reinen Durchschnittsvergleichs, der auf einer vereinbarten Menge von Spezifikationselementen beruht

Präzision der Parameterschätzungen durch die schrittweise Variablenselektion entscheidend verbessert werden.

Als *Selektionskriterium* für den Einbezug einer Variablen wurde – analog zu den Teilungskriterien im DRG-Spezifikationsverfahren – ein Mindesterklärungsbeitrag von einem Prozent der Gesamtvarianz der Abhängigen verwendet. Dies ist ein deskriptives Kriterium, das sich allerdings von den üblichen partiellen F-Werten zur Prüfung der Signifikanz des Beitrags einer zusätzlichen Variablen lediglich um einen Multiplikationsfaktor unterscheidet.[20] Es wurde gewählt, da die Verteilungseigenschaften der in der Auswahl verglichenen Modellen nicht immer der Homoskedastizitätsannahme genügten; dann sind aber keine zutreffenden Residualvarianzschätzungen und somit keine (partiellen) F-Tests zur Variablenselektion mehr möglich. Diese Einschränkung gilt im übrigen auch für andere Selektionskriterien, die auf der geschätzten Residualvarianz beruhen, wie etwa die Minimierung der geschätzten mittleren quadratischen Abweichung, die auch der Maximierung des um Freiheitsgrade bereinigten, sogenannten 'adjusted' R^2 entspricht.[21]

Als *Auswahlverfahren* diente die SAS-Prozedur MAXR, die in einem aufbauenden Verfahren für k Variablen das jeweils R^2-maximierende Modell sucht und nach der Aufnahme der Variable k mit dem höchsten Zuwachs noch alle Unabhängigen des Modells mit den nicht-eingeschlossenen Variablen vergleicht und auf eine weitere Verbesserung hin überprüft.[22] Der gesamte Selektionsprozeß ist beispielhaft für die Kreislauferkrankungen in Übersicht 4 zusammengefaßt. Mit einem geringen Verlust an Erklärungskraft werden von den acht potentiellen Spezifikationselementen fünf Variablen ausgewählt. Sie beschreiben die wesentliche Modellstruktur für die Kreislauferkrankungen. Wie später gezeigt wird, erzielen die im Spezifikationsverfahren ermittelten Modellstrukturen auch bei einer Übertragung auf andere Datensätze einen entsprechenden Erklärungsanteil. Bei den Kreislauferkrankungen wie in den anderen ICD-Kapiteln werden mit den ausgewählten Va-

---

[20] das läßt sich aus der folgenden Formulierung ableiten:

$$F_k = \Delta R_k^2 (n-k) / (1-R_k^2)$$

mit
F_k = partieller F-Wert der zusätzlichen Variable k
ΔR_k^2 = durch k zusätzlich erklärter Anteil der Gesamtvarianz
R_k^2 = insgesamt erklärter Anteil durch k Variable,
    wobei im Regelfall $(n-k)/(1-R_k^2) > 1$ gilt

[21] zu den Kriterien der Variablenselektion vgl. den Überblicksartikel von Hocking (1976)

[22] vgl. SAS (1985 b), S. 756 und Hocking (1976), der auch darauf aufmerksam macht, daß die Prozedur nicht in jedem Fall das R^2-maximale Modell finden muß; darüber hinaus können in den schrittweisen Verfahren Kollinearitäten unter den Unabhängigen des vollen Modells zu unterschiedlichen Ergebnissen verschiedener Verfahren bezüglich des Einschlusses von Variablen führen, s. Hocking und Pendelton (1983), S. 501 sowie Zelias (1984), S. 22; zur Kontrolle wurden daher jeweils auch die Prozeduren STEPWISE und FORWARD eingesetzt; zu den Verfahren vgl. SAS (1985 b) und Hocking (1976); nach dem $\Delta R^2 > 1\%$ – Kriterium führten alle zum selben Ergebnis

Übersicht 4. Schrittweise Selektion der Regressionsvariablen am Beispiel der Spezifikation von Kreislauferkrankungen; bundesdeutsche Krankenhauspatienten (1978) und (1980)

---

1. Zahl und Auswahl der Beobachtungseinheiten

429 Patienten nach Auswahl von sechs Diagnosen unter Ausschluß von Überweisungen in ein anderes Krankenhaus und Fällen außerhalb $\mu \pm 3\sigma$ der diagnosenspezifischen Verweildauer; ohne 1 Gutachterfall, 5 Aufnahmen nur zur Diagnostik, 1 Fall ohne Altersangabe

2. Variablen

Abhängige:	VERWEIL	=	Verweildauer ($\mu = 21.5$, $\sigma = 15.8$, Schiefe 1.4)
Unabhängige:	ALTER	=	Patientenalter (9-95, $\mu = 67.5$, $\sigma = 14.0$)
	DIAZAHL	=	Zahl der Diagnosen einschließlich der Hauptdiagnose (1-11, $\mu = 4.2$, $\sigma = 1.9$)
	TOD	=	(0-1) Dummy für Tod des Patienten während des Krankenhausaufenthaltes (69 Fälle)
	ICD...	=	(0-1) Dummyvariablen der Hauptdiagnose
	ICD401	=	essentieller gutartiger Bluthochdruck (35 Fälle)
	ICD410	=	akuter Herzmuskelinfarkt (77 Fälle)
	ICD413	=	Angina Pectoris (48 Fälle)
	ICD427	=	Symptomatische Herzkrankheiten (80 Fälle)
	ICD428	=	sonstige Herzmuskelkrankheiten (136 Fälle)
	ICD436	=	akute, aber mangelhaft bezeichnete Hirngefäßkrankheiten (53 Fälle)

3. Schrittweises Regressionsverfahren[a]

Schritt	Variable	ΔR^2	R^2 des Modells
1	DIAZAHL	8.01 *	8.01
2	TOD	6.29 *	14.30
3	ICD436	5.46 *	19.76
4	ICD410	7.52 *	27.28
5	ICD428	1.26 *	28.54
6	ALTER	0.56	29.10
6	ICD413 statt ICD428	0.70	29.24
7	ICD428	0.35	29.59
8	ICD401	0.01	29.60

---

[a] Prozedur MAXR zur Suche des R^2-maximierenden k-Variablen Modells; SAS (1985 b), S. 756

Datenquelle: Diagnose- und Therapie-Index (1978) und (1980)
Anmerkung: der Einschluß einer Variablen (*) in die Spezifikation erfolgt nach der Selektionsregel $\Delta R^2 > 1\%$; die Erklärungskraft der Variable ICD427 entspricht derjenigen von ICD401; eine der ICD-Variablen entfällt als Referenzgröße im Konstrukt der ICD-Dummies.

riablen weitgehend präzise Schätzungen der Parameter möglich sein. Bezüglich der Kollinearitäten resultieren mit zwei Ausnahmen keine Probleme mehr; in beiden Fällen wurde das Problem durch den Ausschluß einer der hoch korrelierenden Variablen behoben.[23] In der Spezifikation wurden schließlich von den theoretisch möglichen 50 Diagnosendummies[24] 22 verwendet, die Variable Diagnosenzahl in jeder Gleichung mit Ausnahme der Muskel- und Skeletterkrankungen und in fünf Kapiteln die Variable Alter. Eine Zusammenfassung der spezifizierten Produktelemente im Vergleich mit den vollen Modellen für alle 11 ICD-Kapitel findet sich im Anhang (Tabelle A2).

Bis auf das ICD-Kapitel Drüsenerkrankungen führte das Spezifikationsverfahren im gepoolten Datensatz zu insgesamt signifikanten Regressionen. Da die zur Hypothesengeneration eingesetzten Daten in diesem Ausnahmefall keine bessere Hypothese über die relevanten Spezifikationselemente mit den vorliegenden Unabhängigen zuließen, mußte die dem Selektionskriterium entsprechende Beziehung mit der Diagnosenzahl als einziger Determinante verwendet werden. Die Drüsenerkrankungen, insbesondere mit dem Diabetes mellitus, haben sich bereits bei den Prüfungen mit den amerikanischen Ansätzen als schwieriger Bereich gezeigt; jedoch kann das genannte Spezifikationsergebnis auch als ein Hinweis auf mögliche Einschränkungen des Ausgangsmaterials in diesem Kapitel interpretiert werden.

8.3 Schätzung der Spezifikationsgleichungen

Die aus der beschriebenen Hypothesengeneration resultierenden, relevanten Spezifikationsvariablen wurden nun zur Schätzung des Modells an den Daten des Jahres 1982 eingesetzt. Eine vorangehende Prüfung der Matrix der Unabhängigen auf lineare Abhängigkeiten wies keine wesentlichen Kollinearitätsprobleme mehr auf (s. Tabelle 8). Die an den Vorjahren spezifizierten unabhängigen Variablen wurden ohne Änderung direkt zur Schätzung übernommen. Auch in diesem Datensatz waren keine Transformationen der Abhängigen aus Verteilungsgründen angezeigt.

Probleme bei der Schätzung bereitete jedoch eine Verletzung der *Modellannahmen*, die bereits verschiedentlich auftauchte: die ungleichmäßige Streuung der Residuen, die aus den zunächst eingesetzten gewöhnlichen Kleinst-Quadrat-Schätzungen resultierten. Eine erste graphische Analyse der Residuenverteilungen über die unabhängigen Variablen und über die Schätzwerte der einzelnen Gleichungen legte eine Prüfung der Homoskedastizitätsannahme nahe. Heteroskedastizität führt bei gewöhnlichen Kleinst-Quadrat-Schätzungen zu unverzerrten, aber ineffizienten Schätzern und zu einer nicht erwartungstreuen Kovarianzma-

---

[23]   dies betrifft die Variable ALTER im Kapitel Nerven und die Diagnosendummy ICD491 bei den Atemorganen (vgl. Tabelle A2); beide Kollinearitäten traten im übrigen auch im Datensatz von 1982 auf

[24]   von den insgesamt 61 einbezogenen Diagnosen können höchstens 50 in den 11 Gleichungen eingesetzt werden, da jeweils eine Diagnose die Referenzgruppe des Dummy-Konstrukts für die Diagnosen bilden muß

116

Tabelle 8. Kollinearität unter den Variablen des spezifizierten Modells; tolerance[a] (1982)

ICD-Kapitel	unabhängige Variablen (tolerance)
Neubildungen	DIAZAHL (.962), ICD174 (.795), ICD219 (.912), ICD233 (.801)
Drüsen	-[b]
Nerven	DIAZAHL (.725), ICD373 (.725)
Kreislauf	DIAZAHL (.973), TOD (.899), ICD410 (.822), ICD428 (.748), ICD436 (.778)
Atmung	ALTER (.664), DIAZAHL (.663), ICD486 (.771)
Verdauung	ALTER (.591), DIAZAHL (.671), ICD531 (.797), ICD541 (.894), ICD574 (.771)
Harn/G.organe	DIAZAHL (.914), ICD592 (.922), ICD600 (.928), ICD623 (.847)
Entbindung	DIAZAHL (.966), ICD634 (.977), ICD644 (.985), ICD661 (.983)
Musk./Skelett	ALTER (.991), ICD728 (.991)
Symptome	ALTER (.769), DIAZAHL (.769)
Unfälle	ALTER (.667), DIAZAHL (.769), ICD820 (.768), ICD823 (.936), ICD825 (.950), ICD850 (.866)

[a] tolerance gibt den $(1 - R^2)$ Wert der Regression einer Unabhängigen auf alle anderen an; bei vollständiger Abhängigkeit ergibt sich ein Wert von 0, Werte nahe 1 zeigen geringe Kollinearität an; SAS (1985 b), S. 9

[b] nur eine Unabhängige (DIAZAHL)

Datenquelle: Diagnose- und Therapie-Index (1982)
Anmerkung: Untergruppentitel sind Kürzel der 17-fachen Unterteilung des ICD-Schlüssels, zur vollständigen Bezeichnung s. Anhang, Punkt 4; zur Legende der Variablen vgl. Übersicht 4

trix, d. h. zu nicht mehr interpertierbaren Konfidenzintervallen für die Parameter.[25] Tests auf Heteroskedastizität wurden mit dem Spearmanschen Rangkorrelationstest durchgeführt. Dieser nicht-parametrische Test ermöglicht ohne detaillierte Annahme über die Form der Heteroskedastizität eine unkomplizierte Prüfung der Residuenänderung über die Unabhängigen und den Schätzwert. Ein hoher Wert des Rangkorrelationskoeffizienten ist als Hinweis auf Heteroskedastizität zu deuten.[26]

Die Ergebnisse dieser Tests sind auf der linken Seite der Tabelle 9 zusammengefaßt. Lediglich im ICD-Kapitel Drüsen traten keinerlei Probleme auf. Alle übrigen Gleichungen zeigen einen Zusammenhang der Residuen mit zumeist einer ganzen Reihe von Unabhängigen bzw. mit den Schätzwerten. Die Korrelationskoeffizien-

---

[25] Heteroskedastizität bedeutet, daß die Erwartungswerte der Residuenquadrate nicht mehr über alle Beobachtungseinheiten konstant sind; in Matrixschreibweise formuliert: $E(ee') = \sigma^2 \Omega$ mit Ω als Matrix der Residualvarianzstruktur, die ungleich der Einheitsmatrix ist; s. z. B. Fomby, Hill und Johnson, (1984), S. 173

[26] den Rangkorrelationstest zur Analyse der Heteroskedasatizität beschreibt z. B. Koutsoyiannis (1977), S. 185; andere Tests wie der von Goldfarb und Quandt (ein F-Test der Residualquadratsummen aus zwei Kleinst-Quadrat-Schätzungen einer geteilten Stichprobe) sind wesentlich aufwendiger oder sie setzen detaillierte Annahmen über die (z. B. multiplikative Form) der Heteroskedastizität voraus; s. etwa Fomby, Hill und Johnson (1984), S. 189 oder Judge, Hill, Griffith, Lüthkepohl und Lee (1982), S. 421 ff

ten sind meist nicht extrem groß (in Tabelle 9 wurde daher ein Signifikanzniveau von 1 Prozent gewählt), aber hoch signifikant. Wie sich zeigen läßt, ist eine effiziente Parameterschätzung und Bestimmung der entsprechenden Konfidenzintervalle unter Heteroskedastizität durch eine *Verallgemeinerte Kleinst-Quadrat-Schätzung* möglich. Diese entspricht einer gewichteten Schätzung der Regressionsgleichung, bei der die Beobachtungseinheiten mit höherer Residualvarianz mit einem geringeren Gewicht bei der Bestimmung des Schätzwerts eingehen als diejenigen mit geringerer Residuenstreuung.[27]

Die Aufgabe bei diesem Verfahren besteht in der Identifikation und korrekten Modellierung (d. h. Schätzung) der unbekannten Residualvarianzstruktur. Dazu wurden in den vorliegenden Gleichungen jeweils die Variable mit der höchsten Rangkorrelation mit den Residuen als Gewichtungsfaktor verwendet.[28] In drei Fällen war eine bessere Modellierung durch die Wurzel der Variablen möglich. Bei einer Unabhängigen als Gewichtungsfaktor – es war immer die Diagnosenzahl – erfolgte die Schätzung lediglich durch gewichtete verallgemeinerte Kleinste-Quadrate. Bei den Schätzwerten als Gewichtungsfaktoren wurden diese erst aus gewöhnlichen Kleinst-Quadrat-Schätzungen ermittelt. Dann wurde damit gewichtet geschätzt, d. h. ein zweistufiges Schätzverfahren angewandt. Bei Heteroskedastizität, die in erster Linie mit dem Auftreten bestimmter Diagnosen verbunden war (z. B. bei Hirngefäßerkrankungen, ICD436) wurde die Diagnosengruppen-spezifische Residualvarianz zunächst durch separate Schätzung der Gleichung in den beiden Gruppen ermittelt[29] und im zweiten Schritt zur Gewichtung der Regressionsschätzung eingesetzt.

Mit diesen Schätzverfahren konnten die Heteroskedastizitätsprobleme in den meisten Fällen vollständig beseitigt werden. In einigen Ausnahmefällen blieb eine minimale Restkorrelation der Residuen der gewichteten Gleichungen mit den Unabhängigen bzw. dem Schätzwert bestehen. Sie wird im weiteren nicht zum Anlaß genommen, auf die Interpretation der Schätzwerte zu verzichten. Durch die gewichtet ermittelten Parameter entsprechen die Schätzwerte nicht mehr vollständig dem Minimum der gewöhnlichen Kleinst-Quadrate-Ermittlung. Die geringen Abnahmen im Anteil der erklärten Varianz sind in der letzten Spalte von Tabelle 9 angegeben.

---

[27] nach Aitken's Theorem führt die Korrektur der Residualvarianzstruktur Ω durch ihre Inverse Ω^{-1} zur effizienten, besten unverzerrten Schätzung des Parametervektors:

$$\beta = (X'\Omega^{-1}X)^{-1}X'\Omega^{-1}Y;$$

dies entspricht einer Gewichtung der Regressionsgleichung durch die Wurzel aus *diag* Ω^{-1}; vgl. z. B. Fomby, Hill und Johnson (1984), S. 17

[28] Beispiele zur Beseitigung der Heteroskedastizität durch Gewichtungen der Regressionsgleichungen mit einer Unabhängigen und mit dem Schätzwert gibt Schneeweiss (1978), S. 191 f

[29] das Verfahren zur Gewichtung bei gruppierter Heteroskedastizität beschreiben Fomby, Hill und Johnson (1984), S. 174 ff; der konsistente, erwartungstreue Schätzer für die Residualvarianz der Gruppe g lautet (k = Anzahl der Unabhängigen):

$$\sigma_g^{2} = e'e/(n_g-k)$$

Tabelle 9. Rangkorrelationstests auf Heteroskedastizität; Gewichtungsfaktor und Schätzverfahren zur Effizienzverbesserung der Parameterschätzung der Regressionsgleichungen (1982)

ICD-Kapitel	signifikante Rangkorrelation[a] mit Residuen, Ursprungsgleichung	Schätzverfahren	Ω^{-1}	Restkorrelation,[a] gewichtete Gleichung	$-\Delta R^2$
Neubildungen	ICD174 (.51)	grKQ+GKQ	σ^2	-	00.18
Drüsen	-	KQ	-	-	-
Nerven	ICD373 (-.35)	grKQ+GKQ	σ^2	-	00.00
Kreislauf	DIAZAHL (.16)	GKQ	DIAZAHL	-	00.13
Atmung	ALTER (.20), DIAZAHL (.37), ICD486 (.37), VDNORM (.29)	grKQ+GKQ	σ^2	DIAZAHL(.23)	00.54
Verdauung	ALTER (.35), DIAZAHL (.31), ICD531 (.20), ICD574 (.27), VDNORM (.36)	KQ+GKQ	$VDNORM^2$	DIAZAHL(.17), ICD541 (.14)	00.16
Harn/G.organe	DIAZAHL (.27), VDNORM (.25)	GKQ	DIAZAHL	-	00.10
Entbindung	DIAZAHL (.22), ICD634 (.30) ICD661 (.14), VDNORM (.31)	KQ+GKQ	$VDNORM^2$	ICD634 (.22), VDNORM (-.18)	00.07
Musk./Skelett	ALTER (.20), VDNORM (.21)	KQ+GKQ	VDNORM	-	00.04
Symptome	ALTER (.51), DIAZAHL (.46) VDNORM (.54)	KQ+GKQ	$VDNORM^2$	-	00.00
Unfälle	ALTER (.37), DIAZAHL (.16) ICD820 (.28), ICD825 (.27) ICD850 (.37), VDNORM (.48)	KQ+GKQ	$VDNORM^2$	ICD850(-.13)	00.06

[a] Spearmanscher Rangkorrelationskoeffizient zwischen den aufgeführten Variablen und dem Betrag der Residuen der Schätzgleichung; Signifikanzniveau 1 Prozent

Datenquelle: Diagnose- und Therapie-Index (1982)
Anmerkung: VDNORM=[KQ]-geschätzte Verweildauer (zur Legende der übrigen Variablen s. Übersicht 4); KQ=gewöhnliche Kleinst-Quadrat-Schätzung, grKQ=gruppierte Kleinst-Quadrat-Schätzung mit σ^2 =mittlere geschätzte Residualvarianz in den ICD-Gruppen, GKQ=gewichtete verallgemeinerte Kleinst-Quadrat-Schätzung; Ω^{-1} = Inverse der Matrix der Residualvarianzstruktur, Schätzung des Parametervektors durch $\beta =(X'\Omega^{-1}X)^{-1}X'\Omega^{-1} Y$

Das Ergebnis des Spezifikations- und Schätzverfahrens, die 11 *Regressionsglei-chungen*, ist in Übersicht 5 mit den einzelnen Parameterschätzungen und den je-weiligen t-Werten aufgeführt. Die Vorzeichen der Parameter für das Alter und die Diagnosenzahl fallen erwartungsgemäß positiv aus (mit einer Ausnahme im Kapi-tel Nerven, wo der Schätzwert für den Einfluß der Diagnosenzahl praktisch 0 ist): Höheres Alter und Multimorbidität nehmen einen verlängernden Einfluß auf die Verweildauer. Der stark Verweildauer-kürzende Effekt der Variablen TOD (bei den Kreislauferkrankungen) ist intuitiv plausibel.[30] Für die einzelnen Diagnosen-dummies konnten keine a-priori Erwartungen über die Parameter angegeben wer-den. Die meisten (42 der insgesamt 49 geschätzten) Parameter sind signifikant (Signifikanzniveau 5 Prozent); in den Kapiteln Drüsen, Kreislauf, Entbindung und Unfälle sind es alle Paramter. Keine Gleichung weist mehr als einen nicht sig-nifikanten Parameter auf. Die ermittelte Modellstruktur entspricht also den theo-retischen Erwartungen (soweit vorhanden)[31] und konnte bei den vorliegenden Fallzahlen weitgehend präzise geschätzt werden. Für jeden Patienten wird zur fallspezifischen Produktspezifikation eine den Ausprägungen der Spezifikations-elemente entsprechende Verweildauernorm aus dem linearen Modell ermittelt. Daher wird im weiteren von einem *'Linearen Verweildauer-Index'* (LVI) gespro-chen.

---

[30] Fälle von Schwersterkrankungen, die nach überdurchschnittlich langer fallspezifischer Ver-weildauer zum Tod im Krankenhaus führen, spielten demnach in der untersuchten Stichprobe keine Rolle

[31] eine Ausnahme sei am Rande erwähnt: Ohne weitere Restriktionen sind im beschriebenen Verfahren Einzelprognosen von negativen Verweildauern nicht prinzipiell ausgeschlossen. So beträgt z. B. der individuelle Prognosewert für einen Patienten mit der Hauptdiagnose 'gutar-tige Hypertonie' (ICD401), der während des Krankenhausaufenthalts verstirbt, -1.6 Tage. Ab-gesehen von der unplausiblen Kombination wäre der Prognosewert nicht signifikant von 0 ver-schieden. Dies könnte durch Einführung zusätzlicher Restriktionen verhindert werden. Die Zielsetzung des Verfahrens, sei nochmals verdeutlicht, ist aber nicht die Prognose von Einzel-werten.

Übersicht 5. Produktspezifikation durch den Linearen Verweildauer-Index; Regressionsschätzungen der Verweildauern von Krankenhauspatienten aus der Bundesrepublik; ausgewählte Diagnosen (1982)

---

1. Neubildungen

$$VERWEIL = 14.280 + 1.396\ DIAZAHL - 1.152\ ICD174 - 9.037\ ICD219$$
$$(12.287)\quad (4.745)\quad\quad (-0.606)\quad\quad (-4.821)$$
$$- 8.030\ ICD233$$
$$(-6.794)$$

2. Drüsen

$$VERWEIL = 11.910 + 1.958\ DIAZAHL$$
$$(5.147)\quad (3.726)$$

3. Nerven

$$VERWEIL = 14.831 - 0.001\ DIAZAHL - 8.229\ ICD373$$
$$(7.369)\quad (-0.003)\quad\quad (-5.165)$$

4. Kreislauf

$$VERWEIL = 11.826 + 1.787\ DIAZAHL - 15.218\ TOD + 10.537\ ICD410$$
$$(7.384)\quad (-8.044)\quad\quad (4.995)\quad\quad (5.956)$$
$$+ 5.796\ ICD428 + 7.378\ ICD436$$
$$(3.243)\quad\quad (3.306)$$

5. Atmung

$$VERWEIL = 2.441 + 0.160\ ALTER + 1.284\ DIAZAHL + 3.434\ ICD486$$
$$(4.416)\quad (10.400)\quad\quad (5.484)\quad\quad (1.698)$$

6. Verdauung

$$VERWEIL = 8.919 + 0.081\ ALTER + 0.332\ DIAZAHL + 6.594\ ICD531$$
$$(19.224)\quad (6.165)\quad\quad (1.749)\quad\quad (4.518)$$
$$- 1.879\ ICD541 + 6.296\ ICD574$$
$$(-3.925)\quad\quad (5.795)$$

7. Harn und Geschlechtsorgane

$$VERWEIL = 5.511 + 1.839\ DIAZAHL + 2.041\ ICD592 + 7.661\ ICD600$$
$$(7.593)\quad (5.921)\quad\quad (1.832)\quad\quad (6.541)$$
$$+ 10.920\ ICD623$$
$$(7.661)$$

Fortsetzung

Fortsetzung Übersicht 5

---

8. Entbindung

VERWEIL = 6.338 + 0.840 DIAZAHL + 6.663 ICD634 − 1.557 ICD644
(24.800) *(6.630)* *(6.797)* *(-3.626)*
+ 6.929 ICD661
(5.318)

9. Muskeln und Skelett

VERWEIL = 7.211 + 0.287 ALTER + 0.146 ICD728
(3.982) *(7.179)* *(0.076)*

10. Symptome

VERWEIL = 1.114 + 0.119 ALTER + 1.068 DIAZAHL
(1.418) *(4.719)* *(3.074)*

11. Unfälle

VERWEIL = 5.568 + 0.075 ALTER + 1.266 DIAZAHL + 27.662 ICD820
(7.893) *(4.107)* *(3.916)* *(5.669)*
+ 9.138 ICD823 + 18.136 ICD825 − 2.632 ICD850
(4.335) *(4.651)* *(-4.211)*

Datenquelle: Diagnose- und Therapie-Index (1982)
Anmerkung: in Klammern unter den geschätzten Parametern befinden sich die *t-Werte*; die zu
überschreitenden theoretischen Werte betragen z. B. bei $n = n_{min} = 56$ für die Signifikanzniveaus
$\alpha = 5\%$: 2.003, $\alpha = 1\%$: 2.666 und $\alpha = 0.1\%$: 3.473; zur Legende der Variablen s. Übersicht 4, zu den
jeweiligen n Tabelle 9

Tabelle 10 faßt die *Regressionsergebnisse* der 11 Einzelspezifikationen und des gesamten Instruments zusammen. Alle Regressionsgleichungen sind nach dem F-Test (Nullhypothese: alle Parameter$=0$) hochsignifikant. Wie bei den DRGs innerhalb der Hauptdiagnosekategorien ist die Erklärungskraft in den einzelnen ICD-Kapiteln unterschiedlich: Bei vier Kapiteln liegt sie über 40 Prozent, bei weiteren sechs um ein Viertel der Gesamtvarianz und für die Drüsenerkrankungen nur bei 13.4 Prozent. Insgesamt wird für die ausgewählte Untersuchungsstichprobe, also etwa für die Hälfte aller Krankenhausfälle, nahezu die Hälfte (45.5 Prozent) der Verweildauervarianz erklärt. Durch die geringe Zahl der Unabhängigen liegen die 'adjusted R^2'-Werte nur unwesentlich niedriger. Die Wurzel aus den geschätzten mittleren Abweichungsquadraten, also die geschätzte 'Standardabweichung' fällt gegenüber den Verweildauermittelwerten gering aus; dies führt zu durchwegs niedrigen (geschätzten) Variationskoeffizienten. Für einen wesentlichen Teil der Krankenhausfälle werden also mit dem gezeigten Verfahren diskutierbare Erklärungsgrade und Homogenitäten erzielt.

Tabelle 10. Erklärungskraft und Homogenität des Spezifikationsergebnisses; Regressionsschätzungen der Verweildauern von Krankenhauspatienten aus der Bundesrepublik; ausgewählte Diagnosen (1982)

ICD-Kapitel	n	VD	R^2	adj. R^2	MSTD	CV	F^a	k
Neubildungen	111	15.9	26.19	23.40	8.0	50.6	9.40	4
Drüsen	90	19.7	13.62	12.64	9.6	49.0	13.88	1
Nerven	56	13.4	26.46	23.68	5.4	40.4	9.53	2
Kreislauf	321	22.3	25.05	23.86	12.5	55.8	21.06	5
Atmung	253	10.3	47.32	46.69	6.0	58.6	74.55	3
Verdauung	360	13.7	44.63	43.85	5.3	38.8	57.07	5
Harn/G.organe	279	13.8	42.11	41.26	7.0	50.7	49.82	4
Entbindung	685	8.7	24.37	23.93	4.7	54.0	54.78	4
Musk./Skelett	164	21.1	23.34	22.39	11.8	55.8	24.50	2
Symptome	146	9.2	24.79	23.74	7.2	77.8	23.57	2
Unfälle	504	14.7	44.61	43.94	11.9	80.6	66.72	6
insgesamt[b]	2 969	13.8	45.50	45.48	8.5	61.3	2 476.8	1

[a] alle F-Werte sind hochsignifikant ($p<0.01$)
[b] Regression der Schätzwerte auf die Verweildauer

Datenquelle: Diagnose- und Therapie-Index (1982)
Anmerkungen: n$=$Zahl der Patienten, VD$=$mittlere Verweildauer, $R^2=$Anteil der erklärten Varianz (in Prozent), adj. $R^2=$um die Freiheitsgrade korrigierter Wert, MSTD$=$(geschätzte) mittlere Standardabweichung ($=$Wurzel aus den mittleren Abweichungsquadraten), CV$=$(geschätzte) Variationskoeffizient ($=$MSTD/VD), k$=$Anzahl der Regressionsparameter ohne Absolutglied

9. Analyse, Anwendbarkeit und Relevanz der Spezifikation

Im folgenden Abschnitt soll die in Punkt 8 entwickelte Spezifikation des Krankenhausprodukts in vierfacher Weise untersucht werden. Den ersten Teil bildet die Analyse des Spezifikationsinstruments über verschiedene Dimensionen der Krankenhausversorgung sowie einige ergänzende Untersuchungen. Im zweiten Teil wird ein direkter Vergleich der Spezifikationen durch die DRGs und durch den Linearen Verweildauer-Index anhand des amerikanischen Datensatzes dargestellt. Ein weiterer Unterpunkt beschäftigt sich methodisch mit den Perspektiven eines praktischen Einsatzes des Linearen Verweildauer-Indexes zu analytischen und zu Finanzierungszwecken. Im vierten Punkt wird schließlich die kostendämpfungspolitische Relevanz einer Spezifikation, die auf Einsparungsmöglichkeiten bei der Verweildauer abzielt, unter den Aspekten der Handlungsspielräume bei der Verweildauer und ihrer Einflußgrößen aus der Sicht von Krankenhausärzten empirisch behandelt.

9.1 Analyse des Spezifikationsergebnisses

Im folgenden wird die Verteilung der Normabweichungen und die maximale Erklärungskraft des Linearen Verweildauer-Indexes bezüglich verschiedener Teilbereiche der Krankenhausversorgung überprüft. Die Bedeutung von zusätzlichen Erklärungsvariablen wird untersucht und ein methodisches Beispiel zur Prüfung der strukturellen Stabilität des Instrumentariums dargestellt.

Die Untersuchung der Spezifikation im *Querschnitt der Krankenhausversorgung* erfolgt analog zur Analyse der DRGs (Punkt 6.1). Soweit möglich, wurden dieselben Variablenausprägungen verwendet. Dabei zeigte sich eine Reihe überraschender Übereinstimmungen vor allem bei den *Patientenvariablen* (vgl. Tabelle 11 und Tabelle 3): Bezüglich der durchschnittlichen Abweichungen von der spezifizierten Verweildauernorm liegen bei bei den Spezifikationen die Patientengruppen der unter 65-jährigen unter, die über 65-jährigen über den Normwerten; die Frauen etwas darüber, die Männer darunter; die multimorbiden Patienten darüber, Patienten mit nur einer Diagnose darunter; Patienten die ins Pflegeheim entlassen wurden, deutlich darüber. Auch in den Größenordnungen sind die Resultate, trotz der beträchtlichen Differenzen der Verweildauerniveaus, durchaus ähnlich. Dies gilt ebenfalls für die Standardabweichung der Residuen. Auch die durch die Spezifikation besser und schlechter erfaßten Bereiche sind weitgehend gleich.[1] Die

---

[1] beim Linearen Verweildauer-Index wurden hierzu für die jede Untergruppen die elf Regressionsgleichungen neu berechnet; die durchwegs kleine Gesamterklärungskraft in den vier Altersgruppen ist in Zusammenhang mit der mehrfachen Unterteilung einer Unabhängigen der Spezifikation zu sehen

Tabelle 11. Der LVI im Querschnitt der Krankenhausversorgung: Verteilungsparameter der Residuen;[a] maximale Anpassungsgüte; zusätzliche Erklärungskraft der Teilbereiche; (lineare Ansätze, 1982)

Variable		n	Residuen		R^2	partielles R^2
			μ	σ		
1. Patientenvariablen						
Alter	< 1	337	-0.09	4.62	36.90	0.11[b]
	15 - 44	1 454	-0.17	6.23	38.94	
	45 - 64	540	-0.39	9.82	31.79	
	> 65	638	0.77	12.26	32.12	
Geschlecht	weiblich	1 957	0.05	8.18	46.65	0.01
	männlich	1 012	-0.09	8.94	43.44	
Diagnosenzahl	eine	1 076	-0.50	5.95	55.20	0.06[b]
	mehr	1 893	0.29	9.57	40.53	
Aufnahme	Akut/Not/Unfall	1 317	0.15	10.56	40.54	0.00
	Diagnostik/Therapie	1 045	0.03	7.19	48.39	
Entlassung	nach Hause	2 812	-0.04	7.97	46.55	0.33
	Pflegeheim	50	3.64	17.80	32.27	
2. Krankenhausvariablen						
Zweck	Allgemeinmedizin	2 810	-0.11	8.41	45.84	0.33
	anderer	159	2.01	8.81	46.76	
Trägerschaft	öffentlich	1 371	-0.32	7.99	49.30	0.12
	frei-gemein	1 550	0.27	8.82	43.63	
	privat	48	0.30	8.53	44.22	
Betten ingesamt	50- 99	64	1.85	8.08	52.50	0.19
	100-199	354	0.05	8.46	39.23	
	200-299	879	0.11	7.70	50.31	
	300-499	988	-0.11	8.55	47.06	
	500-999	377	0.20	10.75	31.46	
	> 1000	307	-0.67	6.82	60.97	
Fachstation	Innere	608	-0.42	10.68	31.37	0.07
	andere	2 361	0.11	7.76	45.96	

Fortsetzung

[a] Abweichung von der Verweildauernorm in Tagen
[b] unklassifizierte Ursprungsvariable als Unabhängige (Alter bzw. Diagnosenzahl sind nicht in allen Gleichungen enthalten)

Fortsetzung Tabelle 11

Variable		n	Residuen		R^2	partielles R^2
			μ	σ		
Stationsbetten	<20	552	0.35	8.65	37.72	0.06
	20 - 39	395	0.22	7.54	50.41	
	>40	2 022	-0.14	8.56	47.15	
3. Regionalindikatoren						
Ortsgröße	<5000	153	2.92	10.32	44.31	0.98
	5 - 1999	839	-0.45	7.50	48.44	
	20 - 49999	659	0.39	9.62	39.38	
	50 - 99999	284	-0.07	8.44	45.41	
	100 - 299999	311	-0.66	6.07	78.12	
	300 - 499999	242	-1.09	8.96	49.29	
	>500000	481	0.34	8.48	43.21	
Bundesland[a]	Stadtstaaten	181	0.27	8.09	46.04	0.01
	andere	2 788	-0.02	8.47	45.64	
4. Zeit						
Entlassungstag	Montag	523	0.79	9.33	31.00	0.48
	Dienstag	516	0.34	9.17	41.96	
	Mittwoch	479	0.40	7.85	56.67	
	Donnerstag	408	-0.46	8.09	46.67	
	Freitag	575	-0.26	8.44	50.67	
	Samstag	345	-0.97	7.05	60.70	
	Sonntag	123	-0.89	8.05	55.02	

[a] der Typus Stadtstaat umfaßt Berlin, Bremen und Hamburg

Datenquelle: Diagnose- und Therapie-Index (1982)

Krankenhauspatienten, wird aus diesen Ergebnissen geschlossen, werden durch den Linearen Verweildauer-Index strukturell in einer zu den DRGs durchaus vergleichbaren Weise erfaßt.

Unter den *Krankenhausvariablen* fällt auf, daß die (wenigen) Patienten aus Krankenhäusern, die keine allgemeinmedizinische Zweckbestimmung haben, ebenso wie die Patienten aus Häusern zwischen 50 und 100 Betten deutlich über den Normwerten liegen. In Großkrankenhäusern über 1 000 Betten und in Fachstationen über 40 Betten werden die Normwerte tendentiell unterschritten. Ebenso wie bei den (mit geringeren Differenzen) überdurchschnittlichen fallspezifischen Verweildauern privater und freigemeinnütziger Träger wären hier jedoch detailliertere Analysen der Krankenhausfälle notwendig, um zwischen einer unterschiedlichen Präzision in der Erfassung durch die Spezifikationsnormen und möglichen Ineffizienzen zu unterscheiden.

Bezüglich *regionaler* Unterschiede werden zwei (ähnliche) Aufteilungen exemplarisch vorgestellt: die Aufteilung der bundesweiten Stichprobe nach Stadtstaaten bzw. den übrigen Bundesländern und in die Ortsgrößen. Krankenhausfälle in den Stadtstaaten und in den Orten über einer halben Million Einwohner, beides Regionaltypen mit höheren Anteilen der über 65-jährigen in der Bevölkerung,[2] liegen leicht über den Verweildauernormen. Ein unmittelbarer Zusammenhang mit der Ortsgröße ist jedoch nicht erkennbar.[3] Bei den Unterteilungen ist zu berücksichtigen, daß durch den Stichprobenumfang und das stationenbezogene Erhebungsver fahren die regionale Repräsentativität eingeschränkt sein kann.

Bezüglich der *Zeit* wurde anstelle der monatlichen Werte dieVerteilung über die Wochentage untersucht. In Zusammenhang mit der These, daß die pauschale Pflegetagfinanzierung zu einer Verlängerung der Verweildauer führt, war eine frühere Untersuchung am selben Datenkörper (DTI 1982), jedoch ohne Einschränkung des diagnostischen Spektrums, nach dem Vergleich der Entlassungsquoten und der fallunstandardisierten durchschnittlichen Verweildauern je Wochentag zu folgendem Ergebnis gekommen: "Da die Verweildauer der montags entlassenen Patienten keineswegs überdurchschnittlich ist, kann auch für diese Patienten eine 'künstliche' Verlängerung der Verweildauer statistisch nicht nachgewiesen werden."[4] Die Fallzahlverteilung in Tabelle 11 weist in Übereinstimmung mit der genannten Untersuchung geringere Entlassungsquoten am Wochenende auf. Bezüglich der Verweildauerabweichungen kommt die fallstandardisierte Untersuchung jedoch ganz klar zu dem Ergebnis, daß die Entlassungen am Wochenenende gegenüber den fallspezifischen Normwerten unterdurchschnittliche, zu Wochenbeginn aber überdurchschnittliche Verweildauern aufzeigen. Bei den montags entlassenen Patienten erzielen die Spezifikationsvariablen auch einen deutlich niedrigeren Erklärungsgehalt. Mit den fallstandardisierten Resultaten ist die These einer möglichen Verweildauerausdehnung über das Wochendende nicht zurückzuweisen. Das Spezifikationsinstrument führt zu plausiblen Ergebnissen, die als erster Hinweis auf Handlungsspielräume bei der Verweildauer interpretiert werden können.

Ergänzend zur Untersuchung der Spezifikation über verschiedene Teilbereiche der Krankenhausversorgung werden noch drei Variable untersucht. Dabei beschränken sich die Darstellungen auf die Teile des Fallspektrums, in denen die zusätzliche Variable vollständig und in ausreichender Fallzahl dokumentiert sind sowie einen statistisch signifikanten Einfluß besitzen.

---

[2]   nach Infratest (1984), S. 26, betrug der Anteil der 65-jährigen in der Bundesrepublik 1983/4 im Mittel 19.1 Prozent, in Hamburg und Bremen 22.4, in Berlin 27.3 und im Kerngebiet von Orten über 500 000 Einwohner 22.1

[3]   die hohe Abweichung bei den Orten unter 5 000 Einwohnern wäre analog zu den Krankenhausuntergruppen auf Fallbesonderheiten bzw. Ineffizienzen näher zu untersuchen

[4]   Müller (1983), S. 416, der eine Untersuchung des DTI im Auftrag der Deutschen Krankenhausgesellschaft referiert

Bei der *Entlassung ins Pflegeheim* wurde bereits ein ambivalentes Wirkungspotential (Warten auf frei werdende Plätze versus Substitutionsmöglichkeiten für die Nachsorge) formuliert. Wie bereits in Punkt 3.2 theoretisch gezeigt wurde, hängt dieser Einflußfaktor auch vom Angebot an Pflegemöglichkeiten ab. Im Bereich der Kreislauferkrankungen führt die Erweiterung des Linearen Verweildauer-Indexes um die Variable 'Entlassung ins Pflegeheim' bei den späteren Pflegepatienten zu einer Erhöhung der Verweildauer um durchschnittlich 9.5 Tage (vgl. Tabelle 12). Bei einem Gesamtumfang von 7 272 Krankenhaustagen und 20 Pflegeheimentlassungen unter den 321 Kreislaufpatienten entspricht dies unter der Annahme, daß die zusätzlichen Tage ausschließlich auf fehlende Pflegemöglichkeiten zurückzuführen wären, in der vorliegenden Stichprobe einem Substitutionspotential von 191 Tagen oder 2.7 Prozent des Gesamtvolumens.

Als weitere Zusatzvariable wurde der Einfluß der *Pflegeintensität* geprüft. Fallstandardisiert wäre bei einer unterdurchschnittlichen Verweildauer eine höhere Pflegeintensität zu erwarten bzw. umgekehrt bei einer höheren Pflegeintensität eine Verkürzung der Verweildauer möglich. Für einen Großteil der Patienten ist die Pflegeintensität für jeden Krankenhaustag in einer von vier Stufen (Minimalpflege, Normalpflege, Intensivüberwachung und Intensivpflege) angegeben. Die Pflegeintensität ist aufgrund ihrer täglichen Dokumentation unter Routinegesichtspunkten eine besonders aufwendige Variable. Über die Personalbedarfsvorgaben der Deutschen Krankenhausgesellschaft wurden die vier Pflegestufen in eine Intensitätsrelation gebracht, jeweils über die ganze Krankenhausbehandlung aggregiert und als Indexwert formuliert. Bei ausschließlicher Normalpflege nimmt der Pflegeintensitätsindex den Wert 100 an.[5] Empirisch liegt er im Durchschnitt knapp über 100, bei den Kreislauferkrankungen bei nahezu 150 (vgl. auch zum folgenden Tabelle 12). In den ICD-Kapiteln Kreislauf, Atmung, Symptome sowie über das gesamte Fallspektrum (soweit die Pflege vollständig dokumentiert wurde) besitzt die Pflegeintensität einen reduzierenden Einfluß auf die Verweildauer. Eine Verdoppelung des Pflegeintensitätsindexes führt im gesamten Fallspektrum zu einem Rückgang der Verweildauer von etwa einem Tag je Fall. Der Einfluß ist also relativ schwach ausgeprägt.

Ein weiteres Ergebnis problematisiert das Konzept der Hauptdiagnose. In allen Fällen der Teilstichprobe wurde auch die *Relevanzzeit* der Hauptdiagnose während des Krankenhausaufenthalts dokumentiert. Daraus wurde der Differenzwert zur tatsächlichen Verweildauer gebildet. Wie Tabelle 12 zeigt, ist die Relevanzzeit der Hauptdiagnose im Schnitt der gesamten Untersuchungssstichprobe etwa einen Tag geringer als die Verweildauer. Die aus dem Verweildauer-Index und der Differenzvariablen prognostizierte Verweildauer fällt in einer Reihe von ICD-Kapiteln

---

[5]   vgl. Deutsche Krankenhausgesellschaft (1981 a), S. 56, die für Normalpflege je Patient und Tag 101 Minuten, für Intensivüberwachung 294 Minuten und für Intensivpflege 700 Minuten vorsehen; für die Minimalpflege wurde die Hälfte der Normalpflege angesetzt; die Relation für Minimalpflege:Normalpflege:Intensivüberwachung:Intensivpflege lautet somit 1:2:6:14; sie wurde auch vom Datenerheber Infratest Gesundheitsforschung vorgeschlagen

Tabelle 12. Erklärungskraft einiger signifikanter[a] Zusatzvariablen zum Linearen Verweildauer-Index; Krankenhauspatienten aus der Bundesrepublik; ausgewählte Diagnosen (1982)

ICD-Kapitel	n	μ	partielles R^2	Parameter
1. Entlassung ins Pflegeheim[b]				
Kreislauf	321	6.2	3.44	9.53
2. Pflegeintensität[c]				
Kreislauf	293	149.4	1.47	-0.01
Atmung	221	103.4	10.31	-0.03
Symptome	131	124.1	3.66	-0.01
insgesamt	2 651	102.3	0.59	-0.01
3. Fehlende Relevanz der Hauptdiagnose[d]				
Atmung	253	0.8	7.82	0.55
Harn/G.organe	279	1.9	2.66	0.22
Entbindung	685	1.1	10.99	0.59
Musk./Skelett	164	1.6	4.33	0.42
Symptome	146	1.3	13.04	0.65
Unfälle	504	0.5	3.40	1.12
insgesamt	2 969	1.1	1.89	0.33

[a] Signifikanzniveau bezüglich des partiellen F-Wertes 5 Prozent
[b] 0-1 Dummy
[c] nur für Patienten mit vollständiger Dokumentation der vierstufigen Pflegeintensität; zur Index-berechnung s. Text
[d] zusätzliche Unabhängige ist die Differenz aus Verweildauer und der Relevanzzeit der Hauptdiagnose in Tagen

Datenquelle: Diagnose- und Therapie-Index (1982)

sowie über das gesamt Fallspektrum signifikant um so höher aus, je höher diese Differenzen sind. Dies ist bezüglich einer Gültigkeit der fallspezifischen Normwerte durchaus plausibel. Der Effekt erstreckt sich weiter über das Fallspektrum als z. B. die Spielräume bei den Pflegeheimentlassungen. Die Ursachen der Verweildauererhöhung bei einer fehlenden Relevanz der Hauptdiagnose bedürften daher weiterer Untersuchungen; unter anderem wären z. B. Erkrankungen, die im Verlauf des Krankenhausaufenthalts an Bedeutung gewinnen, zu überprüfen.

Abschließend soll noch ein methodisches Beispiel zur Prüfung der *strukturellen Stabilität* der geschätzten Modellparameter gegeben werden. Die Stabilität der Parameterstrukturen in Regressionsschätzungen, d. h. die Homogenität der Zusammenhänge zwischen Spezifikationselementen und Ressourcenverbrauchsvariable, läßt sich mit Hilfe des Tests von Chow prüfen.[6] Die Testgröße prüft die Strukturgleichheit durch einen Vergleich der geschätzten Residualvarianzsummen. Tabelle A3 (im Anhang) zeigt einen exemplarischen Vergleich der Parameterstrukturen für die Kreislaufpatienten zwischen 1978 und 1982 sowie zwischen 1980 und 1982. Die Verweildauern und die (geschätzte) mittlere Standardabweichung der Residuen sind in allen benötigten Untersuchungsgruppen, d. h. in den einzelnen Jahren und für die gepoolten Beobachtungseinheiten, weitgehend ähnlich. Die Parameterschätzungen gleichen sich in der Struktur ihrer Vorzeichen. Der Testwert zeigt jedoch für den Vergleich zwischen 1980 und 1982 einen signifikanten Strukturwandel an. Alle Gleichungen wurden nach dem in 8.2 beschriebenen gewichteten Verfahren ermittelt, um effiziente Parameterschätzung zu erzielen und Heteroskedastizität, die speziell bei der Prüfgröße des Chow-Tests zu beachten ist,[7] zu berücksichtigen. Dies hat jedoch bei der Anwendung der Testgröße Nachteile, da, wie schon erwähnt, nicht mehr die Minimum-Lösung der Kleinst-Quadrat-Ermittlung resultiert und somit, wie z. B. im Fall des Vergleichs 1978 und 1982, sogar eine negative Testgröße ermittelt werden kann (da die Anpassung der gepoolten Stichprobe besser ist als die Summe aus den beiden Teilstichproben), wenn die Residuenquadratsummen und damit die Parameterstrukturen ähnlich sind. Daher wird im Vergleich der Parameter 1978 und 1982 nicht auf Strukturunterschiede geschlossen. Allerdings haben weitere Auswertungen zur strukturellen Stabilität gezeigt, daß die Testgröße gegenüber den Parameterabweichungen durch die effizienteren gewichteten Schätzungen relativ sensibel ist und teilweise nur schwer interpretiert werden kann.

Das Ergebnis struktureller Unterschiede zwischen 1982 und 1980 deutet auf die Notwendigkeit, die Einflußstärken der Spezifikationsvariablen bei Übertragun-

---

[6] vgl. Münnich (1970), S. 153 ff, der zeigt, daß der Chow-Test sowohl zu Prüfungen der gesamten Parameterstruktur (wie im vorliegenden Beispiel) als auch einzelner Teilbereiche (Teile des Parametervektors oder Teile der Untersuchungsstichprobe) eingesetzt werden kann; für zwei Vergleichsgruppen lautet die Prüfgröße:

$$F_{Chow} = \frac{e_3'e_3 - (e_1'e_1 + e_2'e_2)/k}{(e_1'e_1 + e_2'e_2)/(n-2k)}$$

mit k, n-2k Freiheitsgraden ;

n	=	Zahl der Beobachtungseinheiten insgesamt,
k	=	Zahl der Parameter,
e	=	Residuen,
1, 2	=	gruppierte Stichproben,
3	=	gepoolte Stichprobe.

[7] unter Heteroskedastizität führt der Chow-Test leicht zu Fehlentscheidungen; d. h. die gewählten Signifikanzniveaus treffen nicht mehr zu; sie nehmen im allgemeinen mit zunehmenden Residualvarianzdifferenzen der Vergleichsstichproben zu, vgl. Fomby, Hill und Johnson (1984), S. 199; dabei wurde im vorliegenden Fall die mit den unabhängigen Variablen verbundene Heteroskedastizität in den einzelnen Gleichungen (auch den gepoolten) durch gewichtete Schätzungen berücksichtigt, jedoch keine weitere Korrektur bezüglich der relativ ähnlichen Residualvarianzen zwischen den Gleichungen (etwa über eine Gewichtung mit der reziproken Standardabweichung der Residuen beider Vergleichsgruppen, vgl. ebd.) vorgenommen

gen auf andere Datensätze neu zu überprüfen. Es ist jedoch nicht als Beleg für ein unzutreffendes Spezifikationsverfahren zu verstehen, da die hypothesengenerierende Auswahl der Spezifikationsvariablen an einem Datensatz zu brauchbaren Erklärungsanteilen bei den Schätzdaten führte. Die Auswahl der Spezifikationsvariablen ist von der Stärke der jeweiligen Variableneinflüsse zu unterscheiden.

9.2 Empirischer Vergleich des Spezifikationsverfahrens mit den Diagnosebezogenen Gruppen

Um die Funktionsfähigkeit des hier vorgeschlagenen Spezifikationsverfahrens an einem anderen Datensatz zu überprüfen und einen unmittelbaren Vergleich der Erklärungskraft des Linearen Verweildauer-Indexes mit den DRGs zu erhalten, wird im folgenden das Spezifikationsverfahren auf den amerikanischen Datensatz angewandt. Da es auf dem dreistelligen ICD-8 beruht, aber eine direkte Vergleichbarkeit angestrebt wurde, mußten die Diagnosekodierungen des NHDS in den ICD-8 Schlüssel umgesetzt werden. Ferner wurden die Auswertungen an dem selben, diagnostisch definierten Ausschnitt aus dem Fallspektrum durchgeführt. Die Patientenauswahl und die Spezifikationsvariablen sind also direkt vergleichbar.

Umsetzung der Diagnosenkodes: Die Daten der deutschen Krankenhauspatienten sind für alle drei Jahre nach dem ICD-8 verschlüsselt, der amerikanische Datensatz ist nach dem ICD-9-CM kodiert (zu den Diagnoseschlüsseln vgl. Punkt 4). In seiner feinsten Differenzierung enthält der ICD-9-CM fünf Stellen; auf der dreistelligen Ebene, die auch in dieser Untersuchung verwendet wird, unterscheidet er sich jedoch nicht von seinem Ursprungssystem, dem ICD-9.[8] Auf diesem Aggregationsniveau reicht somit eine Kompatibilisierung der 8. und 9. ICD-Revision bei den zur Untersuchung ausgewählten Diagnosen aus (zu Ausnahmen s. u., zweiter Spiegelstrich). Die 9. Revision führte unter anderem zu weitreichenden Änderungen bei den Herz-Kreislauferkrankungen, den Schwangerschaftskomplikationen und der Entbindung sowie den Skeletterkrankungen. Anhand eines unveröffentlichten, vierstelligen Umsetzungsschlüssels der Weltgesundheitsorganisation, den das Deutsche Institut für Medizinische Dokumentation und Information zur Verfügung stellte, wurde eine Zuordnung von drei- bzw. vierstelligen ICD-9 Positionen zu den ICD-8 Positionen vorgenommen. Dabei ist zu berücksichtigen

- Da sich in einer ganzen Reihe von Fällen eine ICD-9 Position auf mehrere ICD-8 bezieht, wurden, falls nur eine der betroffenen ICD-8 Positionen in die Auswertung gelangte, alle Fälle der neuen vierstelligen Position einbezogen (eine Differenzierung war nicht möglich); falls mehrere der in die Auswertungen einbezogenen ICD-8 Positionen betroffen waren, wurde, um eine eindeutige Klassifikation der Patienten zu erzielen, eine Zuordnung zu (nur) einer ICD-8 Position vorgenommen.
- Außerdem mußten im Datenverarbeitungsprozeß einige dreistellige Positionen im ICD-9 CM durch Zusammenfassung von - nicht im ICD-9 enthaltenen - vierstelligen Untergruppen gebildet werden; z. B. umfaßt die Position 410 (Akuter Myokardinfarkt) in der klinischen Version 10 vierstellige Untergruppen.

---

[8]   zum ICD-8 Statistisches Bundesamt (1968), zum ICD-9 Bundesminister für Jugend, Familie und Gesundheit (1979); zum ICD-9-CM im Vergleich zum ICD-9 Health Care Financing Administration (1980), S. XIX

Die genaue Umsetzung findet sich im Anhang. Wesentlich ist, daß mit Hilfe des Umsetzungsschlüssels eine weitreichende Kompatibilisierung der Diagnosen der Krankenhauspatienten aus beiden Teilstichproben möglich war. Eine vollkommen exakte Zuordnung ist, wie auch am Beispiel der Analyse von Mortalitätsdifferenzen der gleichen, nach ICD-8 und ICD-9 kodierten Population gezeigt wurde, "wegen der Veränderung von Teilinhalten der ICD-Klassen"[9] nicht möglich.

Die Auswahl des Fallspektrums erfaßt bei den amerikanischen Patienten ein gutes Drittel der Gesamtstichprobe (gegenüber knapp der Hälfte im DTI). Wie Tabelle 13 zeigt, ist die Erklärungskraft des DRG-Instrumentariums in diesem Teil des Fallspektrums fast 10 Prozent höher als in der Gesamtstichprobe (vgl. Tabelle 2). Insgesamt liegt sie mit 326 unterschiedlichen DRGs bei gut 46 Prozent. Aus Verteilungsgründen wurden in der Darstellung die logarithmierten Verweildauerwerte als abhängige Variable vorgezogen; die Ergebnisse unterschieden sich nicht grundsätzlich von der nicht-transformierten Gleichung.[10]

Zum (deskriptiven) Vergleich mit dem Linearen Verweildauer-Index wurden – analog dem Verfahren bei den deutschen Patientendaten – *zwei Regressionsspezifikationen* berechnet: Einmal die 'vollen' Modelle mit allen möglichen Spezifikationsvariablen, und zweitens spezifizierte Modelle mit einer Variablenauswahl.
Bei den *vollen* Modellen wurde aus Fallzahlgründen die Variable Tod in den ICD-Kapiteln Nerven, Entbindung sowie Muskel- und Skeletterkrankungen ausgeschlossen. Mit dem vollständigen Ansatz läßt sich das maximale Erklärungspotential des Verfahrens ermitteln. Mit knapp 40 Prozent Anteil der erklärten Varianz liegt das Ergebnis nicht allzuweit unter demjenigen des DRG Ansatzes. Innerhalb der einzelnen ICD-Kapiteln gibt es teilweise deutlichere Erklärungsdifferenzen. Im Kapitel Atmung könnte der Ansatz des Linearen Verweildauer-Indexes auch einen höheren Anteil der Verweildauervarianz erklären als die DRGs. Die vollen Modelle wiesen ähnlich problematische Eigenschaften auf wie bei den deutschen Patientendaten.

Der zweite Vergleich setzt daher die *Spezifikationstechnik* ein, an einem Datensatz die unabhängigen Variablen auszuwählen und an einem anderen Datensatz die eigentliche Untersuchung der Erklärungskraft vorzunehmen. Hierfür wurde die Stichprobe mit einer Zufallsziehung in zwei gleich große Substichproben geteilt.[11] An der einen Hälfte wurden die Spezifikationsvariablen nach dem in Punkt 8.2 beschriebenen Verfahren ausgewählt; an der anderen die Regressionsgleichungen mit dem spezifizierten Variablensatz berechnet. Wie Tabelle 13 zeigt, war dieses Verfahren mit sehr geringen Informationsverlusten verbunden.

---

[9] Berg-Schorn (1982), S.5

[10] so beträgt bei der unlogarithmierten Verweildauer die Erklärungskraft der DRGs in der Teilstichprobe ca. 27 gegenüber 22 Prozent in der Gesamtstichprobe

[11] dazu wurde jeder Beobachtungseinheit eine Zahl nach der SAS-Zufallszahlenfunktion RANUNI (einer univariaten Funktion aus dem Intervall zwischen 0 und 1) zugeordnet, dann die Datei nach den Zufallzahlen geordnet und halbiert; vgl. SAS (1985 a), S. 269; die DRG-Erklärungskraft in der zur Paramterberechnung verwendeten Teilstichprobe stimmt mit derjenigen für beide Teilstichproben praktisch überein (46.4 Prozent Varianzerklärung bei 316 Gruppen)

Tabelle 13. Erklärungskraft der DRGs und des Linearen Verweildauer-Indexes; ausgewählte Diagnosen, amerikanische Krankenhauspatienten (1983); logarithmierte Verweildauerwerte als Abhängige

ICD-Kapitel	n	DRGs		LVI-gesamt		LVI-spezifiziert		
		R^2	k	R^2	k	n	R^2	k
Neubildungen	2 197	30.78	29	16.11	6	1 114	15.98	3
Drüsen	3 085	14.93	22	10.45	4	1 542	10.80	2
Nerven	3 090	12.14	13	9.50	3	1 502	8.97	3
Kreislauf	12 165	20.77	43	18.96	8	6 047	17.28	5
Atmung	6 221	54.98	30	56.56	7	3 082	56.93	5
Verdauung	6 243	47.48	42	38.72	8	3 172	36.90	4
Harn/G.organe	6 006	54.87	45	30.07	9	2 990	30.48	4
Entbindung	19 236	36.78	19	25.95	8	9 592	25.10	4
Musk./Skelett	4 360	35.64	51	22.60	5	2 197	23.81	3
Symptome	3 458	27.62	76	21.79	6	1 767	22.63	3
Unfälle	4 997	47.95	91	43.07	16	2 524	41.49	4
insgesamt	71 058	46.19	326	39.64	63	35 529	39.36	1[a]

[a] beim LVI Regression der Schätzwerte auf die Abhängige

Datenquelle: NHDS (1983)
Anmerkung: LVI = linearer Verweildauer-Index, k = Anzahl der Unabhängigen; LVI-gesamt bezieht sich auf Modelle, die alle Variablen enthalten (ohne die Variable TOD in den ICD-Kapiteln Nerven, Entbindung und Muskeln/Skelett); der spezifizierte LVI basiert auf ausgewählten Variablen aus der (anderen) Hälfte der halbierten Stichprobe; alle Darstellungen sind deskriptiv.

Tabelle A5 (im Anhang) faßt die in jeder Gleichung spezifizierten Variablen zusammen und gibt ein Maß für die (unproblematische) Kollinearität der Unabhängigen. In den beiden meistbesetzten Kapiteln, den Kreislauferkrankungen und den Entbindungen, wurden mit den DTI-Spezifikationsgleichungen identische unabhängige Variablen spezifiziert.[12]

Das gesamte Spezifikationsverfahren erzielt also einen Erklärungsgrad, der in einer im *Vergleich zu den DRGs* 'ähnlichen' Größenordnung liegt. Aus dem Vergleich mit den DRGs wird geschlossen, daß der Lineare Verweildauer-Index Differenzierungen der Fallstruktur von Krankenhauspatienten erlaubt, die in ihrem Informationspotential mit der DRG-Spezifikation vergleichbar sind. Dabei kommt der Verweildauer-Index mit einem bedeutend einfacheren Informationsinput aus.

9.3 Praktische Einsetzbarkeit des Verfahrens

Die praktische Verwendbarkeit des Linearen Verweildauer-Indexes soll in dreierlei Hinsicht untersucht werden. Methodisch ist zunächst zu präzisieren, mit welchen Größen bei dieser nichtklassifizierten Spezifikation des Krankenhausprodukts die Fallmischungsindices und die fallstandardisierten Ressourcenverbrauchsunterschiede gemessen werden. Dies wird am Beispiel eines Wirtschaftlichkeitsvergleichs zweier Krankenhausgrößenklassen illustriert. Ein zweiter Teil beschäftigt sich mit Möglichkeiten zur Ermittlung monetär bewerteter Ressourcenverbrauchsnormen, also mit den Fallpreisen sowie mit alternativen Einsatzmöglichkeiten der nicht-monetär bewerteten Fallspezifikation in der Krankenhausfinanzierung. Abschließend werden die aus dem Einsatz der Spezifikation zur Wirtschaftlichkeitsanalyse oder zur Finanzierung entstehenden Anreize diskutiert.

Bei den klassifizierten Spezifikationen dienen gewöhnlich die Mittelwerte der Ressourcenverbrauchsvariable aus einer Referenzpopulation als Normwerte (vgl. Punkt 5.3). Formuliert in einem allgemeinen linearen Ansatz entsprechen die Regressionsparameter diesen Mittelwerten (genauer entspricht das Absolutglied dem Mittelwert der Referenzklasse in einem Dummy-Konstrukt der Klassen und die übrigen Parameterwerte der Abweichung davon). Der Normwert für eine Beobachtungseinheit wird somit aus dem Schätzwert des Modellansatzes bestimmt. Ganz analog sind die Schätzwerte der Regressionsgleichung in einer nicht-klassifizierten Spezifikation als Normwerte für die Beobachungseinheiten zu interpretieren. In beiden Fällen fungieren die durchschnittlichen Normwerte als mittleres Fallmischungsmaß einer Untersuchungspopulation. Der *Fallmischungsindex für eine kontinuierliche Spezifikation* lautet somit

---

[12] für diese beiden Gleichungen wurde die Parameterstruktur auch geschätzt (dazu war bei den Kreislauferkrankungen eine Gewichtung nach den beiden Gruppen der Variablen 'TOD', die unterschiedliche Residualvarianzen aufwiesen, angezeigt, bei den Entbindungen war keine Gewichtung notwendig); sie lauten für die logarithmierte Abhängige (mit den t-Werten unter den Schätzern):

für Kreislauferkrankungen

$$VERWEIL = 1.190 - 0.484\,TOD + 0.105\,DIAZAHL + 0.645\,ICD410$$
$$(49.520) \quad (-10.465) \quad (19.338) \quad (25.666)$$
$$+ 0.381\,ICD428 + 0.771\,ICD436$$
$$(14.098) \quad (22.029)$$

für Entbindungen

$$VERWEIL = 0.667 + 0.124\,DIAZAHL + 0.335\,ICD634$$
$$(49.950) \quad (20.964) \quad (26.832)$$
$$- 0.500\,ICD644 + 0.322\,ICD661$$
$$(-22.406) \quad (19.351)$$

Zwar stimmt die Parameterstruktur auch qualitativ (vom Vorzeichen her) mit den Ergebnissen für die Patienten aus der Bundesrepublik überein; aus den genannten Unterschieden in der Rolle des Krankenhauses in der Versorgungsstruktur erscheint aber der Vergleich der Parameterstruktur nicht sinnvoll, da beispielsweise bessere Nachsorgemöglichkeiten bei amerikanischen Patienten, die zu einer früheren Entlassung führen, über das Diagnosenspektrum unterschiedlich verteilt sein können

$$FMI_{kh} = n_{kh}^{-1} \Sigma \, X_{kh} \, \beta_N / n_N^{-1} \Sigma \, X_N \, \beta_N \qquad (5)$$

mit FMI = Fallmischungsindex mit dem Normwert 1
kh = Krankenhaus (oder andere Beobachtungseinheit), für die der Index berechnet wird
n = Patientenzahl
X = Matritzen der k Spezifikationselemente
β = Parametervektoren (k + 1 Zeilen)
N = Normgruppe, Referenzpopulation

Gleichung (5) ist die verallgemeinerte, auf nicht-klassifizierte Spezifikationen erweiterte Formulierung der Gleichung (3). Die Summenwerte werden über alle Patienten jeweils in den betreffenden Regressionsgleichungen gebildet. Die in Punkt 7.2 vorgenommene Unterscheidung nach einer mengenmäßigen (verweildauerbezogenen) und einer monetären Gewichtung findet ihr Äquivalent in der Formulierung der Spezifikationsgleichungen Xβ bezüglich der Verweildauer oder bezüglich einer monetären Ressourcenverbrauchsgröße als abhängiger Variable.

Mit Hilfe dieses Instrumentariums läßt sich eine den klassifizierten Fällen entsprechende Aufschlüsselung des gesamten Verweildauerunterschieds zwischen zwei Beobachtungsgruppen in eine *Verweildauerkomponente* und eine *Fallmischungskomponente* vornehmen. Der Wechselwirkungsterm entfällt. Der Verweildauerkomponente entspricht der Mittelwert der Residuen, d. h. des nichterklärten Teils des Modells. Sie ist hier der Effizienzmaßstab und Indikator der Wirtschaftlichkeit der Versorgung. Analog zu den Klassifikationsverfahren steht dahinter die Annahme, die relevanten (bzw. als nicht zu vetretend vereinbarten, z. B. medizinischen) Determinanten des Ressourcenverbrauchs seien kontrolliert.[13]

Die Anwendung dieses Instrumentariums soll an einem Beispiel des *Wirtschaftlichkeitsvergleichs zweier Krankenhausgrößenklassen* demonstriert werden (vgl. zum folgenden Tabelle 14). Die Datengrundlage, der Diagnose- und Therapie-Index, wurde nicht mit einer Einzelinstitutionen-bezogenen Zielsetzung erhoben (vgl. Punkt 8.2). Daher mußten aus Fallzahlgründen für das Beispiel fiktive Vergleichsinstitutionen gebildet werden. Der Vergleich beschränkt sich auf Patienten mit Hauptdiagnosen aus drei ICD-Kapiteln, innere und chirurgische Fachstationen sowie Krankenhäuser für Allgemeinmedizin zwischen 100 und 200 bzw. zwischen 500 und 800 Betten.

Die Verweildauer der knapp 300 Fälle liegt gut zweieinhalb Tage über dem Gesamtdurchschnitt, fallstandardisiert ist sie jedoch aufgrund der schwereren Fälle unterdurchschnittlich. Eine Aufteilung nach den Größenklassen deutet bereits an, daß die Versorgung dieser Patientenpopulation unter den genannten Annahmen in den kleineren Krankenhäusern wirtschaftlicher erfolgt (obwohl diese fallunstandardisiert einen merklich höheren Verweildauerdurchschnitt aufweisen; jedoch ist wiederum der Fallmischungsindex besonders hoch).

Beide Krankenhausgruppen versorgen in den inneren Stationen, eingeschränkt auf die Kreislaufpatienten, besonders schwere Fälle mit überdurchschnittlicher Wirtschaftlichkeit. Dies ist bei den kleineren Häusern markanter.

---

[13] dies entspricht auch dem Vorgehen bei der Schätzung von Krankenhauskostenfunktionen; vgl. Breyer (1985), S. 4 f

Tabelle 14. Zwei Krankenhausgrößenklassen[a] im Vergleich: Kreislauf-, Verdauungs- und Unfall-patienten innerer und chirurgischer Fachstationen; Bundesrepublik (1982); Linearer Verweil-dauer-Index zur Fallstandardisierung

Vergleichs-gruppe	n	Verweildauer-unterschied[b]	Verweildauer-komponente	Fallmischungs-komponente[c]
1. Innere Fachstationen				
(Kreislauf)				
100-200 Betten	69	6.98	-1.15	8.13
500-800 Betten	44	8.22	-0.07	8.29
2. Chirurgische Fachstationen				
(Verdauung)				
100-200 Betten	23	-3.06	-2.00	-1.06
500-800 Betten	68	-0.38	0.21	-0.59
(Unfälle)				
100-200 Betten	25	2.64	0.13	2.51
-"- bereinigt[d]	23	-4.54	-6.34	1.80
500-800 Betten	63	-0.71	0.27	-0.98
3. Beide Stationstypen				
(alle drei ICD-Kapitel)				
100-200 Betten	117	4.08	-1.04	5.12
500-800 Betten	175	1.66	0.16	1.50
insgesamt	292	2.63	-0.32	2.95

[a] nur Krankenhäuser für Allgemeinmedizin

[b] Abweichungen vom gesamten Verweildauerdurchschnitt (13.8 Tage)

[c] die Größe gibt den Differenzwert der Verweildauernorm zum gesamten Verweildauerdurch-schnitt an (der wegen der Gewichtung der Schätzgleichungen 0.01 über dem durchschnittlichen Normwert liegt)

[d] um zwei Verweildauer-Ausreißer mit je 99 Tagen Verweildauer (ICD: 823 = Schienbein- und 825 = Fußwurzel/Mittelfußknochenbruch)

Datenquelle: Diagnose- und Therapie-Index (1982)

In der chirurgischen Station wurden Patienten mit Verdauungskrankheiten und Unfälle unter-schieden. Während sich im ICD-Kapitel Verdauung bei den kleineren Krankenhäusern die (negative) Verweildauerdifferenz durch eine leichtere Fallmischung fallstandardisiert etwas redu-ziert, steigt sie in den großen Häusern sogar über den Normwert. Auch bei den Unfallpatienten führt eine Kontrolle der Fallmischung zu einer Präzisierung des Wirtschaftlichkeitsurteils: Trotz einer auch relativ überdurchschnittlichen Verweildauer behandeln in der Untersuchungsstich-probe die kleinen Häuser fallstandardisert effizienter als die größeren. Noch drastischer wird der Wirtschaftlichkeitsunterschied, wenn zwei extreme Verweildauer-Ausreißer aus der Stichprobe beseitigt werden. Zugleich verdeutlicht die starke Änderung der Vergleichsparameter die hohe Sensitivität des Verfahrens bei kleinen Fallzahlen. In der Praxis sind die Fallzahlen jedoch weit höher. Bei einem jahreweisen Vergleich fallen nachdem DTI 1982 in einer mittleren Fachabteilung, die über knapp 30 Betten verfügt, einer durchschnittlichen Verweildauer und einem Nutzungsgrad von 85 Prozent etwas mehr als 650 Patienten an; diese wären gegebenenfalls noch auf verschiedene ICD-Kapitel zu verteilen. Weiterhin unterstreicht das Beispiel die Bedeutung von Anwendungsregeln für ein Spezifikationsinstrument (hier: Bestimmung der Ausreißergrenze).

Innere bzw. chirurgische Fachstationen in Krankenhäuser zwischen 100 und 200 Betten, so wäre aus dem fallstandardisierten Verweildauervergleich zu schließen, können Kreislauf-, Verdauungs- und Unfallpatienten im Durchschnitt wirtschaftlicher versorgen als Häuser zwischen 500 und 800 Betten.

Im Unterschied zur fallgruppenbezogenen Residualanalyse bei klassifizierten Spezifikationen sind *weiterführende Analysen* der bereinigten Verweildauerunterschiede hier über Korrelationen der Residuen mit einzelnen Spezifikationselementen (oder mit weiteren Variablen wie z.B. der Pflegeintensität) durchzuführen. Daraus ergeben sich Hinweise, welche Patientengruppen bezüglich der Ressourcenverbrauchsvariable mit welcher Wirtschaftlichkeit behandelt werden (bzw. in welchen Gruppen möglicherweise Schweregradsdifferenzen bestehen, die durch die Spezifikation nicht erfaßt werden). Wie das obige Beispiel der Verweildauer-Ausreißer belegt, ist, zumindest bei den Extremen, auch die Einzelfallbetrachtung zu empfehlen.

Für den *Einsatz* fallbezogener Produktspezifikationen *zu Finanzierungszwecken* ist eine Fallpreisermittlung erforderlich. Über die Grundlage für eine administrierte Preissetzung hinaus kann eine kostenbezogene Fallpreiskalkualtion auch Anhaltspunkte für Verhandlungen über Preisstrukturen liefern. Eine kostenbezogene Fallpreisermittlung kann, wenn Einzelpatienten-bezogene Kostendaten vorliegen, z.B. analog dem DRG-Bewertungsverfahren erfolgen. Somit würde die Verweildauer durch die Kostengröße als Abhängige ersetzt und bei den Unabhängigen die Spezifikationselemente gegebenenfalls durch Kontrollvariable wie den Lehrstatus der Institution oder regionale Lohnniveaus ergänzt.[14] Die resultierenden Normkosten können als Fallpauschalen in einem prospektiven Vergütungsverfahren eingesetzt werden. In einem ersten Annäherungsschritt könnten ähnlich den amerikanischen Leistungspreisen ('charges') Einzelleistungspositionen des Krankenhaustarifs für ambulante Leistungen und stationäre Nebenleistungen, des DKG-NT,[15] zur Kalkulation der Einzelpatienten-bezogenen Kosten eingesetzt werden. Zu prüfen wäre ferner, ob bei einer Kostengröße als abhängige Variable weitere Spezifikationselemente wie etwa die Durchführung von Operationen wesentliche Einflüsse ausüben und für eine exaktere Normwertermittlung – trotz der theoretischen Bedenken gegenüber Leistungsvariablen (vgl. Punkt 3.2) – in die Spezifikation einbezogen werden sollten. Wie das amerikanische Beispiel der Finanzierung mit DRG-Fallpauschalen zeigt, können in die tatsächliche Erstattung über die in einer Gebührenordnung festgelegten Fallpreise hinaus eine

---

[14] vgl. auch Breyer (1985), der jedoch zur Fallmischungsmessung klassifizierte Verfahren vorschlägt und Krankenhäuser als Beobachtungseinheiten verwenden will; der vorliegende Ansatz beruht auf patientenbezogenen Daten

[15] s. z. B. Deutsche Krankenhausgesellschaft (1981 b)

Reihe weiterer Kontrollfaktoren, wie etwa regionale Lohn- oder Krankenhauskostenniveaus, aber auch institutionenspezifische Kostensituationen eingehen.

Freilich sind diese Konzeptionen solange hinfällig, als patientenbezogene Kostenkalkulationen nicht auf breiter Basis und mit nennenswerten Fallzahlen existieren. Im Rahmen des vorliegenden Materials waren keine Kostengrößen verfügbar. Ergänzend ist daher auch zu überlegen, ob und in welcher Form eine fallbezogene Spezifikation des Krankenhausprodukts über eine nicht-monetäre Ressourcenverbrauchsvariable wie die Verweildauer zu Finanzierungszwecken eingesetzt werden kann. Beispielhaft werden dazu Ansatzpunkte genannt.

Die Verweildauer-bezogene Normsetzung kann als *Wirtschaftlichkeitsindikator* im Rahmen der Pflegesatzverhandlungen eingesetzt werden. Diese Falldifferenzierung ist wesentlich spezifischer als z. B. die Diagnose-bezogenen Verweildauerwerte, die aus den Krankheitsartenprofilblättern ermittelt werden. Ohne explizite Anwendungsalgorithmen wie etwa einer Anbindung von Budget-Steigerungsraten an die Differenz zu den Normwerten würden damit jedoch nur die Argumentationsmöglichkeiten der Verhandlungspartner erweitert und vertieft.

So besteht eine weitere Möglichkeit im Rahmen von Kostenerstattungsverfahren bzw. darauf basierenden prospektiven Budgetkalkulationen darin, entsprechend dem Prinzip der Selbstkostendeckung für ein wirtschaftliches und leistungsfähiges Krankenhaus genau die im Rahmen der fallbezogenen *Normwerte* anfallenden *Pflegetage* zu vergüten. Dieses Verfahren entspräche einer kompletten Pauschalierung des kontinuierlichen Fallspektrums mit Selbstkostendeckung der wirtschaftlich erstellten Versorgung dann, wenn die Grenzkosten aller Normwertabweichungen bekannt wären und für jeden Abweichungsfall entsprechend angesetzt werden könnten. Dies ist zwar kaum vorstellbar, doch besteht eine einfache erste Annäherungsmöglichkeit, wie folgende Überlegung zeigt: Plausiblerweise liegen die Grenzkosten der 'nicht notwendigen' Krankenhaustage definitionsgemäß mindestens bei der Hotelleistung und einer Minimalpflege, aber deutlich unter den Durchschnittkosten. Es sollte nicht allzu schwer fallen, die Selbstkosten wenigstens für diese Basisleistungen abzuschätzen. Außerdem erscheint es plausibel, daß die Grenzkosten der 'nicht notwendigen' Krankenhaustage in den meisten Fällen relativ ähnlich sind; der Fehler bei einer Durchschnittskalkulation hält sich dann in Grenzen. Ein der Normwertabweichung entsprechender Ausgleich, bewertet mit mindestens den Grenzkosten dieser Basisleistung je Tag wäre ein erstes, fallbezogenes Regulativ. Die wahren Kostendifferenzen würden damit möglicherweise unter-, aber nicht überschätzt. Normunterschreitungen wären erlössteigernd, überdurchschnittliche fallbezogene Verweildauern erlösschmälernd. Die finanziellen Anreize entsprächen in der Richtung denjenigen einer auf patientenbezogenen Kostendaten errechneten Fallpauschalierung, wären aber möglicherweise weniger stark ausgeprägt. Die fallbezogene Kontrolle der Verweildauer reicht, neben der Grenzkostenabschätzung für die Basisversorgung, aus. Die Unterscheidung wirtschaftlich und unwirtschaftlich versorgter Fälle beruht auf der Verweildauer-bezogenen Fallspezifikation. Die finanziellen Konsequenzen könnten natürlich auch durch andere Vereinbarungen über die bei Normabweichungen durchschnittlich anzusetzenden Kosten gestaltet werden.

Darüber hinaus ist eine Reihe weiterer Anwendungsmöglichkeiten fallbezogener Spezifikationen in der Krankenhausfinanzierung ohne patienten-bezogene Kostendaten vorstellbar; etwa mit differenzierteren a-priori Unterteilungen der Spezifikation und einer Abschätzung der Durchschnittskosten eines Normtages in den Unterteilungen, die als Basis einer Fallhonorierung, ergänzbar um besonders teure Einzelleistungen, dienen könnte. Die Beispiele sollen soweit genügen.

Als letzter Punkt des praktischen Einsatzes wird ein Implementationsaspekt besprochen: Die Anreize aus dem Linearen Verweildauer-Index zur *Beeinflußung der Spezifikationselemente* (ohne dabei ein Finanzierungs- oder Wirtschaftlichkeitsprüfungsverfahren zu konkretisieren). Bei den Variablen Alter, Tod oder den – hier ausgeschlossenen – Aufnahmeursachen (z. B. nur Diagnostik) sind die Definitionsspielräume denkbar gering. Bezüglich der diagnostischen Einteilung dürften, wie Datenqualitätsuntersuchungen zeigten (vgl. Punkt 5.2), durch die höhere Aggregationsebene, d. h. der drei- anstelle der fünfstelligen Klassifikation, Substitutionsmöglichkeiten beträchtlich reduziert worden sein. Problematisch verbleibt, wie bereits empirisch gezeigt wurde, das Konzept der Hauptdiagnose. Diese wäre bei medizinisch ähnlicher Bedeutsamkeit mehrerer Diagnosen zweifellos nach ökonomischen Gesichtspunkten auswählbar. Am leichtesten beeinflußbar erscheint jedoch das Spezifikationselement 'Zahl der Diagnosen'. Der Effekt einer zusätzlichen Diagnose ist bestens an den entsprechenden Regressionsparametern ablesbar. Eine globale Niveauveränderung in der Diagnosenzahl (beispielsweise durch eine korrektere Dokumentation, worauf die Datenqualitätsuntersuchungen deuten) würde keinen entscheidenden Einfluß auf den Parameter haben. Kontrollmöglichkeiten bestünden in einer Beschränkung der Höchstzahl der Diagnosen, in einer Klassifikation in Gruppen (so daß z. B. für einen Normanstieg zwei Diagnosen erforderlich werden), in der Vorgabe einer Liste von Begleiterkrankungen, die, wie bei den DRGs, bestimmte Ressourcenimplikationen aufweisen müssen, oder auch die Einschränkung auf medizinisch Schweregrads-relevante Diagnosenkombinationen (wie im Staging-Ansatz).

Nach der Prüfung wesentlicher Aspekte der praktischen Einsetzbarkeit des Instrumentariums wendet sich der nächste Abschnitt mit den Handlungsspielräumen und den Einflußgrößen der Verweildauer an die Fragen der Relevanz eines Verfahrens, das auf Verweildauerreduktionen zur Effizienzförderung abzielt.

9.4 Handlungsspielräume bei der Verweildauer aus der Sicht von Krankenhausärzten

In einem letzten Abschnitt soll der Lösungsansatz einer fallbezogenen Produktspezifikation über Erklärungsmodelle der Verweildauer durch einige Einschätzungen aus der *Sicht von Krankenhausärzten* ergänzt werden. Im Unterschied zu den Spezifikationsansätzen ist die Verweildauer für den Krankenhausarzt nicht mehr ein Indikator des durchschnittlichen fallbezogenen Ressourcenverbrauchs, sondern ein Input in die individuelle Behandlung seiner Patienten. Die Verweildauer wird damit zu einem Verhaltensparameter. Die Kostenrelevanz eines ärztlichen Handlungsspielraumes bezüglich der Verweildauer und damit die Bedeutung der Einschätzung dieses Spielraumes und seiner Bestimmungsfaktoren durch die Krankenhausärzte dürfte unmittelbar evident sein. Für die verweildauerbezogene Produktspezifikation erscheinen diese Einschätzungen in zweierlei Hinsicht relevant: Zum einen für die wichtige Frage, welche Bestimmungsfaktoren der Verweildauer in die Produktspezifikation mit aufgenommen werden (vgl. Punkt 3.2), und zum zweiten, in bezug auf mögliche Wirkungen bei einem Einsatz der Produktspezifikation, ob und in welchem Ausmaß aus ärztlicher Sicht Effizienzsteigerung über Veränderungen der Verweildauer erwartet werden können.[16]

Die Einschätzung von Handlungsspielräumen bei der Verweildauer, die hier referiert werden, sind freilich nur der erste Schritt, um auf ein faktisches *Kostendämpfungspotential* zu schließen. Dazu müssen die Ärzte auch in einem Set von Zielsetzungen und Restriktionen handeln, die auf eine Ausnutzung von Handlungsspielräumen in Richtung einer Kürzung der Verweildauer hin wirken und diese ermöglichen (z. B. durch entsprechende rechtliche Regelungen für die Nachsorge von Patienten oder durch substitutives Leistungs- oder auch Versicherungsangebot). Nicht zuletzt müssen die entsprechenden Fälle auch in einem nennenswerten Umfang zur Disposition stehen.

Zur Analyse der Verweildauerspielräume werden im folgenden die Ergebnisse einer Krankenhausärztebefragung ausgewertet.

Datenbeschreibung: Die empirische Grundlage für den folgenden Abschnitt bildet eine bundesweite Befragung von 400 Krankenhausärzten aus der Zeit 1983/1984. Hauptthemen waren die Krankenhausversorgung und die Zusammenarbeit mit dem ambulanten Versorgungsbereich. Die standardisierte mündliche Befragung wurde vom MEDIS-Institut konzipiert und durch geschulte Interviewer im Auftrag durchgeführt. Die gesamte Befragung enthält einen Pretestteil und einen Teil als Hauptstudie. In der Hauptstudie wurden als Zielgruppe Oberärzte innerer Fachabteilungen, die mindestens zwei Jahre im betreffenden Krankenhaus tätig waren, ausgewählt. Für die Hauptstudie wurde eine Krankenhausstichprobe gezogen, die nach den Merkmalen Bettengröße der Fachabteilung, Tägerschaft und Bundesländerverteilung (mit Ausnahme eines höher quotierten Anteils für Bayern) als repräsentativ für die bundesdeutschen Akutkrankenhäuser mit inneren Fachabteilungen angesehen werden kann. Hinsichtlich der Verteilung dieser Merkmale stimmen Nettostichprobe (d. h. die tatsächlich Befragten) und Grundgesamtheit auf dem 5% Signifikanzniveau nicht immer überein. Für Schätzungen von Parametern der Grundgesamtheit könnte in diesen Fällen gewichtet oder nach einzelnen Merkmalsausprägungen stratifiziert werden. Da es hier jedoch weniger um Parameterschätzungen für die Bundesrepublik als um Zusammenhänge im Datenmaterial geht, wurde von jeglichen Gewichtungen abgesehen.

Aus der Sicht eines Großteils der befragten Krankenhausärzte gibt es bei Bestimmung der Verweildauer der Patienten *Handlungsspielräume*. Nach ihren Angaben ist die Verweildauer einer ganzen Reihe von Einflußfaktoren ausgesetzt. So gaben in der Hauptstudie (n = 361), auf die sich die weiteren Ausführungen beschränken, über 80% der Krankenhausärzte auf die Frage "Unter welchen Bedingungen könnte die Verweildauer in Ihrer Abteilung verkürzt werden?" eben solche

---

[16] bezüglich der Kostendämpfungspotentiale und der Handlungsspielräume sei darauf verwiesen, daß Überlegungen zu Effizienzsteigerungen (sinkende Kosten bei gleichem Versorgungsniveau bzw. Steigerung des Versorgungsniveaus bei gleichen Kosten) von einer mindestens gleichbleibenden medizinischen Versorgungsqualität ausgehen; das ökonomische Kalkül bildet keinen Gegensatz zur medizinischen Ethik, vielmehr ist Ineffizienz in diesem Sinne unethisch, vgl. Maynard (1984), S. 42

Bedingungen an; etwa 17% gaben an, die Verweildauer könne nicht weiter verkürzt werden, knapp 3% gab keine Antwort.

Einen Überblick über die *Bedingungen*, die von den Befragten im einzelnen angegeben wurden, gibt Abb. 6. Dazu wurden die Antworten unter fünf Kategorien subsummiert, die jeweils einen Einflußbereich der Verweildauer beschreiben, dessen Verbesserung nach den Angaben der Krankenhausärzte zu einer Verweildauerkürzung beitragen würde. Die einzelnen Bereiche werden im folgenden näher untersucht.

Die am häufigsten genannte Bedingung war eine Verbesserung des Umfelds im *Pflegebereich*. Über die Hälfte der Befragten (53.2%) sah darin eine Möglichkeit zur Kürzung der Verweildauer. Wiederum die Hälfte dieser Nennungen bezog sich auf stationäre Einrichtungen, ein knappes Drittel auf ambulante Einrichtungen, etwa ein Sechstel auf die häusliche Pflege und einige Nennungen generell auf die

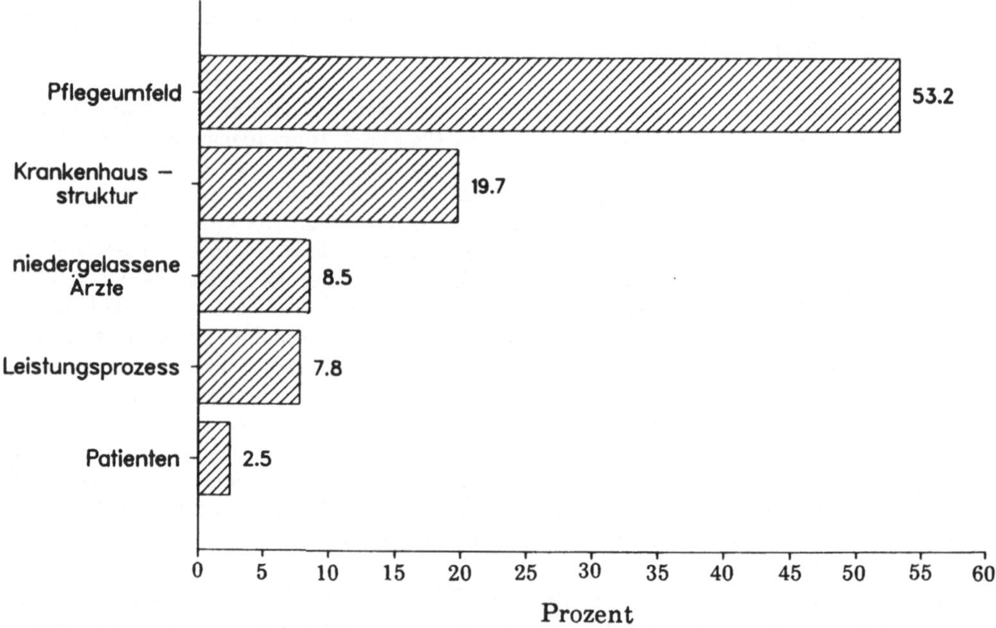

Abb. 6. Überblick über die Bereiche, die zur Kürzung der Verweildauer aus der Sicht von Krankenhausärzten zu verbessern wären

Datenquelle: MEDIS-Krankenhausärztebefragung (1984)
Anmerkung: kategorisierte Angaben auf die offene Frage: "Unter welchen Bedingungen könnte die Verweildauer in Ihrer Abteilung gekürzt werden?"; die Prozentuierung erfolgte auf die Hauptstudie (n = 361); da Mehrfachnennungen einzelner Ärzte für verschiedene Antwortkategorien enthalten sind (z. B. Verbesserung des Pflegeumfelds und der Krankenhausstruktur), summieren sich die Angaben auf mehr als die 80 Prozent der Ärzte, die Bedingungen nannten; Mehrfachnennungen eines Arztes innerhalb einer Antwortkategorie wurden nicht gezählt, zur näheren inhaltlichen Erläuterung s. Text

Betreuung nach der Entlassung. Diejenigen Befragten, die durch Verbesserungen im Pflegebereich Möglichkeiten zur Verkürzung der Verweildauer sahen, gaben unter anderem relativ häufiger einen größeren Einfluß der Patienten beim Wunsch nach einer späteren Entlassung auf die tatsächliche Verweildauer an (vgl. Tabelle A5 im Anhang; die referierten Verteilungsunterschiede sind nach der χ^2-Prüfgröße bei einer Irrtumswahrscheinlichkeit von 5 Prozent jeweils signifikant; zu den Parametern vgl. die Tabellen).

Ein Fünftel der Befragten (19.7%) nannte Verbesserungen der Strukturfaktoren des *Krankenhauses*. In der Hauptsache wurden quantitative und qualitative Verbesserungen der Personalausstattung, einige Male auch Verbesserungen der technischen Ausstattung des Hauses genannt. Dementsprechend wurde von diesen Befragten eine relativ geringere Zufriedenheit mit der Ausstattung ihrer Fachabteilung angegeben, insbesondere bei der medizinisch-technischen Ausstattung (s. Tabellen A6 und A7).

Ein kleinerer Teil der Befragten nannte explizit die Verbesserung der Zusammenarbeit mit den *niedergelassenen Ärzten* (8.6%), insbesondere bei der Nachsorge im ambulanten Bereich; einige Antworten betrafen auch die Krankenhauseinweisungen der niedergelassenen Ärzte. Diejenigen Krankenhausärzte, die hier Verbesserungsmöglichkeiten sahen, sahen auch in relativ größerem Umfang Substitutionsmöglichkeiten der stationären durch die ambulante Versorgung. Allerdings ist hier wie bei den folgenden Kategorien wegen der niedrigen Fallzahl (n = 31) gewisse Vorsicht bei Interpretationen geboten (vgl. Tabelle A8).

Ein ebenfalls kleiner Teil der Befragten nannte als Bedingung für eine Verweildauerkürzung Verbesserungen im eigentlichen *Versorgungsprozeß* (7.9%), ohne sich dabei ausdrücklich auf den stationären Bereich zu beschränken. Insbesondere wurden Verbesserungen der Diagnostik und, mit geringerer Nennungshäufigkeit, eine bessere Koordination der Untersuchungen genannt. Krankenhausärzte, die in dieser Kategorie Nennungen machten, kamen nach ihren Angaben auch relativ häufiger zu Differenzen ihrer Aufnahmediagnosen mit den Einweisungsbefunden (s. Tabelle A9) und schätzten die Qualität der Vorbehandlung ihrer Patienten durch die niedergelassenen Ärzte relativ geringer ein (s. Tabelle A10). Außerdem gaben diese Krankenhausärzte weniger häufig einen Einfluß von Patientenwünschen auf einen frühen Entlassungszeitpunkt an (vgl. Tabelle A11).

Ein geringer Teil der Befragten (2.5%) nannte schließlich ein besseres Gesundheitsbewußtsein der *Bevölkerung* als eine Voraussetzung zur Verkürzung der Verweildauer.

Ein naheliegender *Kontrollfaktor* zu den Angaben der Krankenhausärzte ist der *Belegungsgrad* der Betten. Bezieht man bei den Nennungen in den obigen Antwortkategorien die Angaben der Krankenhausärzte über die Belegungssituation ihrer Abteilung mit ein und stratifiziert die Angaben zu den Kürzungsmöglichkeiten der Verweildauer nach über- und unterbelegten Fachabteilungen, so ergeben sich lediglich in einem Fall signifikante Unterschiede zwischen den beiden Kategorien (s. Tabelle A12): Ärzte, die angaben, ihre Fachabteilung sei im Durchschnitt des letzten Jahres vor der Befragung (1983) überbelegt gewesen, nannten merklich häufiger als die übrigen die Verbesserung des Pflegeumfelds als eine Bedingung der Verweildauerkürzung.

Fehlende Substitutionsmöglichkeiten treten bei einem Greifen der Kapazitätsrestriktion klarer zu Tage und verdeutlichen die Notwendigkeit von Versorgungsalternativen für eine Ausnutzung von Handlungspielräumen.

Zwei weitere Aspekte sollen die Analyse der Verweildauerspielräume aus der Sicht der Krankenhausärzte vervollständigen: Die Einschätzung der Verweildauer als Kostendämpfungspotential und ihre Rolle in der Kombination von medizinischem und wirtschaftlichen Handeln der Krankenhausärzte.

Auf die Frage "Wie oder wo könnten Ihrer Meinung nach im Krankenhausbereich Kosten eingespart werden?" nannten nur 6% der Krankenhausärzte direkt die Reduzierung der Verweildauer. Im Spektrum von *Kostendämpfungspotentialen* steht damit die Verweildauer in der Nennungshäufigkeit erst an fünfter Stelle hinter den Einsparungskategorien Arzneimittelverordnung (ca. 22%), effizientere Diagnostik (ca. 16%), Reduktion der Verwaltung (12%) und Auslagerung von Pflegefällen (9%). Gleichzeitig ist aus der Kategorisierung der Antworten ersichtlich, daß sich auch unter anderen Antworten (Pflegefälle, Verbesserung der Diagnostik) verweildauerrelevante Aussagen befinden.

Einen ersten Hinweis auf die Rolle der Verweildauer bei der *Koordination medizinischen und wirtschaftlichen Handelns* geben folgende Ergebnisse. die sich im Unterschied zu den bisher berichteten nicht auf die Hauptbefragung, sondern nur auf 19 (von 39) Probanden des Pretests beziehen. Wegen der geringen Zahl der Befragten ist das Ergebnis lediglich als Hypothese, die an einem größeren Stichprobenumfang zu überprüfen wäre, zu interpretieren. Auf die Frage "In welchen Bereichen nehmen Sie aus Gründen der Wirtschaftlichkeit Einfluß auf Ihre Mitarbeiter?", (für Chefärzte) bzw. "In welchen Bereichen nehmen ärztliche Vorgesetzte aus Gründen der Wirtschaftlichkeit Einfluß auf Ihr Verhalten?" (für Stations- und Oberärzte) nannten acht der 19 Befragten auch die Verweildauer. Dieses Resultat deutet darauf, daß die Entscheidung über die Verweildauer offensichtlich Verhaltensspielräume aufweist (wobei die Verweildauer neben der Arzneimittelverordnung die am zweithäufigsten genannte Kategorie war) und zudem sowohl Gegenstand explizit wirtschaftlicher Kalküle als auch dienstlicher Anweisungen unter Krankenhausärzten sein kann.

Zusammenfassend läßt sich feststellen, daß die Verweildauer aus der Sicht von Krankenhausärzten nicht ausdrücklich eine prioritäre Rolle als Kostendämpfungspotential spielt. Ein Großteil der befragten Krankenhausärzte gab aber aus medizinischer Sicht Handlungsspielräume bei der Verweildauer an und unterstützt damit die Vermutung von Effizienzsteigerungspotentialen im Krankenhausbereich. Unter den vielfältigen Bestimmungsfaktoren dieser Handlungsspielräume scheint der Pflegebereich im Umfeld des Krankenhauses eine besonders wichtige Rolle zu spielen.[17] Den Handlungsmöglichkeiten sind durch das substitu-

---

[17] Zu ähnlichen Ergebnissen, nämlich einem positiven Zusammenhang zwischen 'redundanten' Krankenhaustagen und dem Belegungsgrad der Pflegeheime in der Umgebung des Krankenhauses kommen auch Gruenberg und Willemain (1982), S. 197 f, in ihrer Untersuchung von Krankenhauspatienten in Massachusetts

tive Angebot an Pflegeeinrichtungen Grenzen gesetzt. Demnach könnten Indikatoren des Pflegeangebots in einer fallbezogenen Produktspezifikation berücksichtigt werden.

Teil IV:
Resümee

10. Zusammenfassung und Schlußfolgerungen

Ziel der vorliegenden Arbeit war es, sich mit Ansätzen einer fallbezogenen Produktspezifikation der Krankenhausversorgung und mit den Möglichkeiten ihrer Verwendung vorwiegend methodisch und empirisch auseinanderzusetzen. Das Problem einer Produktdefinition wurde theoretisch untersucht, eine Reihe von Spezifikationsansätzen im Krankenhausbereich beschrieben und am Beispiel des bekanntesten amerikanischen Ansatzes bezüglich der Spezifikationsmethodik, der Ergebnisse und einiger Wirkungen analysiert. Für Krankenhauspatienten aus der Bundesrepublik wurde ein eigener Vorschlag entwickelt sowie auf seine Anwendbarkeit und Relevanz hin überprüft. Die Analysen der Produktspezifikationen und ihrer Verwendungen wurden anhand konkreter empirischer Fallbeispiele diskutiert.

Der folgende Abschnitt faßt die wichtigsten Ergebnisse zusammen, zieht Schlußfolgerungen für den weiteren Forschungsprozeß und stellt gesundheitspolitische Konsequenzen dar. Ein Ergebnis bleibt der ausführlichen Dokumentation in den vorangegangenen Kapiteln vorbehalten: die Lösung einer Vielzahl von Detailproblemen der Exploration, Operationalisierung, Analyse und Interpretation, die im Lauf der empirischen Arbeit notwendig waren.

Den Ausgangspunkt bildeten einige Überlegungen zur *Definition von Produkten.* Die Mengenkomponente, ein notwendiger Bestandteil im ökonomischen Kalkül, ist nicht für alle Ressourcen operational definiert. Unterschiedliche Definitionen der Mengenkomponente können verschiedene allokative und distributive Wirkungen zur Folge haben. Dies kann ökonomische Interessen an der Mengenspezifikation begründen. Das Recht zur Produktdefinition ist als ökonomisch relevantes Gut anzusehen. Produktdefinitionen kann man auch als temporäre Vereinbarungen über Mengeneinheiten austauschbarer Güter und Dienstleistungen auffassen. Die Bestimmung wie die Verwendung(sregeln) von Produktdefinitionen können als Steuerungspotentiale angesehen werden.

Empirisch kann eine Produktspezifikation durch eine funktionale Zuordnung von charakteristischen Produktelementen zu einer Ressourcenverbrauchsvariablen erfolgen. Dies ermöglicht bei personenbezogenen Dienstleistungen eine fallspezifische Produktdefinition. Funktionale Produktspezifikationen können gruppiert (als Klassifikationsverfahren) oder ungruppiert (kontinuierlich) konzipiert werden. Modelle zur Produktspezifikation sind von Produktionsfunktionen zu unterscheiden. Mit einer Kostengröße als Ressourcenverbrauchsvariable können sie als spezielle Formen von Kostenfunktionen angesehen werden. Bei einer Produktspezifikation sind die potentiellen Einsatzzwecke, eine Reihe methodischer Kriterien sowie die Implementationsaspekte zu berücksichtigen. Erst mit der Akzeptanz und Verwendung durch die Marktteilnehmer wird eine Mengenspezifikation zum eigentlichen 'Produkt'.

Ein zweiter Teil der Arbeit beschäftigte sich mit der Spezifikation der Gesundheitsversorgung sowie, unter besonderer Gewichtung des Krankenhausbereichs, mit der *Beschreibung und Analyse einiger Spezifikationsansätze*. Für eine fallorientierte Produktspezifikation ist die Versorgungsleistung näher zu definieren. Trotz der Fortschritte in der Gesundheitsstatusmessung erscheint der spezifische Versorgungsbeitrag zur Erhaltung und Verbesserung der Gesundheit der Patienten nicht generell operationalisierbar. Hilfsweise muß die Versorgungsleistung über Indikatoren des Aufgabenumfangs (der zu erstellenden Eigenschaftsbündel) definiert und eine konstante (Ergebnis-)Qualität angenommen werden. Da es keine natürlichen Produktelemente einer Versorgung von Krankenhauspatienten gibt, muß normativ festgelegt werden, welche der potentiellen Einflußgrößen des Ressourcenverbrauchs oder -bedarfs als produktrelevant anzusehen sind und welche Determinanten nicht in die Produktdefinition mit eingehen. Je nach Vorzeichen der Wirkung auf den Ressourcenverbrauch und den Verhaltensreaktionen sind die nicht einbezogenen Produktelemente von den Leistungsanbietern, den Patienten oder den Finanzierungsträgern zu tragen. Beispielsweise können bei der empirischen Bestimmung des fallspezifischen Ressourcenverbrauchs die Versorgungsstrukturen im Umfeld des Akutkrankenhausbereichs eine wichtige Rolle spielen. Dies ist bei der Übertragung von Produktspezifikationen, die in anderen Gesundheitssystemen entwickelt wurden, zu berücksichtigen.

Aus den USA liegt eine ganze Reihe von Vorschlägen zur patientenbezogenen Spezifikation der Versorgungsaufgaben vor. Neun Verfahren für Krankenhauspatienten, einige Beiträge aus dem Pflegebereich und zwei Ansätze aus der ambulanten Versorgung wurden vorgestellt. Bei den Produkt- oder Spezifikationselementen stehen im Krankenhausbereich medizinisch-diagnostische und therapeutische Kriterien im Vordergrund. Der Pflegebereich ist weniger stark von der medizinischen Sichtweise geprägt. Dort dominieren Kriterien der Hilfsbedürftigkeit, welche auch die Spezifikation von Krankenhausfällen präzisieren könnten, und es wurde häufiger mit statistischen Spezifikationsmethoden experimentiert.

Die methodische Analyse konzentrierte sich exemplarisch auf die Spezifikationstechnik der 'Diagnose-bezogenen Gruppen' (DRGs). Diese wurde in Ansätzen aus allen drei Versorgungsbereichen mit ähnlichen Zielen, aber unterschiedlichen Spezifikationselementen und mit verschiedenen Prioritäten eingesetzt. Statistisch gesehen ist der Algorithmus nicht optimal. Der große Vorteil ist das interaktive Verfahren, das Entscheidungsspielräume für Experten schafft. Die Subjektivität von Expertenentscheidungen führt aber zu einem nicht exakt nachvollziehbaren Ablauf des Spezifikationsverfahrens. Über die substantielle Kongruenz der Verfahrensergebnisse von Replikationsstudien liegen für die DRGs unterschiedliche Resultate vor.

Subjektive Einstufungen in der praktischen Anwendung von Produktspezifikationen unterliegen, speziell bei der produktbezogenen Finanzierung, der Gefahr 'strategischer Verhaltensweisen'. Die Reliabilität der Verfahren ist daher nicht nur bezüglich der Übereinstimmung von Einstufungen, sondern auch der ökonomischen Konsequenzen zu prüfen. In diesem Zusammenhang wurde die Bedeutung von Datenqualitätsproblemen bei diagnostischen Einstufungen (und anderen Merkmalen), die auf fehlende Dokumentation, aber auch zweideutige Kodiermöglichkeiten zurückzuführen sind, von mehreren Studien belegt. Diese Studien prüften jedoch keine Daten, die zu Finanzierungszwecken verwendet wurden. Ein nicht genau identifizierbarer Teil der Steigerung des Fallmischungsindexes in den USA ist der Verbesserung der Datenqualität zuzurechnen.

Theoretisch bauen die empirischen, ressourcenbezogenen Produktspezifikationen auf Mittelwertvergleichen von Verteilungen auf. Sie sind daher für eine Einzelfallprognose kaum geeignet und erfordern bei Vergleichen ausreichende Fallzahlen. Die Mittelwerte dienen gewöhnlich als Normwerte. Abweichungen vom Normwert können in Effizienzunterschieden, aber auch in einer unzureichenden Spezifikation, in Datenqualitätsproblemen oder in Kombinationen davon begründet sein. Somit unterliegt etwa einem fallstandardisierten Wirtschaftlichkeitsvergleich die Annahme einer ausreichenden Kontrolle der übrigen Abweichungsfaktoren.

Die empirische Untersuchung der DRGs wurde an einer nationalen Stichprobe von Krankenhauspatienten aus den USA (1983) durchgeführt. Trotz des hohen Stichprobenumfangs (über 200 000 Fälle) war ein Teil der Gruppen nur sehr schwach besetzt. Als Homogenisierungsgröße diente die Verweildauer, eine gewöhnlich gut dokumentierte Variable, deren Validität als Ressourcenverbrauchsindikator mit der Güte der Spezifikation zunimmt. Gemessen an der Standardabweichung der Verweildauer waren Krankheitsgruppen mit einem hohen Ressourcenverbrauch ungenauer spezifiziert als solche mit niederen. Die Heterogenität der Verweildauervarianzen innerhalb der DRGs führte zu einer Beschränkung auf deskriptive Aussagen.

Die Erklärungskraft des DRG-Instrumentariums in einem linearen Ansatz war überraschend gering. Mit 22.1 Prozent der Gesamtvarianz lag sie geringfügig über derjenigen einer Differenzierung nach den fünfstelligen Hauptdiagnosen. Innerhalb der 23 Hauptdiagnosegruppen schwankte sie deutlich. Eine aus Verteilungsgründen naheliegende, logarithmische Transformation der Verweildauer erhöhte den erklärten Anteil auf 36.3 Prozent. Jedoch wurde nicht in jeder Hauptdiagnosekategorie die Erklärung verbessert. Die Homogenitätsmaße erklärter Varianzanteil, Standardabweichung und Variationskoeffizient unterscheiden sich nicht nur nach ihren Interpretationsmöglichkeiten; sie können auch empirisch zu unterschiedlichen Vergleichsergebnissen führen.

Im Quer- und Längsschnitt der Krankenhausversorgung, d. h. über verschiedene Patienten- und Krankenhausgruppen, Finanzierungsträger, Raum und Zeit, wies die DRG-Spezifikation systematische Abweichungen von den fallstandardisierten Gesamt-Mittelwerten sowie Unterschiede in der Erklärungskraft auf. So lag etwa die Verweildauer von Patienten über 65 Jahre oder solchen, die ins Pflegeheim entlassen werden, typischerweise über den Normwerten. Die zusätzliche Erklärungskraft solcher Differenzierungen war aber gering. Von einer gravierenden Fehlspezifikation der DRGs kann daher nicht gesprochen werden.

Studien zum empirischen Vergleich von Spezifikationsansätzen verwendeten meist die oben genannten Homogenitätsmaße als Vergleichsparameter. Sie sind jedoch im Untersuchungsdesign häufig auf partielle Kritik an einzelnen Verfahren gerichtet. Eine umfassende Evaluation der Leistungsfähigkeit verschiedener Spezifikationen, etwa bezüglich einzelner Teilbereiche der Versorgung, ist damit nicht möglich. Eine Analyse von Diabetes-Patienten mit den DRGs, dem Disease-Staging und einer Alters/Diagnosenzahl-Spezifikation illustrierte praktische Vergleichsprobleme. Beim Staging-Ansatz stimmte die empirische Verweildauerstruktur nicht mit den a-priori Vermutungen überein. Mit Ausnahme der DRGs besaßen die Ansätze nur minimale Erklärungskraft. Bei den DRGs reagierte diese höchst sensitiv auf eine diagnostische oder DRG-bezogene Definition des Fallausschnitts.

Als Voraussetzung einer Wirkungsanalyse wurde die monetäre Bewertung der DRGs erläutert. In der Operationalisierungspraxis zeigten sich Überschneidungen zwischen der Preisermittlung und der Mengenspezifikation. Trotz großer Strukturunterschiede zwischen den Verweildauernormen und den DRG-Fallpreisen im Querschnitt der Gruppen war die Entwicklung der monetär bzw. mit der Verweildauer gewichteten Fallmischungsindices über die Zeit (12 Monate) weitgehend ähnlich.

Als Beispiel einer Wirkungsanalyse wurden die unmittelbaren Anreize der DRG-Fallpauschalen auf die Verweildauer von Medicare-Patienten im ersten Quartal nach der Einführung der DRGs untersucht. Einer dahingehend präzisierten Standardhypothese der DRG-Evaluationen zufolge hätte die Verweildauer stärker als in Vergleichspopulationen zurückgehen müssen. Die Hypopthese war ohne Fallspezifikation vollständig zurückzuweisen, nicht mehr jedoch nach einer DRG-Standardisierung und einer Analyse mit einem differenzierten Komponentenzerlegungsverfahren zur Trennung der Verweildauer- und Fallmischungseffekte.

Im dritten Teil der Arbeit wurde *ein eigener Spezifikationsansatz* vorgestellt. Vier Thesen begründeten die Konzeption:

- die mangelnde Übertragbarkeit empirischer amerikanischer Ansätze
- die weithin offene Diskussion über geeignete Verfahren
- die aus dem technologischen Stand der Krankenhausinformationssysteme in der Bundesrepublik resultierende Anforderung, mit einem einfachem Informationsinput auszukommen
- und schließlich der Verzicht auf die individuelle medizinische Interpretierbarkeit von 'Fällen' im Rahmen von Verfahren, die auf Verteilungen beruhen.

Auf der Basis dieser Thesen wurde ein funktionaler Spezifikationsansatz entwickelt, der die (innerhalb der Gruppen auftretenden) Informationsverluste bei einer Klassifizierung von Produkten zu vermeiden sucht. Mit Regressionsmodellen sollte die Ressourcenverbrauchsvariable Verweildauer aus den Elementen Alter, Diagnosenzahl, Tod des Patienten und Diagnosen auf der dreistelligen Ebene der International Codification of Diseases (ICD) erklärt werden. Die Daten der Krankenhauspatienten in der Bundesrepublik stammten auch aus einer nationalen Stichprobe.

Aufgrund der Datenrestriktionen wurde der Ansatz auf häufige oder wenig heterogene Diagnosen beschränkt. Er erfaßt etwa die Hälfte aller Krankenhausfälle. Das Spezifikationsverfahren erfolgte in zwei Schritten: An einem Datensatz wurden für jedes ICD-Kapitel die unabhängigen Variablen mit schrittweisen Regressionstechniken ausgewählt. Die spezifizierten Variablen zeigten (auch später) keine bedeutsamen Kollinearitätsprobleme. An einem zweiten Datensatz wurden die Regressionsparameter ermittelt. Die Schätzung erfolgte wegen der Verletzung einer Modellannahme gewichtet nach der Methode der Verallgemeinerten Kleinsten-Quadrate, teilweise in zweistufigen Verfahren. Aus der Spezifikation resultierte ein Set von elf Regressionsgleichungen, die mit plausiblen, weitgehend signifikanten Parametern 45.5 Prozent der Gesamtvarianz der Verweildauer in der Untersuchungsstichprobe erklärten.

Unter den einzelnen ICD-Kapitel schwankte die Erklärungskraft deutlich. Über die Teilbereiche der Krankenhausversorgung variierten die Residuen und die maximale Erklärungskraft des 'Linearen Verweildauer-Indexes' in ganz ähnlicher Weise, etwa mit Normüberschreitungen bei den über 65-jährigen oder den Pflegeheimentlassungen, wie die DRGs in den USA. Die zusätzliche Erklärungskraft durch die Differenzierung nach Teilbereichen war ebenfalls gering. Unter anderem ließ sich zeigen, daß Patienten, die montags entlassen werden, typischerweise über, die Wochenendentlassungen aber unter der fallspezifischen Verweildauernorm lagen.

Ergänzende Untersuchungen verdeutlichten einen verweildauerverlängernden Einfluß von Pflegeheimentlassungen (eingeschränkt auf Kreislaufpatienten). Sie zeigten ferner einen negativen, d. h. substitutiven Zusammenhang der fallstandardisierten Verweildauer mit der Pflegeintensität und problematisierten das Konzept einer Hauptdiagnose für den gesamten Aufenthalt.

Zur weiteren Prüfung wurde das Verfahren für den gleichen Ausschnitt aus dem Fallspektrum sowie mit denselben Spezifikationselementen auf den amerikanischen Datensatz angewandt. Dies erfaßte etwa ein Drittel der U.S.-Stichprobe. Bezüglich der logarithmierten Verweildauer konnte mit dem Linearen Verweildauer-Index ein Erklärungsgrad erzielt werden, der mit demjenigen der DRGs durchaus vergleichbar ist (39.4 gegenüber 46.2 Prozent).

Die Berechnung des Fallmischungsindexes für die klassifizierten Verfahren läßt sich für kontinuierliche Spezifikationen verallgemeinern. Als Ressourcenverbrauchsnorm dient der patientenbezogene Schätzwert. Am Beispiel eines Wirtschaftlichkeitsvergleichs zweier Krankenhausgrößenklassen wurde die Zerlegung in Fallmischungs- und Verweildauerkomponente sowie ihre Interpretation gezeigt. Eine Fallpreisermittlung kann analog zum Bewertungsverfahren der DRGs erfolgen. Darüber hinaus wurden Verwendungsmöglichkeiten des Indexes in der Krankenhausfinanzierung ohne eine monetäre Bewertung diskutiert.

Ein letzter Abschnitt untersuchte die *Relevanz* des Spezifikationsverfahrens, das auf der Annahme von Handlungsspielräumen bei der Verweildauer beruht. Dazu wurde eine Befragung von Krankenhausärzten ausgewertet. Ein Großteil der Befragten sah unter bestimmten Bedingungen Möglichkeiten zu einer Verweildauer-

152

kürzung. Unter den Bedingungen dafür spielte eine Systemvariable, nämlich das substitutive Angebot an Pflegemöglichkeiten für die Patienten, eine herausragende Rolle.

Forschungsmethodisch kann aus der Entwicklung und Analyse des Linearen Verweildauer-Indexes folgendes Resümee gezogen werden: Die Methodenentwicklung wie die Analyse ließen sich durch internationale Vergleiche unterstützen. Die kontinuierliche Spezifikation des Krankenhausprodukts ist analog zu den Fallklassifikationen einsetzbar. Die Ergebnisse, insbesondere die hohe Erklärungskraft, die an verschiedenen Datensätzen erzielt wurde, ermutigen zu weiteren Arbeiten. Konzeptionell könnten diese eine breitere Erfassung des Fallspektrums an größeren Stichproben, Modifikationen des Verfahrens (etwa differenziertere a-priori-Unterteilungen oder Diagnosenvariablen) oder den Einbezug weiterer Spezifikationselemente (wie Indikatoren des substitutiven Versorgungsangebots) überprüfen. Wie die anderen Verfahren beruht der Ansatz auf den Annahmen einer Übertragbarkeit der Spezifikation auf einzelne Krankenhäuser und einer konstanten Versorgungsqualität. Daher müßte die institutionelle Ebene stärker berücksichtigt werden. Die Qualitätsaspekte wären vor allem in der praktischen Anwendung zu kontrollieren. Bei einer konkreten Normsetzung könnten außerdem krankenhausspezifische Faktoren (Lehrstatus, Spezialeinrichtungen) und regionale Einflüsse (z. B. Lohnniveaus bei kostenbezogenen Spezifikationen) in Betracht gezogen werden. Die statistische Auswahl der Variablen müßte durch Vereinbarungen der Anwender legitimiert werden. Die genauen Anwendungsregeln einer Spezifikation bilden, speziell in der Finanzierung, ein weite(re)s Untersuchungsgebiet.

Aus *gesundheitspolitischer* Sicht[1] sind die Ergebnisse in dreifacher Weise von Bedeutung. Erstens erlaubt die fallbezogene Spezifikation des Krankenhausprodukts eine outputnähere Definition der Mengenkomponente für die Finanzierung, aber auch genauere Prüfungen der institutionellen Wirtschaftlichkeit als bisher. Sie bietet damit instrumentelle Ansatzpunkte für kostendämpfungspolitische Konzeptionen, die auf eine Effizienzsteigerung im Krankenhausbereich abzielen.

Zweitens legt die fallbezogene Spezifikation des Krankenhausprodukts Grundlagen für detaillierte Analysen des Versorgungssystems. Teilbereiche der Versorgung wie Patienten- und Krankenhausgruppen oder Regionen können nach ihrer Fallmischung und ihren Verweildauern aufgeschlüsselt werden. Wie an verschiedenen Beispielen für die Schnittstelle vom Krankenhaus- zum Pflegebereich gezeigt wurde, lassen sich sektorale Schwachstellen identifizieren. Den Hinweisen auf strukturelle Mängel der Versorgung zufolge können sich aber, bei einer Auf-

---

[1] Versteht man Gesundheitspolitik in einem umfassenden Sinn als alle politischen Bemühungen, Gesundheit zu fördern, so ist die Steuerung des Gesundheitsversorgungssystems nur als ein Teilbereich anzusehen. Drei wesentliche Dimensionen dieses Teilbereichs sind die Kostendämpfungspolitik, die Strukturpolitik und die Ordnungpolitik; vgl. dazu die Analyse des Bayern-Vertrags bei Satzinger (1986), S. 9. Der vorliegende Beitrag ist vor allem instrumentell ausgerichtet und behandelt daher keine ordnungspolitischen Aspekte, etwa bezüglich der Ausgestaltung fallbezogener Krankenhausfinanzierungsverfahren (vgl. Punkt 3.1); die beiden anderen Dimensionen werden angesprochen.

rechterhaltung der Versorgungsqualität, die gesundheitspolitischen Maßahmen nicht auf den Krankenhausbereich alleine beschränken. Zur Beseitigung der Effizienzverluste wären im genannten Fall auch strukturpolitische Maßnahmen, d. h. eine Verbesserung der substitutiven Versorgungsmöglichkeiten im Pflegebereich (was das Leistungsangebot wie die Finanzierung betrifft), erforderlich. Dies wird durch die empirischen Ergebnisse unterstrichen.

Drittens ermöglicht die Spezifikation des Krankenhausprodukts eine Darstellung der regionalen Verteilung und der zeitlichen Entwicklung der Fallmischung im Akutkrankenhausbereich. Diese kann als ein wichtiger gesundheitlicher Indikator angesehen und im Rahmen einer Gesundheitsberichterstattung verwendet werden.

Anhang

1. Technische Details der Datenverarbeitung und Programmbeispiele

Im folgenden Abschnitt werden hauptsächlich technische Aspekte der Datenhaltung, -aufbereitung und verarbeitung sowie zwei Progammbeispiele behandelt.

Beide Datenkörper, DTI und NHDS, wurden auf mehreren Arbeitskennungen der IBM 4381-P02 des MEDIS-Instituts bearbeitet. Als Statistik-Software diente das Statistical Analysis System (SAS). Es wurde auch zur Datenhaltung eingesetzt, die bei den DTI-Daten in Form von SAS-Systemdateien erfolgte. Die NHDS-Daten wurden wegen ihres Umfangs – die unbearbeitete Rohdatenmatrix hat ein Format von über 40 Megabyte – nur selektiv für einzelne Auswertungsschritte aufbereitet. Der Datenumfang machte teilweise Erweiterungen der Arbeitskennungen um temporären Plattenplatz wie, insbesondere bei komplexeren Statistikprozeduren mit den NHDS-Daten, Erweiterungen des Adressbereichs, d. h. des virtuellen Speichers der Maschine bis zur maximalen Kapazität von 16 Megabyte erforderlich. Der Datenumfang war auch bei der Verwendung einzelner Programme zu berücksichtigen: So wurde z. B. zur Analyse der Erklärungskraft der vier- bzw. fünfstelligen Diagnosen bezüglich der Verweildauer – was beim NHDS im linearen Ansatz die Bearbeitung von mehr als 4 500 Variablenausprägungen bei über 200 000 Beobachtungseinheiten erforderte – die SAS-Prozedur ANOVA, die eigentlich für Untersuchungen mit gleichen Besetzungshäufigkeiten der Zellen ('balanced designs') konzipiert ist, verwendet, da die GLM Prozedur (für 'unbalanced designs') diesen Umfang nicht verarbeiten konnte. Für einfaktorielle Varianzanalysen sind jedoch beide Prozeduren arithmetisch identisch (vgl. SAS (1985 b) S. 16). Zur Erstellung der Grafiken wurde die TELLGRAF-Software sowie ein SAS-GRAPH Programm (vgl. Abbildung 5 und SAS (1985 c) S. 399 ff) genutzt. Dazu wurden, teilweise auf Umwegen, die vom Rechner erzeugten Resultate (ohne Neueingabe) verwendet.

Für die DTI-Daten war ein erster Aufbau der Systemdateien bereits in Zusammenhang mit anderen Untersuchungen erfolgt. Umfangreiche Plausibilitätsprüfungen waren hier nicht erneut notwendig. Neu produziert wurde eine gepoolte Datei aus allen drei Jahrgängen. Für die NHDS-Daten wurden eine Grundauszählung erstellt sowie interne Plausibilitätsprüfungen durchgeführt.

Einige Auswertungsfragestellungen führten über die in SAS angebotenen Programme hinaus. Sie ließen sich aber, da SAS eine relativ große Flexibilität aufweist, in Verbindung verschiedener Prozeduren und Dateien formulieren. Dazu gehörte etwa der Bartlett-Test sowie die Komponentenzerlegung nach Kitagawa. Letztere und ein Programm zur Einteilung der Diabetes-Patienten in die Disease Stages werden im folgenden dargestellt.

158

Programmbeispiel I:

Komponentenzerlegung nach Kitagawa am Beispiel der DRGs im Vergleich einer
Referenzgruppe, z. B. allen Krankenhäusern, und einer Untergruppe, z. B. einem
einzelnen Krankenhaus:[1]

```
DATA A1; SET SYSTEMDATEI;
    PROC MEANS; VAR VERWEIL; OUTPUT OUT = A11 MEAN = AA N = NN;
DATA; SET A1; PROC SORT; BY DRG; PROC MEANS NOPRINT;
    VAR VERWEIL; BY DRG; OUTPUT OUT = AA1 MEAN = AAJ CV = CVAAJ;
DATA B1; SET A1; IF GRUPPE = 1;
    PROC MEANS; VAR VERWEIL; OUTPUT OUT = B11 MEAN = A N = N;
DATA; SET B1; PROC SORT; BY DRG; PROC MEANS NOPRINT;
    VAR VERWEIL; BY DRG; OUTPUT OUT = BB1 MEAN = AJ CV = CVAJ;
DATA; SET A1; PROC FREQ; TABLES DRG/NOPRINT MISSING OUT = AA2;
DATA; SET B1; PROC FREQ; TABLES DRG/NOPRINT MISSING OUT = BB2;
DATA A2; SET AA2; NNJ = COUNT; PPJ = PERCENT/100;
DATA B2; SET BB2; NJ = COUNT; PJH = PERCENT/100;
DATA; MERGE A2 B2 AA1 BB1; BY DRG; PJ = 0; IF PJH > 0 THEN PJ = PJH;
    CMVD = AJ*PPJ; LWCM = AAJ*PJ; VDDIFF = PPJ*(AJ-AAJ);
    CMDIFF = AAJ*(PJ-PPJ); INTER = (AJ-AAJ)*(PJ-PPJ);
    PROC PRINT; VAR DRG NNJ NJ PPJ PJ AAJ AJ CVAAJ CVAJ
                CMVD LWCM VDDIFF CMDIFF INTER;
    PROC SUMMARY; VAR CMVD LWCM VDDIFF CMDIFF INTER;
                OUTPUT OUT = C SUM = ;
DATA; MERGE A11 B11 C;
    AI = A*100/AA;        CMVDI = CMVD*100/AA;        LWCMI = LWCM*100/AA;
    UNTERSCH = A-AA;
    PROC PRINT; VAR NN N AA A CMVD LWCM AI CMVDI LWCMI
                UNTERSCH VDDIFF CMDIFF INTER;
```

Variablenbezeichnung:

GRUPPE	=	Variable zur Kennzeichnung der Untergruppe
VERWEIL	=	Verweildauer (Ursprungswerte)
DRG	=	Fallmischungsvariable, z. B. DRGs
J	=	Fallgruppenindex
A	=	durchschnittliche Verweildauer (doppelte Buchstaben für die Gesamtpopulation, einfache für die Untergruppe)
N	=	absolute Häufigkeit
P	=	relative Häufigkeit
CV	=	Variationskoeffizient
PJH	=	Hilfsvariable zum Nullsetzen der fehlenden Fallanteile
CMVD	=	Verweildauer der Untergruppe bei gleicher Fallmischung wie die Gesamtpopulation
LWCM	=	Verweildauer der Gesamtpopulation bei gleicher Fallmischung wie die Untergruppe
I	=	Verweildauerindex im Vergleich zum Gesamtdurchschnitt
UNTERSCH	=	Unterschied der durchschnittlichen Verweildauer aller Beobachtungswerte und der Untergruppe
VDDIFF	=	Verweildauerkomponente
CMDIFF	=	Fallmischungskomponente
INTER	=	Wechselwirkung

---

[1] zur Komponentenzerlegung s. Kitagawa (1955) sowie Fetter, Shin, Freeman, Averill und
Thompson (1980); zu einzelnen Prozeduren und Verknüpfungen von Dateien vgl. SAS (1985a)

Programmbeispiel II:

Umsetzung von ICD-9-CM Diagnosen für Disease Stages des Diabetes mellitus nach der Definition von SysteMetrics[2]:

```
DATA; SET SYSTEMDATEI;
IF DIA1 = '77510' OR
      DIA1 = '79020' OR DIA1 = '25000' OR DIA1 = '25001' OR DIA1 = '25080' OR
      DIA1 = '25081' OR DIA1 = '25090' OR DIA1 = '25091' OR DIA1 = '25010' OR
      DIA1 = '25011' OR DIA1 = '25040' OR DIA1 = '25041' OR DIA1 = '25050' OR
      DIA1 = '25051' OR DIA1 = '25060' OR DIA1 = '25061' OR DIA1 = '25070' OR
      DIA1 = '25071' OR DIA1 = '25030' OR DIA1 = '25031' OR DIA1 = '25020' OR
      DIA1 = '25021' OR DIA1 = '36201' OR DIA1 = '36202' OR DIA1 = '35720';

IF DIA1 = '77510' OR DIA1 = '79020' OR DIA1 = '25000' OR DIA1 = '25001' OR
      DIA1 = '25080' OR DIA1 = '25081' OR DIA1 = '25090' OR DIA1 = '25091'
THEN STAGE = 1;

ARRAY ZD DIA2 DIA3 DIA4 DIA5 DIA6 DIA7;
DO OVER ZD;

IF STAGE = 1 AND ((ZD > = 32000 AND ZD < = 32490) OR (ZD > = 24500 AND
      ZD < = 24510) OR ZD = 25410 OR (ZD > = 28920 AND ZD < = 28930) OR
      (ZD > = 42000 AND ZD < = 42299) OR ZD = 42491 OR ZD = 42989 OR
      ZD = 44760 OR (ZD > = 48000 AND ZD < = 48600) OR (ZD > = 51000 AND
      ZD < = 51090) OR ZD = 51110 OR (ZD > = 51300 AND ZD < = 51310) OR
      ZD = 52640 OR (ZD > = 56600 AND ZD < = 56790) OR ZD = 56950 OR
      ZD = 57200 OR ZD = 57700 OR ZD = 58081 OR (ZD > = 59000 AND
      ZD < = 59030) OR (ZD > = 59500 AND ZD < = 59540) OR (ZD > = 59589 AND
      ZD < = 59590) OR (ZD > = 59700 AND ZD < = 59780) OR (ZD > = 59800 AND
      ZD < = 59801) OR ZD = 59900 OR (ZD > = 60100 AND ZD < = 60190) OR
      ZD = 60310 OR (ZD > = 60400 AND ZD < = 60499) OR (ZD > = 60710 AND
      ZD < = 60720) OR ZD = 59090 OR ZD = 60800 OR (ZD > = 60840 AND
      ZD < = 60881) OR ZD = 61100 OR (ZD > = 61400 AND ZD < = 61611) OR
      (ZD > = 61630 AND ZD < = 61790) OR (ZD > = 68000 AND ZD < = 68690) OR
      (ZD > = 71100 AND ZD < = 71199) OR ZD = 72800 OR (ZD > = 73000 AND
      ZD < = 73039) OR (ZD > = 73080 AND ZD < = 73099))
THEN STAGE = 2.1;

IF STAGE = 1 AND (ZD > = 03800 AND ZD < = 03890)
THEN STAGE = 2.2;

IF (STAGE = 1 AND (ZD = 58880 OR ZD = 79160 OR
      (ZD > = 27620 AND ZD < = 27640))) OR DIA1 = '25010' OR DIA1 = '25011'
THEN STAGE = 2.3;

IF (STAGE > 0 AND (ZD = 33710 OR ZD = 36218 OR ZD = 44381 OR ZD = 44390
      OR ZD = 44660 OR ZD = 44710 OR ZD = 58181 OR ZD = 78540 OR
      (ZD > = 35400 AND ZD < = 35690))) OR DIA1 = '35720' OR DIA1 = '36201' OR
      DIA1 = '25040' OR DIA1 = '25041' OR DIA1 = '25050' OR DIA1 = '25051' OR
      DIA1 = '25060' OR DIA1 = '25061' OR DIA1 = '25070' OR DIA1 = '25071' OR
      DIA1 = '25072' OR DIA1 = '25073' OR DIA1 = '25074'
THEN STAGE = 2.4;
```

---

[2] Codierung nach Gonnella, Hornbrook und Louis (1984b), S. 641; vgl. Conklin, Liebermann, Barnes und Louis (1984), S. 16, die aber unter Stufe 3.3 als Zusatz 'ZSHOCK9' sowie unter Stufe 2.4 nur die Hauptdiagnosen 250.40-250.71 (statt 250.40-250.74 wie oben) angeben

```
IF  (STAGE = 2.4 AND (ZD = 27620 OR (ZD > = 36900 AND ZD < = 36990))) OR
    ((STAGE = 1 OR STAGE = 2.1 OR STAGE = 2.2 OR STAGE = 2.3 OR
    STAGE = 2.4) AND (ZD = 58370 OR ZD = 78000 OR ZD = 79060 OR
    (ZD > = 58450 AND ZD < = 58600) OR (ZD > = 59080 AND ZD < = 59081)))
    OR DIA1 = '36202' OR DIA1 = '25030' OR DIA1 = '25031'
THEN STAGE = 3.1;

IF  DIA1 = '25020' OR DIA1 = '25021'
THEN STAGE = 3.2;

IF  STAGE > 0 AND (ZD = 45800 OR ZD = 45890 OR
    (ZD > = 78550 AND ZD < = 78559) OR ZD = 78850 OR ZD = 99400 OR
    ZD = 99480 OR ZD = 99500 OR ZD = 99540 OR ZD = 95840 OR ZD = 99800 OR
    ZD = 99940 OR (ZD > = 66910 AND ZD < = 66914) OR ZD = 63950)
THEN STAGE = 3.3;

IF  STAGE > 2.1 AND ENTART = 6
THEN STAGE = 4;

END;
```

Variablenbezeichnung:

DIA1-DIA7	=	Diagnosen (5-stellig nach ICD-9-CM)
ZD	=	Vektor der Zusatzdiagnosen (-Variablen)
STAGE	=	Stages, Krankheitsstufen, übersetzt nach einer

Kurzbeschreibung von Barnes (1985):
1   Hyperglykämie
2.1 Diabetes mit einer Infektion
2.2 Diabetes mit Infektion und Bakterien im Blut
2.3 Diabetes mit Akzidose/Ketose
2.4 Diabetes mit Rethinopathie, Glomerulosklerose,
    Nervenschädigung, Gangrän
3.1 Diabetes mit Koma und Akzidose/Ketose,
    Erblindung in Folge von Rethinopathie oder Nekrosen
3.2 Diabetes und hyperglykämisches Koma
3.3 Diabetes mit Schock
3.4 Tod

2. Verzeichnis der Tabellen, Abbildungen und Übersichten

Tabellen im Text

Abbildungen

Übersichten

3. Tabellenanhang

Die folgenden 12 Anhang-Tabellen sind im Text jeweils durch ein 'A' vor der Tabellennummer gekennzeichnet.

Tabelle A1. Zahl der Patienten und Durchschnitt von Verweildauer, Alter und Diagnosenzahl in den ausgewählten Diagnosen (ICD-8, dreistellig) für die Bundesrepublik 1982, 1980 und 1978 sowie für die USA 1983

ICD[a]	Zahl der Patienten				Verweildauer				Alter				Zahl der Diagnosen			
	DTI	DTI	DTI	NHDS	DTI	DTI	DTI	NHDS	DTI	DTI	DTI	NHDS	DTI	DTI	DTI	NHDS
	1982	1980	1978	1983	1982	1980	1978	1983	1982	1980	1978	1983	1982	1980	1978	1983
174	43	34	24	1 211	17.0	14.7	18.4	9.5	63.1	60.2	60.3	61.1	2.8	2.4	3.1	2.5
218	43	26	22	824	18.7	21.4	18.9	6.8	44.7	43.5	45.1	42.6	3.2	2.1	3.6	2.7
219	6	6	9	141	8.5	8.5	7.4	3.3	50.6	58.7	48.2	49.3	2.3	2.3	3.4	2.3
233	21	7	18	31	9.3	16.1	8.7	5.1	40.4	55.6	45.8	55.3	2.4	1.4	1.9	1.7
240	17	7	15	19	11.7	17.6	17.5	5.6	44.0	55.6	37.8	51.4	2.0	2.1	2.5	2.1
250	74	41	70	3 116	21.3	20.3	21.1	9.6	61.3	63.0	57.1	54.9	4.4	4.3	3.9	3.5
373	10	13	17	249	6.6	7.0	5.4	2.2	22.9	16.7	7.6	18.4	1.1	1.3	1.0	1.5
374	47	55	22	2 843	14.6	15.4	14.4	2.6	69.9	67.8	57.5	71.9	3.3	2.8	2.6	1.8
401	33	20	17	1 646	20.0	15.2	18.5	6.6	56.7	57.8	55.1	59.6	4.0	3.6	3.7	3.4
410	58	41	38	3 413	30.0	24.2	28.5	10.9	63.8	61.2	63.0	65.7	4.3	2.5	4.2	3.7
413	40	28	20	1 351	18.3	12.1	14.3	5.6	65.5	62.9	59.2	62.8	4.8	3.3	4.0	3.4
427	55	44	39	2 523	18.2	17.3	18.6	7.6	63.3	66.5	66.7	66.1	4.6	3.9	4.4	3.7
428	92	68	68	2 358	22.3	21.0	23.0	9.8	75.6	72.8	73.3	72.9	5.1	4.8	5.0	4.1
436	47	35	18	1 368	22.3	31.7	21.2	15.1	74.1	73.1	72.3	72.7	4.8	4.4	4.5	4.1
463	6	13	18	291	8.8	7.6	8.8	3.2	21.8	18.0	16.8	13.4	3.5	1.4	1.4	2.2
486	34	18	16	3 080	19.7	19.1	21.0	8.2	52.9	38.9	49.7	45.8	4.1	2.8	3.3	2.9
491	30	22	19	536	20.3	22.6	18.3	9.1	66.8	66.0	70.4	66.1	4.5	3.6	4.7	3.8
500	148	96	119	1 861	6.4	6.5	6.4	1.8	12.9	12.7	14.3	12.0	1.7	1.4	1.4	1.5
504	39	22	17	516	9.4	8.6	7.8	2.2	25.7	26.7	30.9	35.2	1.7	1.5	1.9	2.3
531	29	18	16	836	21.2	19.3	23.0	8.5	57.4	49.4	57.4	58.9	4.2	2.3	2.6	3.1

[a] zur Erläuterung der einzelnen Codes s. Anhang, Punkt 4

Fortsetzung

Fortsetzung Tabelle A1

ICD	Zahl der Patienten				Verweildauer				Alter				Zahl der Diagnosen			
	DTI	DTI	DTI	NHDS	DTI	DTI	DTI	NHDS	DTI	DTI	DTI	NHDS	DTI	DTI	DTI	NHDS
	1982	1980	1978	1983	1982	1980	1978	1983	1982	1980	1978	1983	1982	1980	1978	1983
540	72	61	74	1 033	11.5	10.6	12.3	5.7	23.0	22.4	26.0	27.3	1.7	1.3	1.5	1.4
541	72	56	94	160	9.3	8.5	8.8	4.3	21.0	19.9	18.8	27.1	1.9	1.3	1.5	1.5
542	34	25	49	59	11.0	12.4	10.9	4.5	16.5	18.9	17.4	25.4	1.4	1.5	1.5	1.6
550	105	50	67	2 137	12.7	13.0	12.2	4.0	40.7	33.9	34.7	44.4	2.2	1.7	1.9	1.6
574	57	57	64	2 057	20.9	22.3	19.2	9.3	56.0	54.6	54.4	55.0	3.3	2.5	2.8	2.4
592	43	37	32	1 615	12.4	14.0	14.9	4.6	46.8	51.6	51.1	46.1	2.7	1.9	2.3	1.9
593	34	37	22	479	15.7	9.4	15.9	10.4	41.6	47.7	48.5	51.5	3.6	2.8	3.3	3.4
600	38	12	32	1 284	17.8	19.1	18.8	8.0	71.2	72.2	71.8	69.7	2.5	3.6	2.8	2.6
623	46	31	30	748	23.2	22.8	21.9	7.0	52.8	50.0	50.0	50.7	4.1	3.0	4.2	2.6
626	79	53	68	1 839	10.1	10.0	10.8	3.6	42.8	39.4	40.3	39.6	2.2	2.2	2.8	2.4
627	30	15	38	5	6.1	9.4	10.0	2.8	57.3	56.8	55.2	51.8	2.3	2.0	3.0	2.6
628	24	12	16	83	4.8	7.1	6.8	3.0	33.7	28.6	30.7	29.6	1.7	1.5	1.6	2.2
632	42	19	35	1 004	10.9	10.1	10.8	3.2	26.1	27.2	26.3	24.5	2.0	1.8	1.9	2.2
634	48	17	36	5 081	15.5	11.8	15.0	4.6	28.0	28.4	25.3	26.0	2.6	2.0	2.8	2.8
644	41	16	31	1 183	6.0	6.9	7.7	1.6	29.8	28.7	26.6	26.1	1.5	1.8	1.8	1.3
645	9	4	6	165	7.6	9.0	11.5	1.9	24.7	26.5	28.7	27.8	1.1	1.8	1.5	1.3
650	519	250	250	7 906	7.7	9.8	9.0	2.8	26.1	25.8	25.7	25.2	2.0	1.7	2.1	2.1
658	3	2	3	1 566	6.7	10.0	8.3	2.8	28.7	20.0	27.7	25.2	1.0	1.5	4.3	2.2
661	26	11	15	2 424	15.2	15.6	13.7	4.0	26 0	25.5	25.7	25.5	2.7	2.4	2.8	2.4
713	42	16	12	1 506	32.6	24.8	25.3	10.3	65.7	69.9	66.3	63.6	3.8	3.8	3.6	2.7
724	43	6	18	374	15.7	17.2	14.3	3.8	33.0	29.2	32.1	32.2	1.7	1.3	2.0	1.6
728	54	28	27	1 710	22.0	22.4	26.6	8.5	50.9	47.5	52.2	49.5	3.0	2.5	3.2	2.4
731	28	10	18	813	10.8	24.5	13.3	3.9	39.1	49.3	37.7	42.2	1.9	1.6	1.9	1.9
782	49	18	27	1 154	8.8	10.0	11.6	7.6	41.4	45.4	42.6	55.9	2.0	2.4	2.5	3.4

Fortsetzung

Fortsetzung Tabelle A1

ICD	Zahl der Patienten				Verweildauer				Alter				Zahl der Diagnosen			
	DTI	DTI	DTI	NHDS	DTI	DTI	DTI	NHDS	DTI	DTI	DTI	NHDS	DTI	DTI	DTI	NHDS
	1982	1980	1978	1983	1982	1980	1978	1983	1982	1980	1978	1983	1982	1980	1978	1983
783	26	12	15	681	11.0	12.7	8.9	3.4	53.0	44.3	26.1	46.1	3.5	2.5	2.8	1.4
785	60	40	45	1 041	10.1	10.5	10.8	5.2	40.4	38.0	43.8	43.7	2.7	2.5	2.6	1.9
796	19	19	9	665	3.6	7.7	8.4	7.0	29.7	27.6	22.6	43.0	2.2	2.4	1.7	1.5
802	25	34	6	480	10.1	13.1	6.3	4.9	29.6	35.3	27.5	30.1	2.3	2.1	1.7	2.2
812	32	14	20	399	14.1	24.7	17.6	7.2	34.3	49.2	38.7	47.3	1.9	2.6	2.3	2.4
813	36	21	28	430	11.4	23.4	14.2	4.3	49.3	47.3	32.0	40.8	2.2	2.1	1.7	1.8
820	40	21	30	1 105	43.2	37.3	41.1	18.9	73.6	64.5	73.0	75.3	3.7	3.0	4.1	2.8
823	42	38	34	178	19.4	29.9	36.9	10.6	33.3	29.3	32.8	42.2	1.6	2.2	1.8	2.3
824	30	15	23	494	17.3	22.9	22.7	7.3	53.4	42.5	43.1	41.1	1.9	2.8	2.2	1.8
825	33	14	23	112	30.9	28.5	20.9	6.2	43.2	44.7	37.9	41.5	2.3	2.0	1.8	2.0
845	48	19	8	89	13.3	10.8	10.9	4.3	24.5	30.8	36.4	39.4	1.4	1.1	1.3	1.8
850	119	77	113	78	8.0	7.9	9.3	4.9	27.1	26.6	25.4	29.0	2.3	2.4	2.4	2.7
854	17	3	5	490	6.7	14.0	18.4	6.5	36.3	23.0	24.4	30.7	2.6	2.0	2.8	2.8
927	31	15	10	154	11.7	12.5	19.3	6.6	44.7	41.1	42.8	57.5	2.5	1.7	3.0	2.7
977	30	15	18	1 007	5.9	5.0	6.4	5.7	31.7	35.9	27.4	37.9	2.3	1.7	1.9	3.2
980	20	16	12	17	3.0	4.6	3.2	2.9	29.4	33.9	21.3	34.9	2.2	1.6	1.8	4.5
989	11	5	10	105	4.8	3.2	3.4	3.8	21.7	5.0	30.5	34.0	1.7	1.0	1.6	2.9
alle	3 029	1 835	2 075	72 123	13.7	14.5	14.2	6.3	40.5	40.8	38.3	45.6	2.7	2.3	2.5	2.6

Datenquellen: DTI (Infratest Gesundheitsforschung)
NHDS (National Center of Health Statistics, USA)

Anmerkung: die Ergebnisse sind nicht für nationale Schätzungen gewichtet; wegen der geringen Fallzahlen wurden die Daten der bundesdeutschen Patienten um Verweildauerausreisser (außerhalb der dreifachen Standardabweichung vom Mittelwert aus) bereinigt.

Tabelle A2. Kollinearität unter den Variablen der 'vollen' und der 'spezifizierten' Modelle; tolerance[a] (1978) und (1980)

ICD-Kapitel/ Modelltyp	unabhängige Variablen		
1. Neubildungen			
voll	ALTER (.673),	DIAZAIIL (.898),	ICD174 (.542),
	ICD219 (.810),	ICD233 (.742)	
spezifiziert		DIAZAHL (.954),	ICD174 (.770),
	ICD219 (.861),	ICD233 (.780)	
2. Drüsen			
voll	ALTER (.792),	DIAZAH1 (.767),	ICD250 (.869)
spezifiziert	-[b]		
3. Nerven			
voll	ALTER (.280),	DIAZAHL (.708),	ICD373 (.296)
spezifiziert	[ALTER (.280)][c],	DIAZAHL (.708),	ICD373 (.296)
		[.757]	[.757]
4. Kreislauf			
voll	ALTER (.799),	DIAZAHL (.840),	TOD (.877),
	ICD401 (.737),	ICD410 (.691),	ICD413 (.603),
	ICD428 (.520),	ICD436 (.628)	
spezifiziert		DIAZAHL (.883),	TOD (.905),
		ICD410 (.810),	
	ICD428 (.748),	ICD436 (.755)	
5. Atmung			
voll	ALTER (.394),	DIAZAHL (.544),	ICD463 (.952),
	ICD486 (.667),	ICD491 (.378),	ICD504 (.871)
spezifiziert	ALTER (.428),	DIAZAHL (.544),	
	[.634],	[.625],	
	ICD486 (.718),	[ICD491 (.415)][c]	
	[.907],		
6. Verdauung			
voll	ALTER (.564),	DIAZAHL (.791),	ICD531 (.746),
	ICD540 (.615),	ICD541 (.722),	ICD550 (.630),
	ICD574 (.480)		
spezifiziert	ALTER (.600),	DIAZAHL (.795),	ICD531 (.858),
		ICD541 (.875),	
	ICD574 (.650)		

Fortsetzung

[a] tolerance gibt den $(1-R^2)$ Wert der Regression einer Unabhängigen auf alle anderen an; bei vollständiger Abhängigkeit ergibt sich ein Wert von 0, Werte nahe 1 zeigen geringe Kollinearität an; SAS (1985 b), S. 9

[b] nur eine Unabhängige (DIAZAHL)

[c] die Variable in eckiger Klammer wurde wegen hoher Kollinearität von der Spezifikation ausgeschlossen, in Klammern befinden sich unter den übrigen die neuen tolerance-Werte

Fortsetzung Tabelle A2

ICD-Kapitel/ Modelltyp	unabhängige Variablen		
7. Harn- und **Geschlechtsorgane**			
voll	ALTER (.675),	DIAZAHL (.888),	ICD592 (.519),
	ICD600 (.557),	ICD623 (.565),	ICD626 (.439)
	ICD627 (.597),	ICD628 (.749)	
spezifiziert		DIAZAHL (.938),	ICD592 (.920),
	ICD600 (.943),	ICD623 (.903)	
8. Entbindung			
voll	ALTER (.991),	DIAZAHL (.947),	ICD632 (.976),
	ICD634 (.951),	ICD644 (.974),	ICD645 (.992),
	ICD658 (.986),	ICD661 (.971)	
spezifiziert		DIAZAHL (.959),	
	ICD634 (.964),	ICD644 (.990),	
		ICD661 (.978)	
9. Muskeln- und Skelett			
voll	ALTER (.537),	DIAZAHL (.664),	ICD713 (.397),
	ICD724 (.556),	ICD728 (.445),	
spezifiziert	ALTER (.998),		
	ICD728 (.998)		
10. Symptome			
voll	ALTER (.767),	DIAZAHL (.819),	ICD783 (.709),
	ICD785 (.644),	ICD796 (.684),	
spezifiziert	ALTER (.769),	DIAZAHL (.769)	
11. Unfälle			
voll	ALTER (.661),	DIAZAHL (.768),	ICD802 (.177),
	ICD812 (.199),	ICD813 (.150),	ICD820 (.142),
	ICD823 (.113),	ICD825 (.183),	ICD845 (.186),
	ICD850 (.235),	ICD854 (.059),	ICD927 (.250),
	ICD977 (.205),	ICD980 (.231),	ICD989 (.354),
spezifiziert	ALTER (.683),	DIAZAHL (.788),	
			ICD820 (.771),
	ICD823 (.903),	ICD825 (.940),	
	ICD850 (.798)		

Datenquelle: Diagnose- und Therapie-Index (1978) und (1980)

Anmerkung: die Verringerung von Kollinearitäten war einer von mehreren Aspekten bei der Reduktion der vollen Modelle im Spezifikationsvorgang, nicht das Selektionskriterium; vgl. Punkt 8.2

Tabelle A3. Test auf Strukturstabilität der Regressionsparameter; Beispiel: Kreislauferkrankungen, bundesdeutsche Krankenhauspatienten (1978), (1980) und (1982)

Parameter[a]	1982	1980	1978	1982/80	1982/78
Absolutglied	11.826	4.407	9.368	9.412	10.788
DIAZAHL	1.787	3.748	2.121	2.133	1.924
TOD	-15.218	-12.431	-13.137	-17.137	-14.106
ICD410	10.537	8.356	13.542	13.318	11.684
ICD428	5.769	0.725	5.447	5.312	5.572
ICD436	7.377	9.460	12.195	12.666	8.912
Chow's F				9.638[b]	-0.170[c]
R^2	25.05	27.79	23.65	18.68	24.68
Verweildauer					
m	22.3	21.1	22.1	21.8	22.3
MSTD	12.5	13.9	13.6	13.7	12.8
n	321	234	196	555	517

[a] aus Gründen der Schätzeffizienz wurden alle Gleichungen (mit DIAZAHL$^{.5}$, 1980: VDNORM^{1}) gewichtet geschätzt, zum Verfahren vgl. Punkt 8.2

[b] nicht signifikant (der zu unterschreitende, theoretische Wert liegt – annäherungsweise – für $F_{6, 500, 0.02}$ bei 2.84)

[c] bei einer nur geringen Veränderung der Parameterstruktur kann der Testwert negativ werden, da gewichtete Schätzungen nicht mehr zu den kleinsten Abweichungsquadraten führen, d.h. eine geringfügig bessere Anpassung, oder kleinere Residuenquadratsumme, des 'gepoolten' Modells gegenüber der Summe aus den Teilmengen entstehen kann, das Ergebnis wird nicht als Verwerfung der Nullhypothese (Strukturgleichheit) interpretiert; der entsprechende Wert der ungewichteten Gleichungen liegt in derselben Höhe positiv

Datenquelle: Diagnose- und Therapie-Index (1978), (1980), (1982)
Anmerkung: MSTD = (geschätzte) mittlere Standardabweichung (= Wurzel aus den mittleren Abweichungsquadraten), zur Legende der übrigen Variablen s. Übersicht 4.

Tabelle A4. Kollinearität unter den Variablen der LVI-Spezifikation für amerikanische Krankenhauspatienten; tolerance[a] (1983)

ICD-Kapitel	unabhängige Variablen					
Neubildungen	ALTER	(.978),	DIAZAHL	(.979),	ICD219	(.995)
Drüsen	ALTER	(.915),	DIAZAHL	(.915)		
Nerven	ALTER	(.986),	DIAZAHL	(.984),	TOD	(.998)
Kreislauf	DIAZAHL	(.980),	TOD	(.972),	ICD410	(.834),
	ICD428	(.849),	ICD436	(.890)		
Atmung	ALTER	(.571),	DIAZAHL	(.683),	ICD463	(.916),
	ICD486	(.646),	ICD491	(.686)		
Verdauung	ALTER	(.801),	DIAZAHL	(.822),	ICD550	(.730),
	ICD574	(.707)				
Harn/G.organe	ALTER	(.757),	DIAZAHL	(.933),	ICD592	(.724),
	ICD626	(.658)				
Entbindung	DIAZAHL	(.823),	ICD634	(.821)	ICD644	(.909),
	ICD661	(.924)				
Musk./Skelett	ALTER	(.831),	ICD724	(.858),	ICD731	(.892)
Symptome	ALTER	(.832),	DIAZAHL	(.789),	ICD783	(.943)
Unfälle	ALTER	(.646),	DIAZAHL	(.891),	ICD820	(.679),
	ICD824	(.944)				

[a] tolerance gibt den $(1-R^2)$ Wert der Regression einer Unabhängigen auf alle anderen an; bei vollständiger Abhängigkeit ergibt sich ein Wert von 0, Werte nahe 1 zeigen geringe Kollinearität an; SAS (1985 b), S. 9

Datenquelle: NHDS (1983)

Anmerkung: Zahl der Beobachtungseinheiten 35 529 (zufällig gezogene Hälfte einer ausgewählten Teilstichprobe).

172

Tabelle A5. Pflegeumfeldverbesserung zur Verweildauerkürzung und Einfluß des Patientenwunsches nach einer späten Entlassung aus der Sicht von Krankenhausärzten; Prozentwerte

Einfluß des Patientenwunsches Spätentlassung	Angabe der Verbesserung des Pflegeumfeldes	
	ja	nein
kein Einfluß	23.0	41.1
geringerer Einfluß	40.3	28.0
mittlerer Einfluß	25.1	17.9
größerer Einfluß	6.8	5.4
großer Einfluß	4.7	7.7
Summe absolut	191	168

Statistik: $\chi^2 = 16.994$, DF $= 4$, p $= .0019$

Datenquelle: MEDIS-Krankenhausärztebefragung (1984), Hauptstudie
Anmerkung: Im Fragebogen wurde für den Einfluß des Patientenwunsches eine Skala mit den Endpunkten "kein Einfluß" und "großer Einfluß" angegeben

Tabelle A6. Verbesserung der Krankenhausstruktur zur Verweildauerkürzung und Einschätzung der Gesamtausstattung der Fachabteilung aus der Sicht von Krankenhausärzten; Prozentwerte

Gesamtausstattung der Fachabteilung	Angabe der Verbesserung der Krankenhausstruktur	
	ja	nein
sehr gut und gut	53.2	68.4
befriedigend	35.2	28.8
unbefriedigend	11.3	2.8
Summe absolut	71	285

Statistik: $\chi^2 = 11.765$, DF $= 2$, p $= .0028$

Datenquelle: MEDIS-Krankenhausärztebefragung (1984), Hauptstudie

Tabelle A7. Verbesserung der Krankenhausstruktur zur Verweildauerkürzung und Einschätzung der medizinisch-technischen Ausstattung der Fachabteilung aus der Sicht von Krankenhausärzten; Prozentwerte

medizinisch-technische Ausstattung derFachabteilung	Angabe der Verbesserung der Krankenhausstruktur	
	ja	nein
sehr gut und gut	62.0	76.4
befriedigend	47.9	54.3
unbefriedigend	9.9	2.8
Summe absolut	71	289

Statistik: $\chi^2 = 8.342$, DF = 2, p = .0154

Datenquelle: MEDIS-Krankenhausärztebefragung (1984), Hauptstudie

Tabelle A8. Verbesserung der Zusammenarbeit mit niedergelassenen Ärzten zur Verweildauerkürzung und Umfang von Substitutionsmöglichkeiten der stationären durch die ambulante Versorgung aus der Sicht von Krankenhausärzten; Prozentwerte

Substitutionsmöglichkeit stationärer durch ambulante Versorgung	Bessere Kooperation mit niedergelassenen Ärzten	
	ja	nein
in großem Umfang	9.7	1.5
in mittlerem Umfang	19.4	25.8
in geringem Umfang	58.1	49.2
nicht möglich	12.9	23.4
Summe absolut	31	329

Statistik: $\chi^2 = 10.784$, DF = 3, p = .0130

Datenquelle: MEDIS-Krankenhausärztebefragung (1984), Hauptstudie

Tabelle A9. Verbesserung des Versorgungsprozesses zur Verweildauerkürzung und Abweichung der Aufnahme- von den Einweisungsdiagnosen aus der Sicht von Krankenhausärzten; Prozentwerte

Diagnosedifferenzen	Angabe der Verbesserung des Versorgungsprozesses	
	ja	nein
häufig	60.7	33.5
gelegentlich	39.3	51.1
selten und nie	0.0	15.4
Summe absolut	28	331

Statistik: $\chi^2 = 10.377$, DF $= 2$, p $= .0056$

Datenquelle: MEDIS-Krankenhausärztebefragung (1984), Hauptstudie

Tabelle A10. Verbesserung des Versorgungsprozesses zur Verweildauerkürzung und Beurteilung der Qualität der Vorbehandlung der Patienten durch die niedergelassenen Ärzte aus der Sicht von Krankenhausärzten; Prozentwerte

Qualität der Vorbehandlung	Angabe der Verbesserung des Versorgungsprozesses	
	ja	nein
sehr gut und gut	32.1	49.7
zufriedenstellend	42.9	41.7
ausreichend/unbefriedigend	25.0	8.6
Summe absolut	28	331

Statistik: $\chi^2 = 8.588$, DF $= 2$, p $= .0137$

Datenquelle: MEDIS-Krankenhausärztebefragung (1984), Hauptstudie

Tabelle A11. Verbesserung des Versorgungsprozesses zur Verweildauerkürzung und Einfluß des Patientenwunsches nach einer frühen Entlassung aus der Sicht von Krankenhausärzten; Prozentwerte

Einfluß des Patientenwunsches Frühentlassung	Angabe der Verbesserung des Versorgungsprozesses	
	ja	nein
kein Einfluß	32.1	11.1
geringerer Einfluß	28.6	26.8
mittlerer Einfluß	17.9	31.0
größerer Einfluß	14.3	22.6
großer Einfluß	7.1	8.4
Summe absolut	28	332

Statistik: $\chi^2 = 11.296$, DF = 4, p = .0234

Datenquelle: MEDIS-Krankenhausärztebefragung (1984), Hauptstudie
Anmerkung: Im Fragebogen wurde für den Einfluß des Patientenwunsches eine Skala mit den Endpunkten "kein Einfluß" und "großer Einfluß" angegeben.

Tabelle A12. Belegungssituation in der Fachabteilung und Pflegeumfeldverbesserung zur Verweildauerkürzung aus der Sicht von Krankenhausärzten; Prozentwerte

Pflegeumfeldverbesserung zur Verweildauerkürzung	Belegungssituation in der Abteilung	
	überbelegt	nicht überbelegt
ja	50.0	37.7
nein	50.0	62.3
Summe absolut	272	85

Statistik: $\chi^2 = 3.967$, DF = 1, p = .0464

Datenquelle: MEDIS-Krankenhausärztebefragung (1984), Hauptstudie

4. Ausgewählte ICD-8 Diagnosen und Umsetzungsschlüssel von ICD-8 auf ICD-9(-CM)[1]

I. Neubildungen[2]

ICD-8:   174 = Bösartige Neubildung der Brustdrüse
ICD-9-CM: 725, 1740, 1741, 1742, 1743, 1744, 1745, 1746, 1747, 1748, 1749, 1750, 1759.

ICD-8:   218 = Gebärmutterfibrom
ICD-9-CM: 2180, 2181, 2182, 2189.

ICD-8:   219 = Sonstige gutartige Neubildungen der Gebärmutter
ICD-9-CM: 2190, 2191, 2198, 2199, 2299, 6210, 6218, 6227, 6228.

ICD-8:   233 = Neubildungen unbekannten Charakters der Brustdrüse
ICD-9-CM: 2325, 2330, 2349, 2383, 2393.

II. Störungen der Drüsen mit innerer Sekretion, Ernährungs- und Stoffwechselerkrankungen

ICD-8:   240 = Einfacher Kropf
ICD-9-CM: 2400, 2409.

ICD-8:   250 = Diabetes mellitus
ICD-9-CM: 2500, 2501, 2502, 2503, 2504, 2505, 2506, 2507, 2509, 2581, 7751, 7902, 7906.

III. Krankheiten des Nervensystems und der Sinnesorgane

ICD-8:   373 = Schielen
ICD-9-CM: 3330, 3675, 3684, 3780, 3781, 3782, 3783, 3784, 3785, 3786, 3787, 3788, 3789.

ICD-8:   374 = Katarakt
ICD-9-CM: 3660, 3661, 3662, 3663, 3664, 3665, 3669.

---

[1] s. Health Care Financing Administration (1980), Bundesminister für Jugend, Familie und Gesundheit (1979), Statistisches Bundesamt (1968); hier entsprechen sich ICD-9 und ICD-9-CM fast vollständig; s.Punkt 9.2

[2] Die Diagnosen sind den jeweiligen Kapiteln des ICD zugeordnet

IV. Krankheiten des Kreislaufsystems

ICD-8:   401 = Essentieller gutartiger Bluthochdruck
ICD-9-CM: 4010, 4011, 4019.

ICD-8:   410 = Akuter Herzmuskelinfarkt
ICD-9-CM: 4100, 4101, 4102, 4103, 4104, 4105, 4106, 4107, 4108, 4109, 412, 4296.

ICD-8:   413 = Angina Pectoris
ICD-9-CM: 4130, 4131, 4139, 5571.

ICD-8:   427 = Symptomatische Herzkrankheiten
ICD-9-CM: 4281, 4260, 4261, 4262, 4263, 4264, 4265, 4266, 4268, 4269, 4275, 4267, 4270,
4271, 4272, 4273, 4274, 4276, 4278, 4279, 7852.

ICD-8:   428 = Sonstige Herzmuskelkrankheiten
ICD-9-CM: 4280, 4290, 4291.

ICD-8:   436 = Akute, aber mangelhaft bezeichnete Hirngefäßkrankheiten
ICD-9-CM: 4372, 436.

V. Krankheiten der Atmungsorgane

ICD-8:   463 = Akute Mandelentzündung
ICD-9-CM: 463.

ICD-8:   486 = N.n. bez. Pneumomie
ICD-9-CM: 486, 5070, 5078, 7700, 7701.

ICD-8:   491 = Chronische Bronchitis
ICD-9-CM: 4910, 4911, 4912, 4918, 4919.

ICD-8:   500 = Hypertrophie der Gaumen- und Rachenmandeln
ICD-9-CM: 4740, 4741, 4742, 4748, 4749.

ICD-8:   504 = Nasenscheidewandverbiegung
ICD-9-CM: 470.

VI. Krankheiten der Verdauungsorgane

ICD-8:   531 = Magengeschwür
ICD-9-CM: 5311, 5312, 5315, 5316, 5310, 5313, 5314, 5317, 5319, 5339.

ICD-8:   540 = Akute Appendizitis
ICD-9-CM: 5400, 5401, 5409.

ICD-8:   541 = Appendizitis o.n. A.
ICD-9-CM: 541.

ICD-8:	542 = Sonstige Appendizitis
ICD-9-CM:	542, 5430, 5439.

ICD-8:	550 = Leistenbruch ohne Angaben einer Einklemmung
ICD-9-CM:	5509.

ICD-8:	574 = Gallensteinleiden
ICD-9-CM:	5740, 5741, 5742, 5743, 5744, 5745, 5750.

VII. Krankheiten der Harn- und Geschlechtsorgane

ICD-8: 592 = Nieren- und Harnleitersteine
ICD-9-CM: 2741, 5920, 5921, 5929, 7880.

ICD-8: 593 = Sonstige Krankheiten der Niere und des Harnleiters
ICD-9-CM: 5880, 5804, 5834, 5837, 5845, 5847, 5836, 5838, 5839, 5846, 5848, 5849, 586, 5888, 5889, 5890, 5891, 5899, 5930, 5931, 5932, 5936, 5938, 5939, 7935, 5933, 5934, 5935, 5903, 5937.

ICD-8: 600 = Prostatahypertrophie
ICD-9-CM: 2222, 2334, 2365, 600.

ICD-8: 623 = Gebärmutter- und Scheidenvorfall
ICD-9-CM: 6180, 6186, 6160, 6181, 6182, 6183, 6184, 6185, 6188, 6189, 6220, 6225.

ICD-8: 626 = Störungen der Menstruation
ICD-9-CM: 6260, 6261, 6262, 6263, 6270, 6252, 6253, 6264, 6265, 6266, 6268, 6271, 6254, 6258.

ICD-8: 627 = Klimakterische Symptome
ICD-9-CM: 2563, 6272, 6274, 6278, 6279.

ICD-8: 628 = Weibliche Sterilität
ICD-9-CM: 6288, 6289.

VIII. Komplikationen in der Schwangerschaft, bei Entbindung und Wochenbett

ICD-8: 632 = Blutung in der Schwangerschaft
ICD-9-CM: 6410, 6411, 6412, 6419, 6400, 6440, 6413, 6409, 6418, 6419, 6482

ICD-8: 634 = Sonstige Komplikationen in der Schwangerschaft
ICD-9-CM: 6520, 6521, 6522, 6523, 6524, 6525, 6526, 6527, 6528, 6529, 6650, 6651, 6565, 6567, 6588, 6589, 6570, 6730, 631, 6408, 6422, 6450, 6460, 6461, 6463, 6466, 6467, 6468, 6469, 6470, 6471, 6472, 6473, 6474, 6475, 6476, 6477, 6478, 6479, 6480, 6481, 6483, 6484, 6485, 6486, 6487, 6488, 6489, 6510, 6511, 6512, 6518, 6519, 6530, 6531, 6532, 6533, 6534, 6535, 6536, 6537, 6540, 6541, 6542, 6543, 6544, 6545, 6546, 6547, 6548, 6549, 6550, 6551, 6552, 6553, 6554, 6555, 6556, 6558, 6559, 6560, 6561, 6562, 6563, 6564, 6566, 6568, 6580, 6581, 6584, 6590, 6591, 6594, 6595, 6639, 6710, 6711, 6712, 6713, 6715, 6718, 6719, 6731, 6732, 6733, 6740.

ICD-8:   644 = Fehlgeburt ohne Angabe, ob eingeleitet oder spontan
ICD-9-CM: 6340, 6341, 6342, 6343, 6344, 6345, 6346, 6347, 6348, 6349, 6370, 6371, 6372,
6373, 6374, 6375, 6376, 6377, 6378, 6379, 6390, 6391, 6392, 6393, 6394, 6395,
6396, 6397, 6398, 6399.

ICD-8:   645 = Sonstige Arten der Fehlgeburt
ICD-9-CM: 632.

ICD-8:   650 = Entbindung ohne Angabe einer Komplikation
ICD-9-CM: V270, V279, 650.

ICD-8:   658 = Entbindungskomplikation durch Dammriß ohne Angabe sonstiger
Zerreißungen
ICD-9-CM: 6640, 6641, 6642, 6643, 6644, 6648, 6649, 6654, 6742.

ICD-8:   661 = Sonstige Entbindungskomplikationen
ICD-9-CM: V271, V272, V273, V274, V275, V276, V277, 6424, 6425, 6426, 6429, 6592, 6606,
6607, 6613, 6619, 6630, 6631, 6632, 6633, 6634, 6636, 6638, 6658, 6680, 6681,
6682, 6689, 6690, 6691, 6692, 6694, 6695, 6697, 6698, 6699, 6700, 9973.

IX. Krankheiten des Skeletts, der Muskeln und des Bindegewebes

ICD-8:   713 = Arthrosis deformans und entsprechende Zustände
ICD-9-CM: 7150, 7151, 7152, 7153, 7158, 7159, 7202, 7209, 7210, 7212, 7213, 7214, 7215,
7217.

ICD-8:   724 = Innere Gelenkschädigungen
ICD-9-CM: 7180, 7183, 7188, 7189, 7170, 7171, 7172, 7173, 7174, 7175, 7179, 7182.

ICD-8:   728 = Schmerzhafte Wirbelkörper-Syndrome
ICD-9-CM: 7231, 7239, 7232, 7234, 7233, 7211, 7241, 7244, 7242, 7246, 7249, 3446, 7219,
7230, 7240, 7245, 7247, 7292.

ICD-8:   731 = Synovitis, Bursitis und Tendovaginitis
ICD-9-CM: 7192, 7261, 7262, 7263, 7264, 7265, 7266, 7267, 7268, 7269, 7270, 7272, 7273,
7274, 7275, 7278, 7279.

X. Symptome und mangelhaft bezeichnete Krankheiten und Todesursachen

ICD-8:   782 = Symptome, die dem kardiovaskulären und lymphatischen System
zugeordnet werden können
ICD-9-CM: 7851, 7850, 7825, 7826, 4289, 7469, 7991, 7802, 7981, 7823, 7856, 7892, 2765,
7855.

ICD-8:   783 = Symptome, die dem Atmungssystem zugeordnet werden können
ICD-9-CM: 7847, 7863, 3061, 5185, 7849, 7860, 7867, 7942, 4910, 7862, 7864, 7844, 7861,
7865.

ICD-8:	785 = Symptome, die dem Abdomen und unteren Verdauungsorganen zugeordnet werden können
ICD-9-CM:	7893, 7891, 7824, 7895, 7929, 7873, 5742, 7875, 7879, 7890, 7894, 7876, 5781, 7874.
ICD-8:	796 = Sonstige mangelhaft bezeichnete und unbekannte Ursachen von Krankheit und Tod
ICD-9-CM:	V470, V471, V472, V473, V474, V475, V479, V480, V481, V482, V483, V484, V485, V486, V487, V488, V489, V490, V491, V492, V493, V494, V495, V498, V499, 3159, 3499, 5369, 7800, 7807, 7819, 7834, 7839, 7899, 7990, 7991, 7994, 7998, 7999, V652, 7980, 7989, 7982, V458, 7964, 9989.

XI. Unfälle, Vergiftungen und Gewalteinwirkungen (nach der Art der Schädigung)

ICD-8:	802 = Bruch der Gesichtsknochen
ICD-9-CM:	8020, 8021, 8022, 8023, 8024, 8025, 8026, 8027, 8028, 8029, 9050.
ICD-8:	812 = Bruch des Oberarms
ICD-9-CM:	8120, 8121, 8122, 8123, 8124, 8125, 9052.
ICD-8:	813 = Bruch der Speiche und der Elle
ICD-9-CM:	8130, 8131, 8132, 8133, 8134, 8135.
ICD-8:	820 = Oberschenkelhalsbruch
ICD-9-CM:	8200, 8202, 8208, 8201, 8203, 8209, 9053.
ICD-8:	823 = Bruch des Schienbeins und des Wadenbeins
ICD-9-CM:	8230, 8231, 8232, 8233, 9054.
ICD-8:	824 = Knöchelbruch
ICD-9-CM:	8240, 8242, 8244, 8246, 8248, 8241, 8243, 8245, 8247, 8249
ICD-8:	825 = Bruch eines oder mehrerer Fuß- und Mittelwurzelknochens
ICD-9-CM:	8250, 8252, 8253, 8251.
ICD-8:	845 = Verstauchung und Zerrung des Fußgelenks und des Fußes
ICD-9-CM:	8450, 8451, 9057, 9058.
ICD-8:	850 = Gehirnerschütterung
ICD-9-CM:	850, 3102.
ICD-8:	854 = Sonstige und n.n. bez. intrakraniale Verletzungen
ICD-9-CM:	8540, 9503, 8541, 8738, 8739, 9070.
ICD-8:	927 = Prellung der Hüften, des Oberschenkels, Beines und Knöchels
ICD-9-CM:	9063, 9240, 9241, 9242, 9245, 9280, 9281, 9282, 9288, 9289.

ICD-8:	977 = Schädliche Wirkungen von sonstigen und n.n.bez. Arzneimitteln
ICD-9-CM:	7806, 9090, 9755, 9762, 9763, 9764, 9765, 9774, 9778, 3059, 9754, 9758, 9766, 9767, 9768, 9770, 9771, 9772, 9780, 9781, 9782, 9783, 9784, 9785, 9786, 9788, 9789, 9790, 9791, 9792, 9793, 9794, 9795, 9796, 9798, 9799, 3576, 5640, 6930, 6951, 9769, 9779, 9952.

ICD-8:	980 = Toxische Wirkung von Alkohol
ICD-9-CM:	9800, 9801, 9802, 9803, 9808, 9809.

ICD-8:	989 = Toxische Wirkung von sonstigen medizinisch nicht gebräuchlichen Substanzen
ICD-9-CM:	9091, 9890, 9891, 9892, 9893, 9894, 9895, 9896, 3051, 3577, 3582, 3594, 6938, 6939, 9882, 9897, 9898, 9899.

5. Verzeichnis der Symbole, Abkürzungen und Variablen

Symbole

α	=	Signifikanzniveau
β	=	Vektor(en) der unbekannten Parameter
CV	=	Variationskoeffizient
diag	=	Diagonalelemente einer Matrix
D	=	Differenz
Δ	=	Differenzenoperator
DF	=	Freiheitsgrade
e	=	Vektor(en) des Residuen
E (.)	=	Erwartungswert von
F	=	Prüfgröße der F-Verteilung
F_{Chow}	=	Prüfgröße für den Test von Chow
F_k	=	partieller F-Wert der zusätzlichen Variablen k
FMI	=	Fallmischungsindex mit dem Normwert 1
G	=	Fallgewicht (monetär: relativer Fallgruppenpreis, mengenmäßig: Verweildauer)
g	=	Index für eine Teilgruppe
K	=	Fallkosten
k	=	Anzahl der unabhängigen Variablen
kh	=	Krankenhaus (oder eine andere Beobachtungseinheit), für die ein Index berechnet wird
j	=	Fallgruppe, für die DRGs von $j=1$ bis $j=470$
μ	=	Mittelwert
MSTD	=	gewichtete mittlere Standardabweichung
MVC	=	gewichteter mittlerer Variationskoeffizient
n	=	Stichprobenumfang
N	=	Normgruppe (z. B. regionale Durchschnittswerte)
p	=	Wahrscheinlichkeit (probability), Wert zwischen 0 und 1, oder als Grenz-Irrtumswahrscheinlichkeit
P	=	Patientenanteil einer Fallgruppe
PS	=	pauschaler Pflegesatz
R	=	Vektor(en) des Ressourcenverbrauchs
R^2	=	multiples Bestimmtheitsmaß, Anteil der erklärten Varianz (angegeben in Prozent); adj. R^2 ist der um die Freiheitsgrade korrigierte Wert
σ	=	Standardabweichung
Σ	=	Summe von ..
\$	=	U.S. Dollar
VD	=	Verweildauermittelwert
X	=	Matrix (Matrizen) der unabhängigen Variablen
χ^2	=	Chi-Quadrat-Prüfgröße
Ω	=	Matrix der Residualvarianzstruktur
Ω^{1}	=	Inverse der Matrix Ω
* (*)	=	signifikant auf dem 5 (1) Prozent Niveau

Abkürzungen

ADL	= Activites of Daily Living (Index)
ANOVA	= SAS-Prozedur für Varianzanalysen
APACHE (II)	= Acute Physiological and Chronical Health Evaluation
AS-SCORE	= Age System Stage Complications Response
CPHA	= Commission on Professional and Hospital Activities (hier: Diagnosenliste)
DEA	= Data Envelopment Analysis
DKG-NT	= Krankenhaustarif für ambulante Leistungen und stationäre Nebenleistungen
DTI	= Diagnose- und Therapie-Index von Infratest Gesundheitsforschung
DRG	= Diagnose-bezogene Gruppen, Diagnosis Related Groups
GKQ	= gewichtete verallgemeinerte Kleinst-Quadrat-Schätzung
GLM	= SAS-Prozedur für das Allgemeine Lineare Modell
grKQ	= gruppierte Kleinst-Quadrat-Schätzung
HICD2	= Hospital Adapted Version der ICDA-8 (s.u.)
ICD-8, -9	= International Codification of Diseases, 8th (9th) Revision
ICDA-8	= International Codification of Diseases, 8th Revision, U.S. Adapted Version
ICD-9-CM	= International Codification of Diseases, 9th Revision, Clinical Modification
ICD-Kapitel	= 17-stufige Einteilung der International Codification of Diseases (vgl. auch Anhang, Punkt 4)
KQ	= (gewöhnliche) Kleinst-Quadrat-Schätzung
LIST A	= Diagnosenliste
LIST B	= Prozedurenliste
LVI	= Linearer Verweildauer-Index
NHDS	= National Hospital Discharge Survey des National Center for Health Statistics, USA
MD-DADO	= Physician Discharge Abstract Data Optimal
MAXR	= SAS-Prozedur, schrittweises Regressionsverfahren zur Maximierung der erklärten Varianz im k-Variablen Modell
MEDIS	= Institut für Medizinische Informatik und Systemforschung
PMP	= Patient Management Paths
RANUNI	= SAS-Zufallzahlenfunktion im Intervall von 0 bis 1
RNI	= Resource Need Index
SAS	= Statistical Analysis System, Software-Paket
VA-MLC	= Multi-Level-Care System der Veterans Administration

Variablen

ALTER	= Alter des Patienten in Jahren
DIAZAHL	= Anzahl der Diagnosen einschließlich der Hauptdiagnose (im NHDS maximal 7, im DTI bis zu 16)
ICD...	= 0-1 Dummy für die Hauptdiagnose nach der dreistelligen ICD-8 Kodierung; zur Erläuterung der Verschlüsselung s. Anhang, Punkt 4
TOD	= 0-1 Dummy für den Tod des Patienten während des Krankenhausaufenthalts
VDNORM	= (durch ein Spezifikationsmodell) geschätzter Verweildauerwert
VERWEIL	= Verweildauer in Tagen

Literaturverzeichnis

Afifi AA, Azen SP (1979) Statistical Analysis. A Computer Oriented Approach. 2nd edn, New York San Francisco London

Ament RP, Dreachslin JL, Kobrinski EK, Wood RW (1982) Three Case-type Classifications: Suitability for Use in Reimbursing Hospitals. MC 20 (5) : 460 ff

Anderson GF, Steinberg EP (1984) Hospital Readmissions in the Medicare Population. NEJofM 311 (21) : 1349 ff

Arnett III, RH, Cocotas C, Freeland M, Kowalczyk G (1984) A Framework for Analyzing Prospective Payment System Rate Increase Factors. HCFR 6 (4) : 135 ff

Barer ML (1982) Case Mix Adjustment in Hospital Cost Analysis: Information Theory Revisited. JofHEC 1 (1) : 53 ff

Barnes CA (1985) Disease Staging: A Clinically Oriented Dimension of Case Mix. JofAMRA (January) : 22 ff

Bay KS, Leatt P, Stinson SM (1983) Cross Validation of a Patient Classification Procedure: An Application of the U Method. MC 21 (1) : 31 ff

Bay KS, Leatt P, Stinson SM (1982) A Patient Classification System for Long-term Care. MC 20 (5) : 468 ff

Bayerisches Staatsministerium für Arbeit und Sozialordnung (Hrsg) (1986) Krankenhausbedarfsplan des Freistaates Bayern. München

Becker ER, Sloan FA (1983) Utilization of Hospital Services: The Roles of Teaching, Case Mix, and Reimbursement. Inquiry 20 : 248 ff

Becker GS (1965) A Theorem of the Allocation of Time. EJ 75 : 493 ff

Behrends B (1981) Das Pflegesatzrecht. DOK 63 (19) : 761 ff

Belsley DA, Kuh E, Welsch RE (1980) Regression Diagnostics. New York Chichester Brisbane Toronto

Bentley JD, Butler PW (1982) Measurement of Case Mix. THCF 8 (4) : 1 ff

Benz PD, Burnham J (1985) Case Study: Developing Product Lines using ICD-9-CM-Codes. HFM (December) : 38 ff

Bergner M (1985) Measurement of Health Status. MC 23 (5) : 696 ff

Berg-Schorn E (1982) Vergleich der Todesursachenstatistik in Abhängigkeit von der Verschlüsselung nach der 8. und 9. Revision des ICD. Deutsches Institut für Medizinische Dokumentation und Information, Manuskript, 2. Fassung, Mai

Berki SE, Ashcraft MLF, Newbrander WC (1984) Length of Stay Variations within ICDA-8 Diagnosis Related Groups. MC 22 (2) : 126 ff

Berry RE (1973) On Grouping Hospitals for Economic Analysis. Inquiry 10 (4) : 5 ff

Boese J, van Eimeren W, Schuller A, Schwefel D (1979) Verfahrensweisen zur Analyse der Wirtschaftlichkeit ambulanter Versorgung. In: Schwefel D, Brenner G, Schwartz FW (Hrsg) Beiträge zur Analyse der Wirtschaftlichkeit ambulanter Versorgung. Köln

Bölke G (1981) Entwicklung der Krankenhausfinanzierung bis zur Gegenwart. In: Studienstiftung der Verwaltungsleiter deutscher Krankenanstalten (Hrsg) Zentrallehrgang 1981. Solingen, S 11 ff

Bölke G (1979) Die Krankenhausgesetzgebung des Bundes und der Länder. AuK (1) : 9 ff

Bortz J (1977) Lehrbuch der Statistik für Sozialwissenschaftler. Berlin Heidelberg New York und 2., überarbeitete Aufl (1985)

Brewster AC, Jacobs CM, Bradbury RC (1984) Classifying Severity of Illness by Using Clinical Findings. HCFR, Annual Supplement (November) : 107 f

Breyer F (1986) Krankenhaus-Kostenstudien. ZfB 56 (3) : 25 ff

Breyer F (1985) Ökonometrisch geschätzte Krankenhaus-Kostenfunktionen und ihre Verwendung in der Krankenhausvergütung. Referat 3 im Arbeitskreis 4 der Jahrestagung 'Ökonomie des Gesundheitswesens' des Vereins für Socialpolitik, Saarbrücken, 16.-18. September

Broyles RW, Rosko MD (1985) A Qualitative Assessment of the Medicare Prospective Payment System. SoSM 20 (11) : 1185 ff

Bundesminister für Arbeit und Sozialordnung (Hrsg)(1981) Effektivitätsmessung und Qualtitätsbeurteilung im Gesundheitswesen. Bd. 51 der Reihe Gesundheitsforschung, Bonn

Bundesminister für Jugend, Familie und Gesundheit (Hrsg)(1979) Internationale Klassifikation der Krankheiten (ICD) 1979, 9. Revision. Bd 1 Systematisches Verzeichnis, Bonn

Cameron JM (1985) Case Mix and Resource Use in Long-term Care. MC 23 (4) : 296 ff

Caplan AL, Engelhardt HT, McCartney JJ (eds) (1981) Concepts of Health and Disease. London Amsterdam Don Mills Sydney Tokyo

Carter GM, Ginsburg PB (1985) The Medicare Case Mix Index Increase. Rand Publication, R-3292-HCFA (June) Santa Monica

Catania HF, Ibrahim OM, Guasco SL, Catania N (1984) Analyzing Pharmacy Charges Using DRGs. AJHP 41 (May) : 920 ff

Caterinicchio RP, Davies RH (1983) Developing a Client-focused Allocation Statistic of Inpatient Nursing Resource Use: An Alternative to the Patient Day. SoSM 17 (5) : 259 ff

Cavaiola LJ, Young JP (1980) An Integrated System for Patient Assessment and Classification and Nurse Staff Allocation for Long-term Care Facilities. HSR 15 (3) : 281 ff

Chamberlin EH (1953) The Product as an Economic Variable. QJE 67 (1) : 1ff

Chamberlin EH (1933) The Theory of Monopolistic Competition. Cambridge

Cleverly WD (1979) Evaluation of Alternative Payment Strategies for Hospitals. A Conceptual Approach. Inquiry 16 : 108 ff

Conklin JE, Liebermann JV, Barnes CA, Louis DZ (1984) Disease Staging: Implications for Hospital Reimbursement and Management. HCFR Annual Supplement (November) : 13 ff

Connell F, Blide L, Hanken MA (1984) Ambiguities in the Selection of the Principal Diagnosis: Impact on Data Quality, Hospital Statistics and DRGs. Jof AMRA (February) : 18 ff

Corn RF (1980) Quality Control of Hospital Discharge Data. MC 18 (4) : 416 ff

Cooney LM, Fries BF (1985) Validation and Use of Resource Utilization Groups as a Case Mix Measure for Long-term Care. MC 23 (2) : 123 ff

Coulton CJ, McClish D, Doremus H, Powell S, Smookler S, Jackson DL (1985) Implications of DRG Payments for Medical Intensive Care. MC 23 (8) : 977 ff

McCullagh P, Nelder JA (1983) Generalized Linear Models. London New York

Cullis JG, West PA (1979) The Economics of Health. Oxford

Culyer AJ (ed) (1983) Health Indicators. Oxford

Davis K, Anderson G, Steinberg E (1984) Diagnosis Related Groups Prospective Payment: Implications for Health Care and Medical Technology. Health Policy (4) : 139 ff

Davis K (1972) Economic Theories of Behavior in Nonprofit, Private Hospitals. EBB 24 (2) : 1 ff

Davis K, Russel L (1972) The Substitution of Hospital Outpatient for Inpatient Care. RES 54 (2) : 1 ff

Deutsche Krankenhausgesellschaft (Hrsg) (1981 a) Stellungsnahmen und Empfehlungen der DKG. Ergänzungsband zum Geschäftsbericht 1980/81. Düsseldorf

Deutsche Krankenhausgesellschaft (Hrsg) (1981 b) Krankenhaustarif für ambulante Leistungen und stationäre Nebenleistungen (DKG-NT '80). 12. Aufl, Stuttgart

Dobson A (1984) Prospective Payment: Current Configuration and Future Direction. Unpublished manuscript presented to the Prospective Payment Assessment Commission, February 2

Doessel DP, Marshall VJ (1985) A Rehabilitation of Health Outcome in Quality Assessment. SoSM 21 (12) : 1319 ff

Donabedian A (1966) Evaluating the Quality of Medical Care. MMFQ 43 : 166ff

Doremus HD, Michenzi EM (1983) Data Quality: An Illustration of its Potential Impact Upon a Diagnosis Related Group's Case Mix Index and Reimbursement. MC 21 (10) : 1001 ff

Dowling WL (1974) Prospective Reimbursement of Hospitals. Inquiry 11 : 163 ff

Doyle JC (1953) Unnecessary Hysterectomies. JAMA 151 (5) : 360 ff

Doyle JC (1952) Unnecessary Ovarectomies. JAMA 148 (13) : 1105 ff

Eichhorn S (1985) Einordnung des Projekts in die Diskussion zur Gesundheitsökonomie und zur Krankenhausfinanzierung. In: Bertelsmann Stiftung (Hrsg) Aufbau eines entscheidungsorientierten Informations- und Berichtswesens im Krankenhaus. Pilotstudie im Städtischen Krankenhaus Gütersloh. Gütersloh, S 8 ff

Eichhorn S (1982) Systemplanung im Krankenhaus- und Gesundheitswesen. In: Herder-Dorneich P, Sieben G, Thiemeyer T (Hrsg) Wege zur Gesundheitsökonomie II. Bd 2 der Reihe Beiträge zur Gesundheitsökonomie. Gerlingen, S 11 ff

Eichhorn S (1974) Zielkonflikte zwischen Leistungsfähigkeit, Wirtschaftlichkeit und Finanzierung des Krankenhauswesens. DK (5) : 186 ff

Eimeren W van (1976) Multimorbidität in der Allgemein-Praxis. Köln-Lövenich

Ellis RP, McGuire TG (1986) Provider Behavior under Prospective Reimbursement; Cost Sharing and Supply. JofHEC 5 (2) : 219 ff

Elnicki RA (1976) Substitution of Outpatient for Inpatient Hospital Care: A Cost Analysis. Inquiry 13 : 245 ff

McElwee JW (1985) Medical Staff Relations and Physician Practice in the DRG Environment. THCF 11 (3) : 22 ff

Ernst & Whinney (1983) The Medicare Prospective Payment System. E&W No J58475, Princeton

Evans RG (1971) Behavioral Cost Functions for Hospitals. CJofEC 4 (4) : 198 ff

Evans RG, Walker HD (1972) Information Theory and the Analysis of Hospital Cost Structure. CJofEC 5 (3) : 398 ff

Fanshell S, Bush JW (1970) A Health Status Index and its Application to Health Services Outcomes. OR 18 : 1021 ff

Feldstein MS (1967) Economic Analysis for Health Services Efficiency. Amsterdam

Feldstein PJ (1983) Health Care Economics. 2nd edn, New York Chichester Brisbane Toronto Singapur

Fetter RB (1985) The DRG Methodology: Pittfalls and Adverse Effects. Paper presented at the V. Journadas de Economica da Saude, Lissboa, May 15-17

Fetter RB, Averill RF, Lichtenstein JL, Freeman JL (1984) Ambulatory Visit Groups: A Framework for Measuring Productivity in Ambulatory Care. HSR 19 (4) : 415 ff

Fetter RB (1984) Diagnosis Related Groups: The Product of the Hospital. Paper presented at the Public Policy Symposium der American Federation of Clinical Research, 41. Annual Meeting, Washington D.C., May 4

Fetter RB, Freeman JL, Mullin R, Elia R, Newbold R (1983) Comparing Hospital Productivity by Diagnosis Related Groups: United States and the European Experience. Paper presented at the Annual Meeting of the American Public Health Association, Dallas, November

Fetter RB, Shin Y, Freeman JL, Averill RF, Thompson JD (1980) Case Mix Definition by Diagnosis Related Groups. MC 18 (2) Supplement

Flanagan JG, Sourapas KJ (1984) Preparing for Prospective Payment. JofAMRA (January) : 11 ff

Fomby TB, Hill RC, Johnson SR (1984) Advanced Econometric Methods. New York Berlin Heidelberg Tokyo

Frank RG, Lave JR (1985) The Psychiatric DRGs: Are they Different? MC 23 (10) : 1148 ff

Fries BF, Cooney LM (1985) Resource Utilization Groups: A Patient Classification System for Long-term Care. MC 23 (2) : 110 ff

Fuhs PA, Martin JB, Hancock WM (1979) The Use of Length of Stay Distributions to Predict Hospital Discharges. MC 17 (4) : 355 ff

Furubotn EG, Pejovich S (1972) Property Rights and Economic Theory: A Survey of Recent Literature. JEL 10 : 1137 ff

Gaensslin H, Schubö W (1973) Einfache und komplexe statistische Analyse. München Basel

Galtung J (1967) Theory and Methods of Social Research. Oslo

Garg ML, Louis DZ, Gliebe WA, Spirka CS, Skipper JK, Parekh RR (1978) Evaluating Inpatient Costs: The Staging Mechanism. MC 16 (3) : 191 ff

Gäfgen G (1983) Entwicklung und Stand der Property Rights: Eine kritische Bestandsaufnahme. Referat 3P auf der Arbeitstagung 'Ansprüche, Eigentums- und Verfügungsrechte' des Vereins für Socialpolitik, Basel, 26. September

Gäfgen G (1981) Die Allokationswirkungen verschiedener Eigentumsrechte im Krankenhauswesen. In: Herder-Dorneich P, Sieben G, Thiemeyer T (Hrsg) Wege zur Gesundheitsökonomie I. Band 1 der Reihe Beiträge zur Gesundheitsökonomie. Gerlingen, S 101 ff

Gerdelmann W (1976) Krankenhausbetriebsvergleich. DOK 58 (19/20) : 649 ff

Gerdelmann W (1979) Möglichkeiten und Grenzen des Betriebsvergleichs der Spitzenverbände der gesetzlichen Krankenkassen. KU (7) : 563 ff

Gertman PM, Lowenstein S (1984) A Research Paradigm for Severity of Illness: Issues for the Diagnosis Related Groups System. HCFR Annual Supplement (November) : 79 ff

Gevers JKM (1983) Issues in the Acceptability and Confidentiality of Patient Records. SoSM 17 (16) : 1181 ff

Ginsburg PG (1985) Hospital Reimbursement in the United States. In: Adam D, Zweifel P (Hrsg) Preisbildung im Gesundheitswesen. Band 9 der Reihe Beiträge zur Gesundheitsökonomie. Gerlingen, S 71 ff

Goetzke W (1980) Der Krankenhausbetriebsvergleich als Grundlage für Wirtschaftlichkeitsprüfung und Pflegesatzermittlung? KU (9) : 712 ff

Goldfarb MG, Hornbrook MC, Higgins CS (1983) Determinants of Hospital Use: A Cross-Diagnostic Analysis. MC 21 (1) : 48 ff

Gonnella JS, Hornbrook MC, Louis DZ (1984a) Staging of Disease: A Case Mix Measurement. In: Eimeren W van, Engelbrecht R, Flagle CD (eds) Third International Conference on System Science in Health Care. Berlin Heidelberg New York Tokyo, pp 1090

Gonnella JS, Hornbrook MC, Louis DZ (1984b) Staging of Diseases. JAMA 251 (5) : 637 ff

Gonnella JS, Louis DZ, McCord JJ (1976) The Staging Concept - An Approach to the Assessment of Outcome of Ambulatory Care. MC 14 (1) : 13 ff

Goodisman LD, Trompeter T (1979) Hospital Case Mix and Average Charge per Case. HSR 14 (1) : 44 ff

Grannemann TW, Brown RS, Pauly MV (1986) Estimating Hospital Costs. J of HEC 5 (2) : 107 ff

Graves EJ (1984) 1983 Summary: National Hospital Discharge Survey. Advancedata (101) (September)

Grimaldi P, Micheletti JA (1983) Diagnosis Related Groups. A Practitioners Guide. Chicago

Grossman M (1982) The Demand for Health after a Decade. JofHEC 1 (1) : 1 ff

Grossman M (1972) The Demand for Health. A Theoretical and Empirical Investigation. National Bureau of Economic Research, New York

Gruenberg LW, Willemain TR (1982) Hospital Discharge Queues in Massachusetts. MC 20 (2) : 188 ff

McGuire A (1985) The Theory of the Hospital. A Review of the Models. SoSM 20 (11) : 1177 ff

Harris JE (1977) The Internal Organization of Hospitals: Some Economic Implications. BJofE (8) : 467 ff

Hartung J, Elpelt B, Klösener KH (1982) Statistik. München Wien

Health Care Financing Administration (U.S. Department of Health and Human Services) (1983) Health Care Financing, Grants and Contracts Report. The New ICD-9-CM Diagnosis Related Groups Classification Scheme. Baltimore

Health Care Financing Administration (U.S. Department of Health and Human Services) (1980) ICD-9-CM The International Classification of Diseases. 9th Revision, Clinical Modification; Volume 1: Diseases: Tabular List, n p (September)

Health Research and Educational Trust (New Jersey) (1984) DRG Evaluation. Volume III, Case Mix Classification. Data, and Management, Princeton, (February)

Henderson DP, Sullivan TV (1984) Diagnosis Related Groups: Effects on Nursing. Journal of Emergency Nursing 10 (2) : 117 ff

Health Systems International DRGs (1985) Diagnosis Related Groups. Second Revision, Definitions Manual 2nd edn, New Haven Connecticut (October)

Henning J, Paffrath D (1978) Der Krankenhausbetriebsvergleich. DOK 60 (15/16): 567 ff

Herder-Dorneich P (1981) Problemgeschichte der Gesundheitsökonomik. In: Herder-Dorneich P, Sieben G, Thiemeyer T (Hrsg) Wege zur Gesundheitsökonomie I. Band 1 der Reihe Beiträge zur Gesundheitsökonomie. Gerlingen , S 11 ff

Hocking RR, Pendelton OJ (1983) The Regression Dilemma. Communications in Statistical-theoretical Methodology 12 (5) : 497 ff

Hockking RR (1976) The Analysis and Selection of Variables in Linear Regression. Biometrics 32 : 1 ff

Holland WW, Ipsen J, Kosterzewski J (eds) (1979) Measurement of Levels of Health. Publication of the World Health Organisation, Copenhagen

Horn SD, Horn RA, Sharkey PD, Chambers AF (1986) Severity of Illness Within DRGs. Homogenity Study. MC 24 (3) : 225 ff

Horn SD, Horn RA (1986) Reliability and Validity of the Severity of Illness Index. MC 24 (2) : 159 ff

Horn SD, Bulkey G, Sharkey PD, Chambers AF, Horn RA, Schramm CS (1985) Interhospital Differences in Severity of Illness. Problems for Prospective Payment based on Diagnosis Related Groups (DRGs). NEJofM 313 (1) : 20 ff

Horn SD (1985) Hospital Planning for Profit. The Importance of Measuring Severity of Illness. The Alabama Journal of Medical Sciences 22 (1) : 21 ff

Horn SD, Sharkey PD, Chambers AF, Horn RA (1985) Severity of Illness within DRGs: Impact on Prospective Payment. AJofPH 75 (10) : 1195 ff

Horn SD, Horn RA, Sharkey PD (1984) The Severity of Illness Index as a Severity Adjustment to Diagnosis Related Groups. HCFR Annual Supplement (November) : 33 ff

Horn SD, Sharkey PD (1983) Measuring Severity of Illness to Predict Patient Resource Use Within DRGs. Inquiry 20 : 314 ff

Horn SD, Chachich B, Clopton C (1983) Measuring Severity of Illness: A Reliability Study. MC 21 (7) : 705 ff

Horn SD, Sharkey PD, Bertram DA (1983) Measuring Severity of Illness: Homogenous Case Mix Groups. MC 21 (1) : 14 ff

Horn SD (1983) Measuring Severity of Illness: Comparisons Across Institutions. AJofPH 73 (1) : 25 ff

Horn SD, Schumacher DN (1982) Comparing Classification Methods: Measurement of Variations in Charges, Length of Stay, and Mortality. MC 20 (5) : 489 ff

Horn SD (1981) Validity, Reliability and Implications of an Index of Inpatient Severity of Illness. MC 19 (3) : 354 ff

Horn SD, Schumacher DN (1979) An Analysis of Case Mix Complexity Using Information Theory and Diagnostic Related Grouping. MC 17 (4) : 382 ff

Hornbrook MC, Goldfarb MG (1983) A Partial Test of a Hospital Behavioral Model. SoSM 17 (10) : 667 ff

Hornbrook MC (1982) Hospital Case Mix: Its Definition, Measurement, and Use: Part II, Review of Alternative Measures. Medical Care Review 34 : 75 ff

Hornung CA, Massagli MP (1980) A Hospital's Output as a Function of Supply and Demand Characteristics. Journal of Health and Social Behavior 21 (4): 302 ff

Hutter M (1979) Die Gestaltung von Property Rights als Mittel gesellschaftlich-wirtschaftlicher Allokation. Göttingen

Infratest (Hrsg) (1984) Sozialatlas Bundesrepublik 1983/84. Bevölkerung und Privathaushalte. München

Jeffers JR, Siebert CD (1974) Measurement of Hospital Cost Variation: Case Mix, Service Intensity, and Input Productivity Factors. HSR 9 : 293 ff

Jencks SF, Dobson A, Willis P, Feinstein PH (1984) Evaluating and Improving the Measurement of Hospital Case Mix. HCFR Annual Supplement (November): 1 ff

Jenkins L (ed) (1986) Diagnosis Related Groups Newsletter. CASPE Research, 14 Palace Court, London W2 4HS (June)

Jenkins L, Sanderson H (1985) (eds) Diagnosis Related Groups Newsletter. CASPE Research, 14 Palace Court, London W2 4HS (June)

Judge GG, Hill RC, Griffith WE, Lütkepohl H, Lee TC (1982) Introduction to the Theory and Practice of Econometrics. New York Chichester Brisbane Toronto Singapur

Katz S, Ford AB, Moscowitz RW, Jackson BA, Jaffe WM (1963) Studies of Illness in the Aged - The Index of ADL: A Standardized Measure of Biological and Physiological Function. JAMA 185 (1): 914 ff

McKeown T (1976) The Modern Rise of Population. London

Kitagawa EM (1955) Components of Difference Between Two Rates. ASAJ 50 (December): 1168 ff

Klastorin TD, Watts CA (1982) A Current Reappraisal of Berry's Hospital Typology. MC 20 (5): 441 ff

Klastorin TD, Watts CA (1980) On the Measurement of Hospital Case Mix. MC 18 (6): 675 ff

Koutsoyiannis A (1979) Modern Microeconomics. 2nd edn, London

Koutsoyiannis A (1977) Theory of Econometrics. 2nd edn, London Basingstoke

Kramer AM, Shaugnessy PW, Pettigrew ML (1985) Cost-Effectiveness Implications Based on a Comparison of Nursing Home and Home Health Case Mix. HSR 20 (4): 387 ff

Kriedel T (1980) Effizienzanalysen von Gesundheitsprojekten. Berlin Heidelberg New York

Lancaster K (1979) Variety, Equity, and Efficiency. New York

Lave JR (1984) Hospital Reimbursement under Medicare. HFM (July): 62 ff

Leidl R (1986) Entwicklungen im Krankenhaussektor im Lichte des Bayern-Vertrags. In: Schwefel D, van Eimeren W, Satzinger W (Hrsg) Der Bayern-Vertrag. Evaluation einer Kostendämpfungspolitik im Gesundheitswesen. Heidelberg, S 269 ff

Leidl R, John J, Potthoff P (1986) Indikatorensysteme zur versorgungsgerechten Krankenhausplanung. In: Behrends B, Hölzer KH, Lohmann H (Hrsg) Morbiditätsorientierte Krankenhausbedarfsplanung. Scharbeutz, S 147 ff

Leidl R (1983) The Hospital Financing System of the Federal Republic of Germany. EHC 1 (3): 133 ff

Leland HE (1977) Quality Choice and Competition. AER 67 (2) : 127 ff

Lienert GA (1967) Testaufbau und Testanalyse. Weinheim/Berlin

Lloyd SS, Rissing P (1985) Physician and Coding Errors in Patient Records. JAMA 254 (10) : 1330 ff

Lück HE (1976) Testen und Messen von Eigenschaften und Einstellungen. In: Koolwijk J van, Wieken-Mayser M (Hrsg) Techniken der empirischen Sozialforschung. Band 5, Testen und Messen. München Wien, S 77 ff

Luft HS (1981) How Do Health Maintenance Organizations Achiev Their Savings? NEJofM (June) 1336 ff

Magee JM, Pathak DS, Schneider D (1985) ABC Analysis of the Relationship between Pharmacy Charges and DRGs. AJHP 42 : 571 ff

McMahon LF, Newbold R (1986) Variations in Resource Use within Diagnosis Related Groups. MC 24 (5) : 388 ff

Manton KG, Vertrees JC (1984) The Use of Grade of Membership Analysis to Evaluate and Modify Diagnosis Related Groups. MC 22 (12) : 1067 ff

May JJ, Wasserman J (1984) Selected Results from an Evaluation of the New Jersey Diagnosis Related Group System. HSR 19 (5) : 547 ff

Maynard A (1984) Budgeting in Health Care Systems. EHC 2 (2) : 41 ff

Meiners MR, Coffey RM (1985) Hospital DRGs and the Need for Long-term Care Services: An Empirical Analysis. HSR 20 (3) : 359 ff

Mendenhall S (1985) DRG Winners and Losers Affect Profits under Prospective Payment. HFM (July) : 62 ff

Meyer M, Wohlmannstetter V (1985) Effizienzmessung in Krankenhäusern. ZfB 55 (3) : 262 ff

Migue JL, Belanger G (1974) The Price of Health. Toronto

Mills R, Fetter RB, Riedel D, Averill R (1976) AUTOGRP: An Interactive Computer System for the Analysis of Health Care Data. MC 14 (7) : 603 ff

Müller U (1983) DKG-Erhebung über Patientenstrukturen. DK (10) : 414 ff

Müller U (1981) Aufbereitung und Auswertung der Selbstkostenblätter. KU (3) : 135 ff

Münnich FE (1984) Kosten- und Allokationswirkungen des technischen Fortschritts im Gesundheitswesen. In: Münnich FE, Oettle K (Hrsg) Ökonomie des technischen Fortschritts. Band 6 der Reihe Beiträge zur Gesundheitsökonomie. Gerlingen, S 13 ff

Münnich FE (1983) Der Kostendruck macht das Medizin-Management erfinderisch. DÄ 80 (41) : 65 ff

Münnich FE (1970) Verallgemeinerung eines Tests von Chow. Statistische Hefte 11 : 153 ff

Muurinen JM (1982) Demand for Health. A Generalized Grossman Model. J of HEC 1 (1) : 5 ff

Napoleoni C (1972) Grundzüge der modernen ökonomischen Theorien. 4. Aufl, Frankfurt

Neipp J (1984) Der optimale Gesundheitszustand der Bevölkerung. Methodische und empirische Fragen einer Erfolgskontrolle gesundheitspolitischer Maßnahmen. Habilitationsschrift, Universität Heidelberg

Neubauer G, Sonnenholzner-Roche A, Unterhuber H (1986) Die Problematik einer Fallgruppenbildung im Krankenhaus. In: Neubauer G, Sonnenholzner-Roche A, Unterhuber H (Hrsg) Fallbezogene Krankenhausvergütung mit Hilfe von DRGs. Diskussionsbeiträge des Instituts für Volkswirtschaftslehre. Hochschule der Bundeswehr München (29) August

Neubauer G, Unterhuber H (1986) Ökonomische Beurteilung einer Fallgruppenbildung im Krankenhaus. In: Neubauer G, Sonnenholzner-Roche A, Unterhuber H (Hrsg) Fallbezogene Krankenhausvergütung mit Hilfe von DRGs.
Diskussionsbeiträge des Instituts für Volkswirtschaftslehre. Hochschule der
Bundeswehr München (29) August

Neubauer G, Unterhuber H (1985) Failures of the Hospital Financing System of
the Federal Republic of Germany and Reform Proposals. EHC 2 (4) : 162 ff

Neuhauser D (1983) DRGs in Jersey. EHC 1 (3) : 153

Nunamaker TR (1983) Measuring Routine Nursing Services Efficiency: A Comparison of Costs per Patient Day and Data Envelopment Analysis Models. HSR 18
(2) : 183 ff

Oettle K (1986) Steuerung durch Selbstverwaltung, insbesondere im Krankenhauswesen. Vortrag auf der Tagung 'Aus- und Fortbildung in Gesundheitsökonomie' der Weltgesundheitsorganisation und des MEDIS-Instituts, Neuherberg, 26. Juni

Oettle K (1984) Vergleichende mikroökonomische Analyse des Steuerungsmecha-
nismus auf der Allokations- und Produktionsebene im stationären Bereich des
Gesundheitswesens. In: Neubauer G (Hrsg) Alternativen der Steuerung des
Gesundheitswesens. Band 13 der Reihe Beiträge zur Gesundheitsökonomie.
Gerlingen , S 309 ff

Office of Technology Assessment (U.S. Congress) (1983) Diagnosis Related Groups
(DRGs) and the Medicare Program: Implications for Medical Technology - A
Technical Memorandum. Washington

Omenn GS, Conrad DA (1984) Implications of DRGs for Clinicians. NEJofM 311
(20) : 1314 ff

Ott AE (1974) Grundzüge der Preistheorie. 2. Aufl, Göttingen

Pauly MV, Redisch M (1973) The Not-for-Profit Hospital as a Physicians' Co-
operative. AER (March) 87 ff

Pettengill J, Vertrees J (1982) Reliability and Validity in Hospital Case Mix
Measurement. HCFR 4 (2) : 101 ff

Plomann MP, Shaffer FA (1983) DRGs as One of Nine Approaches to Case Mix in
Transition. Nursing & Health Care (October) : 438 ff

Plomann.MP (1982) Case Mix Classification Systems: Development. Description
and Testing. Chicago

Pokras R, Kubishke KK (1985) Diagnosis Related Groups Using Data from the National Hospital Discharge Survey: United States, 1982. Advancedata (105)
(January)

Polissar L, Diehr P (1982) Regression Analysis in Health Services Research: The
Use of Dummy-Variables. MC 20 (9) : 959 ff

Prahl G (1986) Ein Kassenarzt senkt Krankenhauskosten. Selecta (17) : 1326 ff

Rafferty JA (1972) Hospital Output Indices. EBB 24 (2) : 21 ff

Reif RA, Bickett PA , Halberstadt DE (1985) Case Study: Analyzing the Market
Using DRGs and MDCs. HFM (December) : 44 ff

Rines JT (1985) Prospective Payment: Unanswered Ethical Questions. JofAMRA
(March) : 20 ff

Robert Bosch Stiftung (Hrsg) (1983) Zwischenbericht der Kommission Krankenhausfinanzierung der Robert Bosch Stiftung. Materialien und Berichte 12.
Stuttgart, September

Robinson J (1933) The Economics of Imperfect Competition. London

Rogerson C L, Stimson DH, Simborg DW, Charles G (1985) Classification of Ambulatory Care Using Patient-based. Timeoriented Indexes. MC 23 (6) : 780 ff

Roos LL, Roos NP, Cageorge SM, Nicol JP (1982) How good are the Data. MC 20 (3) : 266 ff

Rüschmann HH (1986) Kieler Krankenhausstudie: Kostendämpfung durch "diagnosebezogene Festpreise". DÄ (13. Juni) : 1760 ff

Rupp A, Steinwachs M, Salkever DS (1985) Hospital Payment Effects on Acute Inpatient Care for Mental Disorders. Arch of Gen Psychiatry 42 (June) : 552 ff

SAS (Institute Inc) (1985 a) SAS Users Guide Basics. Version 5 Edition, Cary, North Carolina

SAS (Institute Inc) (1985 b) SAS Users Guide Statistics. Version 5 Edition, Cary, North Carolina

SAS (Institute Inc) (1985 c) SAS/GRAPH Users Guide. Version 5 Edition, Cary, North Carolina

Satzinger W (1986) Der Bayern-Vertrag. Ziele, Hintergrund, Programm. In: Schwefel D, van Eimeren W, Satzinger W (Hrsg) Der Bayern-Vertrag. Evaluation einer Kostendämpfungspolitik im Gesundheitswesen. Heidelberg, S 1 ff

Salkever DS, Skinner EA, Steinwachs DM, Katz H (1982) Episode-Based Efficiency Comparisons for Physicians and Nurse Practitioners. MC 20 (2) : 143 ff

Schäfer T, Wachtel HW (1985) Krankenhausbedarfspläne. Die Ortskrankenkasse (12) : 493 ff

Schäfer T, Wachtel HW (1986) Die Ermittlung der Bedarfsdeterminanten für die Krankenhausbedarfsplanung in Baden Württemberg. In: Behrends B, Hölzer KH, Lohmann H (Hrsg) Morbiditätsorientierte Krankenhausbedarfsplanung. Scharbeutz, S 62 ff

Schellhaass U (1971) Ökonomische Probleme des Krankenhauses und seiner Finanzierung. Sozialer Fortschritt (3) : 54ff

Schlenker RE, Shaugnessy PW, Yslas I (1985) Estimating Patient-level Nursing Home Costs. HSR 20 (1) : 103 ff

Schneeweiss H (1978) Ökonometrie. 3. Aufl, Würzburg Wien

Schneeweiss R, Rosenblatt RA, Cherkin DC, Kirkwood CR, Hart G (1983) Diagnosis Clusters: A New Tool for Analyzing the Content of Ambulatory Medical Care. MC 21 (1) : 105 ff

Schneider D (1979) An Ambulatory Care Classification System: Design, Development and Evaluation. HSR 14 (1) : 77 ff

Schroeder E (1983) Concepts of Health and Illness. In: Culyer AJ (ed) Health Indicators. Oxford, pp 23

Schüller A (1983) Property Rights und ökonomische Theorie. München

Schulenburg JM Graf von der (1980) Systeme der Honorierung frei praktizierender Ärzte und ihre Allokationswirkungen. Dissertation, Universität München

Schwartz FW (1981) Zur Validität von Diagnosen auf Krankenscheinen. In: Eimeren W van, Redler E (Hrsg) Probleme der Sekundäranalyse von Routinedaten der Gesetzlichen Krankenversicherung. Bericht der Gesellschaft für Strahlen- und Umweltforschung. München (MD 468), S 15 ff

Schwefel D (1986 a) Explorative Forschung in der Gesundheitsökonomie. Vortrag auf der Tagung 'Aus- und Fortbildung in Gesundheitsökonomie' der Weltgesundheitsorganisation und des MEDIS-Instituts, Neuherberg, 26. Juni

Schwefel D (1986 b) Unemployment, Health and Health Services in German Speaking Countries. SoSM 22 (4) : 409 ff

Schwefel D, van Eimeren W, Satzinger W (Hrsg) (1986) Der Bayern-Vertrag. Evaluation einer Kostendämpfungspolitik im Gesundheitswesen. Berlin Heidelberg New York Tokio

Schwefel D, John J, Potthoff P, van Eimeren W (1986) Diagnosenstruktur in der ambulanten Versorgung. Explorative Auswertungen. Heidelberg

Schwefel D, Schwartz FW (1978) Aussagefähigkeit und Auswertbarkeit von Diagnosen in der ambulanten medizinischen Versorgung – Ein Problemüberblick. In: Schwartz FW, Schwefel D (Hrsg) Diagnosen in der ambulanten Versorgung. Köln-Lövenich, S 7 ff

Schweitzer SD, Rafferty JA (1976) Variations in Hospital Product: A Comparative Analysis of Proprietary and Voluntary Hospitals. Inquiry 3 : 158 ff

Scitovsky A (1985) Changes in the Costs of Treatment of Seleceted Illnesses, 1971-1981. MC 23 (12): 1345 ff

Sherman HD (1984) Hospital Efficiency Measurement and Evaluation: Empirical Test of a New Technique. MC 22 (10) : 922 ff

Siebig J (1980) Beurteilung der Wirtschaftlichkeit im Krankenhaus. Stuttgart Berlin Köln Mainz

Siegel C, Alexander MJ, Lin S, Laska E (1986) An Alternative to DRGs. A Clinically Meaningful and Cost-reducing Approach. MC 24 (5) : 407 ff

Siegmann AE (1977) Readiness of Sociomedical Sciences to Measure Health Status. In: Elinson J, Mooney A, Siegmann AE (eds) Health Goals and Health Indicators: Policy, Planning, and Evaluation. Boulder/Colorado, S 65 ff

Simborg DW (1981) DRG Creep. A New Hospital Acquired Disease. NEJofM 304 (26): 1602 ff

Sloan FA, Valvona J (1986) Why has Hospital Length of Stay Declined? An Evaluation of Alternative Theories. SoSM 22 (1) : 63 ff

Sloan FA, Becker ER (1981) Internal Organization of Hospitals and Hospital Costs. Inquiry 18 : 224 ff

Sloan FA, Steinwald B (1980) Insurance, Regulation and Hospital Costs. Lexington

Smits HL, Fetter RB, McMahon LF (1984) Variation in Resource Use within Diagnosis Related Groups. HCFR Annual Supplement (November) : 71 ff

Smits HL (1984) Incentives in Case Mix Measures for Long-term Care. HCFR 6 (2) : 53 ff

Sommer JH (1983) Kostenkontrolle im Gesundheitswesen. Diessenhofen

Statistisches Bundesamt (Hrsg) (1968) Internationale Klassifikation der Krankheiten (ICD) 1968. 8. Revision, Band 1, Systematisches Verzeichnis, Stuttgart Mainz

Stern RS, Epstein AM (1985) Institutional Responses to Prospective Payment Based on Diagnosis Related Groups, Implications for Cost, Quality and Access. NEJofM 312 (10) : 621 ff

Studienstiftung der Verwaltungsleiter deutscher Krankenanstalten (Hrsg) (1984) Zentrallehrgang 1984. Berlin 3.-5. April

Tamura H, Lauer LW, Sandorn FA (1985) Estimating "Reasonable Costs" of Medicaid Patient Care Using a Patient Mix Index. HSR 20 (1) : 27

Theil H (1971) Principles of Econometrics. Amsterdam

Thompson JD (1984) The Measurement of Nursing Intensity. HCFR Annual Supplement : 47 ff

Thompson JS (1982) Diagnosis Related Groups and Quality Assurance. THCF 8 (4) : 43 ff

Thurmayr R, Potthoff P, Diehl R (1986) Schweregradbestimmung chronischer Erkrankungen. I. Ergebnisüberblick zum VDR-Gesamtprojekt. Die Rentenversicherung (7/8) : 493 ff

Tischmann P (1983) "Selbsteinweisungen der Krankenhäuser". DOK 14 (15) : 629 ff

Torrance GW (1986) Measurement of Health Status Utilities for Economic Appraisal. JofHEC 5 (1) : 1 ff

Unterhuber H (1986) Preissteuerung in der Krankenhausversorgung. Möglichkeiten und Grenzen der Anwendung von Preisen zur Steuerung der Versorgung mit Krankenhausleistungen. Dissertation, Neubiberg

Vertrees JC, Manton KG (1986) A Multivariate Approach for Classifying Hospitals and Computing Blended Payment Rates. MC 24 (4) : 283 ff

Wagner DP, Draper EA (1984) Acute Physiology and Chronic Health Evaluation (APACHE II) and Medicare Reimbursement. HCFR Annual Supplement (November) : 91 ff

Watts CA, Klastorin TD (1980) The Impact of Case Mix on Hospital Costs: A Comparative Analysis. Inquiry 17 : 357 ff

Wennberg JE, McPherson K, Caper P (1984) Will Payment Based on Diagnosis Related Groups Control Hospital Costs? NEJofM 311 (5) : 295 ff

White LJ (1977) Market Structure and Product Varieties. AER 67 (2) : 179 ff

Williams SV, Kominski GF, Dowd BE, Soper KA (1984) Methodological Limitations in Case Mix Hospital Reimbursement, With a Proposal for Change. Inquiry 21 : 17 ff

Young WW (1984) Incorporating Severity of Illness and Comorbidity in Case Mix Measurement. HCFR Annual Supplement (November) : 23 ff

Young WW, Swinkola RB, Zorn DM (1982) The Measurement of Hospital Case Mix. MC 20 (5) : 501 ff

Young WW, Swinkola RB, Hutton MA (1980) Assessment of the AUTOGRP Patient Classification System. MC 18 (2) : 228 ff

Zaretsky HW (1977) The Effects of Patient Mix and Service Mix on Hospital Costs and Productivity. THCF 4 (2) : 63 ff

Zelias A (1984) Some Remarks on Criteria for the Selection of Regressors in Econometric Models. In: Gruber E (ed) Multicollinearity and Biased Estimation. Heft 27 der Reihe 'Angewandte Statistik und Ökonometrie'. Göttingen, S 11 ff

Zwerenz K (1982) Nachfrage und Angebot im stationären Bereich des Gesundheitswesens. Bochum

ohne Angabe eines Verfassers:

Bundesgesetzblatt (1985) Verordnung zur Regelung der Krankenhauspflegesätze (Bundespflegesatzverordnung - BPflV) 44 : 1666 ff

Deutsches Ärzteblatt (1986) Tätigkeitsbericht zum 89. Deutschen Ärztetag Entschließungen zu aktuellen gesundheitspolitischen Problemen. DÄ 83 (21) : 1520

Dienst für Gesellschaftspolitik (1986)Krankenhäuser:Vorstudie zu diagnoseab-
hängigen Fallpauschalen. 28 (Juli) : 7 ff
Federal Register (1983) 48 (September 1) : 39752 ff
Federal Register (1985) 50 (September 3) : 35646 ff
National Center of Health Statistics (1983) 1983 NHDS Data Tape Documenta-
tion. Unpublished Manuscript, Hyattsville/Maryland

Abkürzungen von Zeitschriften

AER	=	American Economic Review
AJHP	=	American Journal of Hospital Pharmacy
AJofPH	=	Amercian Journal of Public Health
AuK	=	Arzt und Krankenhaus
ASAJ	=	American Statistical Association Journal
CJofE	=	Canadian Journal of Economics
DÄ	=	Deutsches Ärzteblatt
DK	=	Das Krankenhaus
DOK	=	Die Ortskrankenkasse
EBB	=	Economic Business Bulletin
EJ	=	Economic Journal
EHC	=	Effective Health Care
HCFR	=	Health Care Financing Review
HCMR	=	Health Care Management Review
HFM	=	Healthcare Financial Management
HSR	=	Health Services Research
JAMA	=	Journal of the American Medical Association
JLE	=	Journal of Law and Economics
JofAMRA	=	Journal of the American Medical Record Association
JofHEC	=	Journal of Health Economics
JPE	=	Journal of Political Economy
KU	=	Krankenhaus-Umschau
MMFQ	=	Millbank Memorial Fund Quarterly
MC	=	Medical Care
NEJofM	=	New England Journal of Medicine
OR	=	Operations Research
QJE	=	Quarterly Journal of Economics
RES	=	Review of Economic Studies
SoSM	=	Social Science and Medicine
THCF	=	Topics in Health Care Financing
ZfB	=	Zeitschrift für Betriebswirtschaft